Diabetes und Sport

R. Behrmann, Stuttgart
J. Weineck, Erlangen

Spitta Verlag GmbH
Ammonitenstraße 1
72336 Balingen

Anschriften der Autoren:

Dr. med. Robert Behrmann
Bismarckstraße 39
70197 Stuttgart

Prof. Dr. med. Dr. phil. habil. Jürgen Weineck
Institut für Sportwissenschaft der
Universität Erlangen – Nürnberg
Gebbertstraße 123 b
91058 Erlangen

Die Deutsche Bibliothek – CIP-Einheitsaufnahme

Behrmann, Robert:
Diabetes und Sport / Robert Behrmann ; Jürgen Weineck. – 2. Aufl. – Balingen : Spitta-Verl., 2001
ISBN 3-934211-25-9

ISBN: 3-934211-25-9

Copyright 2001 by Spitta Verlag GmbH
Ammonitenstraße 1, 72336 Balingen
Printed in Germany

Satz und Druck: Verlagsdruckerei Kessler, 86399 Bobingen

Inhalt

Teil II: Körperliche Aktivität und Sport bei der Zuckerkrankheit

Teil III: Gefahren einer Stoffwechselentgleisung unter Muskelarbeit

Teil IV: Stellenwert körperlicher Aktivität für den Diabetiker im Rahmen der Therapie

Teil V: Stellenwert des Schulsports bzw. des Leistungs- und Hochleistungssports für den Zuckerkranken

Teil VI: Praktisch erlebte Fallbeispiele eines Typ-I-Diabetikers in verschiedenen Sportarten – Tips für Sport treibende Diabetiker

Vorwort

Die Bedeutung und die Auswirkungen sportlicher Betätigung für den zuckerkranken Sportler bzw. Patienten darzustellen, ist das Ziel dieses Buches.

Im *ersten Teil* werden die für das Verständnis der Zuckerkrankheit wichtigen Grundlagen und Zusammenhänge in einer allgemein verständlichen Weise dargestellt. Alle medizinischen Fachausdrücke sind durch Fußnoten erklärt bzw. im Glossar in alphabetischer Reihenfolge aufgelistet, sodass sich der medizinische Laie problemlos die für ihn interessanten Informationen aneignen kann. In der 2. überarbeiteten Auflage werden die medizinischen Erkenntnisse und Weiterentwicklungen der letzten Jahre aufgenommen und anschaulich erklärt.

Im *zweiten Teil* werden die akuten und chronischen Einflüsse körperlicher bzw. sportlicher Aktivität auf die verschiedenen Stoffwechselvorgänge beim Diabetiker und Stoffwechselgesunden vergleichend erläutert.

Im *dritten Teil* wird auf die Gefahren einer Stoffwechselentgleisung unter Muskelarbeit hingewiesen. Dabei werden Ursachen und Symptome sowie akute Gegenmaßnahmen und Möglichkeiten der Prävention beschrieben.

Im *vierten Teil* wird der Stellenwert körperlicher bzw. sportlicher Aktivität für den Zuckerkranken im Allgemeinen deutlich gemacht. Es werden therapeutische Möglichkeiten bzw. Besonderheiten für den Typ-I-bzw. Typ-II-Zuckerkranken aufgezeigt, Einschränkungen und Kontraindikationen für den Diabetikersport erörtert und geeignete Sportprogramme und Sportarten vorgestellt.

Im *fünften Teil* wird der Stellenwert des Schulsports bzw. des Leistungs- und Hochleistungssports für den Zuckerkranken diskutiert und in seiner Problematik dargelegt.

Im *sechsten Teil* schließlich werden anhand von 38 persönlich erlebten Fallbeispielen mögliche Auswirkungen verschiedener Sportarten bzw. spezieller sportlicher Aktivitäten auf die diabetische Stoffwechsellage aufgezeigt. Die nach Sportarten geordneten Falldarstellungen ermöglichen es jedem sportinteressierten Zuckerkranken, gezielt und bedarfsadäquat die gewünschten Informationen über eine bestimmte Sportart herauszufiltern und von den praktisch erlebten Erfahrungen und Tips eines diabetischen Sportpraktikers zu profitieren.

Robert Behrmann
Jürgen Weineck
Stuttgart/Erlangen 2001

Teil I:

Basisinformationen zur Zuckerkrankheit

1. Definition und Begriffsklärung der Zuckerkrankheit

> Unter Zuckerkrankheit – wissenschaftlich als *Diabetes mellitus* bezeichnet – versteht man eine auf erblicher Grundlage beruhende, in höheren Altersklassen häufigere, im Allgemeinen fortschreitende Störung des Kohlenhydrat- sowie des Fett- und Eiweißstoffwechsels infolge Insulinmangels oder infolge verminderter Insulinwirksamkeit (vgl. Hofmann-LaRoche 1984, 346).

> Unter dem Begriff „Diabetes mellitus" fassen wir heute ein Syndrom[1] zusammen, das durch die chronische Hyperglykämie[2] und andere Störungen im Kohlenhydrat- und Fettstoffwechsel charakterisiert ist, bei dem es häufig zur Entwicklung einer spezifischen Mikroangiopathie[3] (s. spezielle Ausführungen S. 39 f.), insbesondere an Augen und Niere, kommt und bei dem wir auch vermehrt makroangiopathische[4] Veränderungen (s. S. 39), insbesondere am Herzen und an den peripheren Gefässen, feststellen (vgl. *Schöffling* 1984, 33).

Bei der Zuckerkrankheit handelt es sich also um eine erbliche, chronische Stoffwechselkrankheit, die auf einem absoluten oder relativen Insulinmangel beruht (Detailinformationen s. S. 16, 21). Die Bezeichnung Diabetes mellitus bedeutet „honigsüßes Hindurchfliessen" und weist bereits auf die beiden Hauptsymptome hin:
- Vermehrte Harnflut (das Wort Diabetes kommt aus dem Griechischen und bedeutet „hindurchgehen lassen")
- Zuckerausscheidung im Urin (das Wort mellitus kommt aus dem Lateinischen und bedeutet „honigsüß")

Schöffling bezieht in seine Begriffserklärung das so genannte Diabetesspätsyndrom, also die möglichen Folgeerkrankungen der Zuckerkrankheit, mit ein und definiert diese wie folgt:

Badenhoop/Usadel fassen den Begriff noch allgemeiner und verstehen unter dem Diabetes mellitus „alle Formen der akuten und chronischen Hyperglykämie mit weiteren Störungen des Kohlenhydrat- und Fettstoffwechsels", ohne näher auf Ursachen oder akute bzw. chronische Komplikationen einzugehen (vgl. *Badenhoop/Usadel* 1999, 32).

---

[1] Symptomenkomplex
[2] Krankhafte Erhöhung des Blutzuckers
[3] Erkrankung der kleinen Endstrombahngefäße
[4] Erkrankung der großen bzw. größeren Gefäße

2. Klassifikation der Zuckerkrankheit

Die Zuckerkrankheit tritt in verschiedenen Krankheitsbildern auf, die sich zwar hinsichtlich Ätiologie[1], Pathogenese[2], Genetik[3], Krankheitsbeginn und Krankheitsverlauf unterscheiden, denen jedoch die Hyperglykämie[4], die Glukoseintoleranz sowie der Insulinmangel – absolut oder relativ – gemeinsam ist. Die Klassifikation der Weltgesundheitsorganisation (WHO) und der American Diabetes Association (ADA), wie sie in Tabelle 1 dargestellt ist, hat sich weltweit durchgesetzt und beinhaltet vier Klassen. Der Klasse I wird der Typ-I-Diabetes und der Klasse II der Typ-II-Diabetes zugeordnet. Die Klasse III beinhaltet eine Vielzahl anderer spezifischer Typen und Sonderformen; hier kommt es im Rahmen anderer Erkrankungen zum Auftreten eines sekundären Diabetes. Der Klasse IV wird der Gestationsdiabetes, gleichbedeutend mit Schwangerschaftsdiabetes, zugeordnet.

Im Zentrum der Ausführungen stehen die ersten beiden Klassen, sodass im weiteren Verlauf auf den Typ-I- und den Typ-II-Diabetes eingegangen wird. Diese zwei Formen unterscheiden sich wie folgt: Der Typ I ist insulinabhängig und seine erhöhten Blutzuckerwerte beruhen auf einem absoluten Insulinmangel. Im internationalen Schrifttum wird deshalb der Typ-I-Diabetes auch als Insulin Dependent Diabetes mellitus, IDDM, bezeichnet. Weiterhin lassen sich Autoantikörper gegen Inselzellantigene nachweisen (vgl. S. 21 ff), was heute als ein wesentliches Unterscheidungskriterium zum Typ-II-Diabetes angesehen wird. (*Ziegler/Scherbaum* 1999, 40 ff.). Der Typ II ist dagegen insulinunabhängig und beruht auf einem relativen Insulinmangel aufgrund einer Insulinresistenz und wird im internationalen Schrifttum auch als Non-Insulin Dependent Diabetes mellitus, NIDDM, bezeichnet. Der Typ-II-Diabetes tritt häufig in Verbindung mit Übergewicht auf. Während beim Typ-I-Diabetes Körpergewicht, Blutdruck und Blutfette bei der Erstmanifestation in der Regel normal sind, weisen mehr als 80 % der Typ-II-Diabetiker Übergewicht und erhöhte Blutfettwerte, Bluthochdruck und Arteriosklerose[5] einschließlich Koronarsklerose[6] auf (vgl. *Bieger* 1983, 114; *Schöffling* 1984, 33/34; *Scherbaum* et al. Bd. 2, 2000, 13 f). Das metabolische Syndrom, welches das gemeinsame Auftreten von erhöhten Blutfetten, Bluthochdruck, Fettsucht vom androiden Typ (stammbetonte Fettverteilung) und Typ-II-Diabetes umfasst, steht heute im Zentrum der Entstehung des Typ-II-Diabetes (vgl. S. 23 ff). Tabelle 2 zeigt weitere Unterscheidungsmerkmale zwischen dem Typ-I- und dem Typ-II-Diabetes.

---

[1] Lehre von den Krankheitsursachen
[2] Krankheitsentstehung
[3] Erblehre
[4] Erhöhte Blutzuckerwerte
[5] Arterienverkalkung
[6] Verkalkung der Herzkranzarterien

I. Typ-I-Diabetes
(ß-Zell-Destruktion, welche üblicherweise zur absoluten Insulindefizienz führt):
▷ immunologisch vermittelt
▷ idiopathisch

II. Typ-II-Diabetes
(dieser kann sich erstrecken von einer vorwiegenden Insulinresistenz mit relativem Insulinmangel bis zu einem vorwiegend sekretorischen Defekt mit Insulinresistenz)

III. Andere spezifische Typen:
▷ **Genetische Defekte der ß-Zell-Funktion**
  • Chromosom 12, HNF-1 α (frühere Bezeichnung MODY 3)
  • Chromosom 7, Glukokinase (frühere Bezeichnung MODY 2)
  • Chromosom 20, HNF-4 α (frühere Bezeichnung MODY 1)
  • mitochondriale DNA
  • andere

▷ **Genetische Defekte der Insulin-Wirkung**
  • Typ-A-Insulinresistenz
  • Leprechaunismus
  • Rabson-Medenhall-Syndrom
  • lipatrophischer Diabetes
  • andere

▷ **Krankheiten des exokrinen Pankreas**
  • Pankreatitis
  • Trauma/Pankreatektomie
  • Neoplasie
  • zystische Fibrose
  • Hämochromatose
  • fibrosierend, verkalkende Pankreatitis (Fibrocalculous pancreatopathy-FCPD)
  • andere

▷ **Endokrinopathien**
  • Akromegalie
  • Cushing-Syndrom
  • Glukagonom
  • Phäochromozytom
  • Hyperthyreoidismus
  • Somatostatinom
  • Aldosteronom
  • andere

▷ **Drogen- oder chemikalieninduziert**
  • Vacor
  • Pentamidin
  • Nikotinsäure
  • Glukokortikoide
  • Schilddrüsenhormone
  • Diazoxid
  • ß-adrenerge Agonisten
  • Thiazide
  • Dilantin
  • α-Interferon
  • andere

▷ **Infektionen**
  • kongenitale Rötelninfektion
  • Zytomegalievirus
  • andere

▷ **Seltene Formen eines immunvermittelten Diabetes**
  • „Stiff-man"-Syndrom
  • Anti-Insulin-Rezeptor-Antikörper
  • andere

▷ **Andere genetische Syndrome, die gelegentlich mit Diabetes vergesellschaftet sind**
  • Down-Syndrom
  • Klinefelter-Syndrom
  • Turner-Syndrom
  • Wolfram-Syndrom
  • Friedreich-Ataxie
  • Chorea Huntington
  • Laurence-Moon-Biedl-Syndrom
  • Myotone Dystrophie
  • Porphyrie
  • Prader-Willi-Syndrom
  • andere

IV. Gestationsdiabetes (GDM): pathologischer Glukosetoleranztest während der Schwangerschaft

Risikofaktoren für zukünftigen Diabetes und kardiovaskuläre Krankheiten

Pathologische Glukosetoleranz:
▷ im OGTT 2-Std.-Wert
  140–200 mg/dl (7,8–11 mmol/l)

Gestörte Glukose-Homöostase („impaired fasting glucose", IFG)*:
▷ Nüchtern-Plasmaglukose 110–126 mg/dl (6,1–7,0 mmol/l)
▷ Kapillarblut ≈ 100-110 mg/dl

* Die IFG wurde als neu definiertes Stadium eingeführt, das auf der Bestimmung der Nüchtern-Plasma-Glukose beruht.

Tab. 1   Neue ätiologische Klassifikation des Diabetes mellitus (ADA/WHO 1997) (aus *Wahl* 1999, 993)

Merkmale	Diabetes mellitus	
	Typ I	Typ II
Alter bei Beginn der Erkrankung	meist 15.–24. Lebensjahr	meist > 40. Lebensjahr
Anteil an der Gesamtheit der Diabetiker	10 %	90 %
Abhängigkeit von der Jahreszeit	Herbst, Winter	nein
Auftreten der Symptome	akut	langsam
Ketoazidose	häufig	selten
Fettleibigkeit	selten	fast immer (> 80 %)
Bluthochdruck	selten	fast immer
Erhöhte Blutfette	selten	fast immer
Anzahl der B-Zellen	verringert	verschieden
Pathogenese	Insulinmangel	Insulinresistenz
Insulinabhängigkeit	ja	nein; sekundär möglich
Plasmainsulin/C-Peptid	niedrig bis fehlend	normal bis hoch
Stoffwechsellage	labil	stabil
Rundzellinfiltrate in Langerhans'schen Inseln	ja	nein
Antikörper gegen Inselzellen	ja	nein
Assoziation mit HLA-Komplex	ja	nein
Familiäre Belastung	selten	fast immer
Genetik	Chromosom 11	Chromosom 2?
	> 16 Prädispositionsgenorte	Chromosom 12?

Tabelle 2 Weitere Unterscheidungsmerkmale des Typ-I- und des Typ-II-Diabetikers (nach *Baden-hoop/Usadel* 1999, 32 ff.; *Herold* 2000, 560 f.; *Schöffling* 1984, 34)

3. Epidemiologische Betrachtung[1] der Zuckerkrankheit

Bei der epidemiologischen Betrachtung der Zuckerkrankheit wird auf Fragen der Diabeteshäufigkeit und der Diabetesverteilung (Alters- und Geschlechtsverteilung, Manifestationsalter etc.) in der Bevölkerung eingegangen.

In Deutschland beträgt die Diabeteshäufigkeit heute 7–8 % der Erwachsenenbevölkerung. Es ist davon auszugehen, dass mehr als 6 Millionen Personen in Deutschland an Diabetes mellitus erkrankt sind (*Palitzsch* et al. 1999, 189 ff).

Diabeteshäufigkeit

Sowohl weltweit als auch in Deutschland ist eine Zunahme der Erkrankungshäufigkeit für Diabetes mellitus zu beobachten. Waren 1985 nach Schätzungen der WHO noch 30 Mio. Patienten weltweit an Diabetes mellitus erkrankt, so liegen die Schätzungen heute bei ca. 100 Mio. Patienten und nach Hochrechnungen werden im Jahr 2010 weltweit mehr als 200 Mio. Menschen an Diabetes mellitus erkrankt sein. Dabei dürfte der Anteil der Typ-II-Diabetiker weiterhin 90 %, der der Typ-I-Diabetiker 10 % betragen. (*Sachse* 2000, 198).
Ende der 70er Jahre betrug die Häufigkeit der an Zuckerkrankheit erkrankten Personen in Deutschland etwa 2–3 % der Gesamtbevölkerung. Bereits Ende der 80er Jahre betrug die Gesamtprävalenz[2] des Diabetes mellitus in Deutschland 4–5 %, also zwischen 3,5 und 4 Millionen Personen (vgl. *Mehnert* 1979, 2–4; *Scherbaum* et al. Bd. 1, 2000, 13; *Schöffling* 1984, 55/56).
Da der Diabetes, insbesondere der Typ-II-Diabetes, in seinen Anfangsstadien asymptomatisch verläuft, d. h. nicht in Erscheinung tritt, muss von einer beträchtlichen Zahl nicht diagnostizierter Diabetesfälle ausgegangen werden (*Harris* 1993, 647).

Ähnliche Häufigkeiten gelten auch für andere europäische Länder, wie beispielsweise Finnland, die Niederlande oder Italien (vgl. *Scherbaum* et al. Bd. 1, 2000, 13–29). Die Zahl derer, die eine oder mehrere diabetische Erbanlagen besitzen, beträgt in etwa 25 % der Bevölkerung. Jedoch bedeutet das Tragen einer diabetischen Erbanlage nicht, dass es in jedem Fall zur Manifestation[3] der Zuckerkrankheit kommen muss (vgl. *Mehnert* 1979, 2–4; *Schöffling* 1984, 55/56).

Der Anteil der Patienten mit Typ-I-Diabetes an allen Diabetikern in Deutschland beträgt gegenwärtig 5–7 %; es gibt also etwa 200 000–300 000 Typ-I-Diabetiker in Deutschland, was einem Anteil von 0,3 % der deutschen Bevölkerung entspricht. (vgl. *Scherbaum* et al. Bd. 1, 2000, 14; *Ziegler/Scherbaum* 1999, 40 f). Neuere Studien schätzen sogar den Anteil der Typ-I-Diabetiker an allen zuckerkranken Patienten, insbesondere unter Berücksichtigung

---

[1] Die Epidemiologie stellt die Lehre des Krankheitsgeschehens in einer Bevölkerung dar.
[2] Prävalenz = Häufigkeit erkrankter Personen in einer Gesamtgesellschaft
[3] Äußerung, Offenbarwerden

des „verzögerten Typ-I-Diabetes im Erwachsenenalter" – dem so genannten LADA (= Late Autoimmune Diabetes in Adults) – auf 10 –15 % (nach *Hauner* 1998 in *Scherbaum* et al. Bd. 1, 2000, 14).

Überträgt man die Erfahrungen aus den USA auf Deutschland, so ist das Gesundheitssystem etwa mit 62 Milliarden DM für Ausgaben für den Diabetes mellitus und seine Folgeerkrankungen belastet (vgl. *Rose* et al. 1997, 9).

> Damit zählt die Zuckerkrankheit in Deutschland zu einer der häufigsten chronischen Erkrankungen und fordert auch enorme Aufwendungen seitens der Gesellschaft.

Diabetesverteilung

Sowohl bei den Männern als auch bei den Frauen steigt mit zunehmendem Alter die Häufigkeit der Zuckerkrankheit:

> 80 % der männlichen und 85 % der weiblichen Zuckerkranken sind älter als 45 Jahre.

Bei einer Bevölkerungsumfrage waren 1997/ 98 nach eigenen Angaben 4,7 % der Männer und 5,6 % der Frauen im Alter von 18 bis 79 Jahren an Diabetes mellitus erkrankt. Eine entsprechende Dunkelziffer gilt es hier noch hinzuzuzählen. Zwischen dem 40. und 60. Lebensjahr sind mehr Männer, ab dem 60. Lebensjahr mehr Frauen als Männer betroffen (nach *Helmert* et al. 1994; *Hauner* 1998 und *Thefeld* 2000 in *Scherbaum* et al. Bd. 1, 2000, 13).

Zurückzuführen ist dies unter anderem auf die Zunahme der Adipositas (Fettsucht) und auf die höhere Lebenserwartung der Diabeti-

> Das Manifestationsalter nimmt mit dem 40. Lebensjahr zu und hat sein Maximum bei den über 60-Jährigen. (vgl. *Scherbaum* et al. Bd. 1, 2000, 15; *Schöffling* 1984, 57/58).

ker (nach *Hoffmeister* et al. 1996 in *Scherbaum* et al. Bd. 1, 2000, 14).

Die Inzidenzrate[1] des Typ-I-Diabetes beträgt in Deutschland derzeit etwa 12 pro 100 000 Personen; dies entspricht absolut betrachtet einer Anzahl von etwa 9600 Neuerkrankungsfällen pro Jahr.

Auch bei Kindern und Jugendlichen im Alter bis 19 Jahre steigt die Inzidenzrate und beträgt durchschnittlich 7,38. Dies entspricht etwa einer Anzahl von 5000–6000 Neuerkrankungsfällen an Typ-I-Diabetes pro Jahr im Alter bis 19 Jahre.

> Die Anzahl der diabetischen Kinder und Jugendlichen beträgt etwa 10 % an der Gesamtheit aller Typ-I-Diabetiker; somit sind 20 000 bis 30 000 Kinder und Jugendliche mit dem Diabetes konfrontiert.

Die Manifestationshäufigkeit nimmt nach dem Säuglingsalter (hier sehr gering) kontinuierlich zu und erreicht um das 7. und besonders um das 12. Lebensjahr (!) deutliche Gipfel. Damit ist die Altersgruppe der 10–19-Jährigen besonders betroffen. Ein geschlechtsspezifischer Unterschied besteht in diesen Altersgruppen in Deutschland nicht (vgl. *Berg* 1994, 473; *Maidorn* 1983, 82; *Neubauer* et al. 1984, 307; *Sauer* 1984, 21; *Scherbaum* et al. Bd. 1, 2000, 13-26; *Ziegler/Scherbaum* 1999, 40 ff).

---

[1] Inzidenzrate = Anzahl der Personen mit Neuerkrankungen pro 100 000 Personen der Bevölkerung pro Jahr; Inzidenz = Anzahl der Neuerkrankungen.

4. Ätiologische[1] und pathogenetische[2] Faktoren der einzelnen Diabetestypen – Krankheitsursachen und -entstehung

In der Folge sollen Ursachen und Faktoren aufgezeigt werden, die für die Entstehung der Zuckerkrankheit verantwortlich sein bzw. zur Manifestation der Erkrankung beitragen können. Auf den bedeutendsten manifestationsfördernden Faktor für den Typ-II-Diabetes, die Fettsucht oder Adipositas, wird auf S. 23ff besonders eingegangen.

Ätiologische und pathogenetische Faktoren des Typ-I-Diabetes

Der Typ-I-Diabetes ist eine organspezifische Autoimmunerkrankung, bei der es durch Autoantikörper zur Zerstörung der körpereigenen, insulinproduzierenden B-Zellen der Bauchspeicheldrüse kommt. Sind mehr als 90 % der B-Zellen zerstört, manifestiert sich der Diabetes, sozusagen als Endpunkt der organspezifischen Zerstörung. Welcher Mechanismus zum Beginn der Autoimmunreaktion führt, ist noch ungeklärt. (*Ziegler/Scherbaum* 1999, 40 ff).

Genetische Prädisposition[3]

Bei der Entstehung des *Typ-I-Diabetes* ist eine genetische Prädisposition Voraussetzung, d. h., die Entstehung des Insulinmangels ist genetisch determiniert und tritt fast ausschließlich bei genetisch empfänglichen Individuen auf.

Dabei kommt dem HLA-System, das den Haupthistokompatibilitätskomplex[4] des Menschen darstellt – einem Komplex aus mehreren eng benachbarten Genorten auf dem kurzen Arm des Chromosoms 6 –, als pathogenetischem Faktor große Bedeutung zu. Dieser Genkomplex hat seine Bedeutung als „immungenetische Steuerungszentrale" des Menschen (vgl. *Schöffling* 1984, 40).

Der Typ-I-Diabetiker weist typische HLA-Konstellationen auf, die zwar keine absolute Voraussetzung für das Auftreten der Erkrankung darstellen, durch die aber das Krankheitsrisiko um ein Vielfaches gegenüber dem Normalen erhöht ist. Der Typ-I-Diabetes ist hochsignifikant positiv mit dem HLA-DR3 und dem HLA-DR4 assoziiert (vgl. *Schöffling* 1984, 40/41; *Willms* 1981, 11). Diese beiden Genorte kommen bei 90 % aller Typ-I-Diabetiker vor, aber nur bei 40–50 % gesunder Normalpersonen. HLA-DR- und HLA-DQ-Antigene (ein weiterer Genort) gelten heute als Marker der stärksten Assoziation mit dem Typ-I-Diabetes (vgl. *Badenhoop, Usadel* 1999, 34/35). Ein weiterer Genort der HLA-Region – HLA-DRB1*401 – wurde mit dem Namen IDDM1 (Insulin Dependant Diabetes Mellitus) als Prädispositionsgenort[5] benannt, da ungefähr ein Drittel der genetischen Prädisposition[5] auf ihn zurückzuführen

---

[1] Ursächliche Faktoren
[2] Für die Krankheitsentstehung verantwortliche Faktoren
[3] Vorbestehende Veranlagung, Krankheitsbereitschaft
[4] Histokompatibilität = Begriff aus der Transplantationsforschung, der die genetisch bestimmte Beziehung (Verträglichkeit) zwischen den Gewebsantigenmustern von Spender und Empfänger bestimmt
[5] Prädisposition = vorbestehende Veranlagung, Krankheitsbereitschaft

ist. Inzwischen konnten über 16 Prädispositionsgenorte durch Genomanalyse[1] aller menschlicher Chromosomen bei Familien mit Typ-I-Diabetes mellitus entdeckt werden. Die praktische Bedeutung der Gentypisierung ist bisher gering. Patienten, die über das Risiko ihrer Familienangehörigen aufgeklärt werden wollen, können durch eine Gentypisierung hinsichtlich einer möglichen Diabetesmanifestation bei Kindern oder Geschwistern beraten werden (*Badenhoop/Usadel* 1999, 34–37).

Autoimmunprozesse

Wie bereits erwähnt, ist der Typ-I-Diabetes der Endpunkt einer organspezifischen Zerstörung der B-Zellen durch Autoantikörper[2]. Bei etwa 95 % der neu entdeckten Typ-I-Diabetiker lassen sich Antikörper gegen die eigenen insulinproduzierenden B-Zellen im Blutserum finden. Je mehr verschiedene Autoantikörper vorliegen, desto höher ist das Risiko, am Diabetes Typ I zu erkranken. Bisher konnten vier verschiedene Autoantikörper identifiziert werden:

– zytoplasmatische Inselzellantikörper (ICA)
– Insulinautoantikörper (IAA)
– Antikörper gegen Glutamatdecarboxylase[3] (GADA)
– Antikörper gegen Tyrosinphosphatasen[4] IA2A und IA2betaA

Patienten mit nur einem Autoantikörper erkranken nicht. Ausschließlich Personen mit mehr als einem Autoantikörper entwickeln einen Diabetes Typ I (*Badenhoop/Usadel* 1999, 32 ff; *Ziegler/Scherbaum* 1999, 40 ff). Wichtig bleibt, dass die genetische Prädisposition die Vorraussetzung für diese Autoimmunprozesse ist.

Triggermechanismen als Auslöser des Automimmunprozesses

> Der initiale Mechanismus, der den Autoimmunprozess in Gang setzt, konnte bislang nicht identifiziert werden.

Eine Hypothese geht davon aus, dass eine Infektion mit Viren (z. B. Coxsackie B-Virus) oder Mikroorganismen oder eine frühe Auseinandersetzung mit bestimmten Nahrungsproteinen (z. B. Gluten) den Autoimmunprozess anstossen könnten. Ein eindeutiger Beweis fehlt jedoch bislang. Auch fehlen Beweise dafür, dass Veränderungen der B-Zellmasse an sich bzw. des B-Zellstoffwechsels zu einer Aktivierung des Immunsystems führen können.

Eine weitere Hypothese geht davon aus, dass eine Entzündung der Inselzellen, eine so genannte Insulitis, den Zerstörungsprozess einleitet. Dabei könnten spezifische T-Zellen[5] den Prozess einleiten und unspezifische Entzündungsmechanismen für eine Ausbreitung der Immunreaktion sorgen. Hierfür spricht auch das Auftreten der verschiedenen Autoantikörper. Auch der endgültige Beweis für diese viel versprechende Theorie bleibt offen.

Schließlich werden noch andere externe Umweltfaktoren wie Impfungen, der Sozialstatus oder die Stilldauer und die Art der Ernährung von Säuglingen ursächlich mit dem Typ-I-Diabetes in Verbindung gebracht. Doch auch hier fehlen jegliche Beweise.

---

[1] Genom = Gesamtheit der Gene eines Individuums
[2] Autoantikörper = vom Körper selbst gebildete Antikörper gegen körpereigene Zellen

[3] Glutamatdecarboxylase-Antikörper = Antikörper, die an das Enzym Glutamatdecarboxylase binden, welches in den B-Zellen vorkommt.
[4] Tyrosinphosphatase-Antikörper = Antikörper, die an Proteine mit der Bezeichnung IA2, das in endokrinen Zellen und Nervenzellen vorkommt, und mit der Bezeichnung IA2beta, das vorwiegend in B-Zellen vorkommt, binden.
[5] T-Zellen = Kurzbezeichnung für T-Lymphozyten; eine bestimmte Gruppe von Abwehrzellen, die für die spezifische zelluläre Immunabwehr verantwortlich sind.

Dass eine Virusinfektion als primäre Ursache zur Entstehung des Diabetes führt, wie dies früher häufig angenommen wurde, konnte ausgeschlossen werden; die Möglichkeit als Triggermechanismus, wie oben beschrieben, bleibt jedoch offen (*Ziegler/Scherbaum* 1999, 44–50).

> Zusammenfassend bleibt festzuhalten: Welcher Mechanismus auch immer zur Auslösung der Autoimmunität führt, entscheidend ist das Vorhandensein genetischer Risikomarker als notwendige Vorraussetzung für die Entwicklung eines Autoimmundiabetes.

Ätiologische, pathogenetische und manifestationsfördernde Faktoren des Typ-II-Diabetes im Rahmen des metabolischen Syndroms

Beim Typ-II-Diabetes handelt es sich um eine Glukosestoffwechselstörung aufgrund einer eingeschränkten Wirksamkeit des Insulins am Gewebe (= Insulinresistenz) und einer gestörten Sekretionskinetik[1] mit der Folge eines Missverhältnisses zwischen Insulinangebot und Insulinbedarf. Im Zentrum steht die Insulinresistenz, die der zentrale Ausgangspunkt für ein komplexes Krankheitsbild ist, das so genannte metabolische Syndrom. Der Typ-II-Diabetes wird als Endpunkt in der Entwicklung des metabolischen Syndroms betrachtet (*Kellerer/Häring* 1999, 53–55; *Sachse* 2000, 199).
Abbildung 1 zeigt diesen Entwicklungsvorgang.

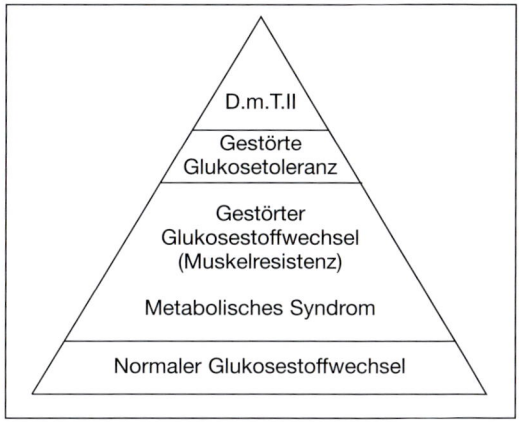

Abb. 1 Hypothetische Entwicklungsstufen zum Diabetes mellitus Typ II (nach *Erikson* in *Kellerer/Häring* 1999, 55)

Im Folgenden soll das metabolische Syndrom bezüglich der Ätiologie, der Pathogenese und der Genetik betrachtet werden.

Das metabolische Syndrom

Unter dem metabolischen Syndrom verstehen wir ein komplexes Krankheitsbild, das auch als Syndrom X oder Insulinresistenzsyndrom bezeichnet wurde, bei dem es aufgrund einer genetisch bedingten Insulinresistenz und verstärkt durch bestimmte Lebensgewohnheiten zum gemeinsamen Auftreten von Hyperinsulinämie, Adipositas, Hypertriglyzeridämie, Hypertonie und Glukoseintoleranz, an deren Endpunkt der Typ-II-Diabetes steht, kommt. Abbildung 2 zeigt dieses komplexe Krankheitsbild im Überblick.

Der Typ-II-Diabetes besitzt eine wesentlich stärkere Erblichkeit als der Typ-I-Diabetes. In dieser Erblichkeit ist der entscheidende ursächliche Faktor für diesen Typ der Zuckerkrankheit zu sehen. So haben 40 % der Typ-II-Diabetiker einen Verwandten 1. Grades mit Typ-II-Diabetes. Es scheint sich um eine polygenetische[2] Erkrankung zu handeln, bei der mehrere unterschiedliche Gene eine

---

[1] gestörte Ausschüttung des Insulins aus den B-Zellen
[2] von mehreren genetischen Faktoren abhängig

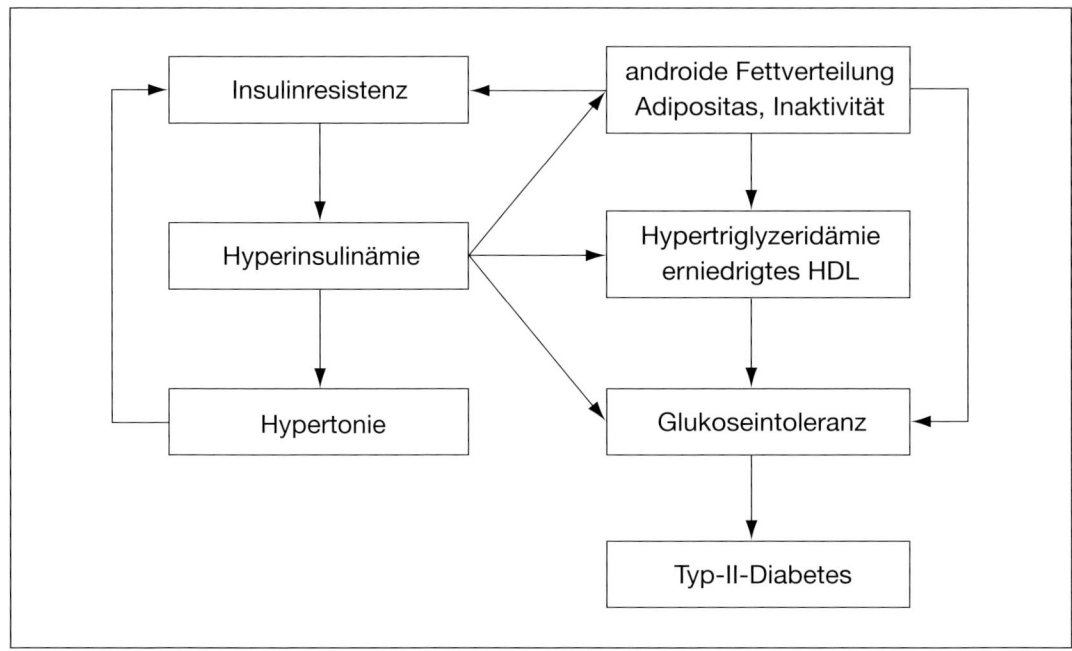

Abb. 2   Das metabolische Syndrom (*Wahl* 1999, 934)

gleichgerichtete metabolische Krankheitsdisposition bewirken. Möglicherweise spielen die Chromosomen 2 und 12 eine ursächliche Rolle. Doch um welche Gene es sich tatsächlich handelt, ist bisher nicht geklärt (*Badenhoop/Usadel* 1999, 37; *Kellerer/Häring* 1999, 53 ff; *Sachse*, 2000, 199; *Wahl* 1999, 934).

Pathogenese des metabolischen Syndroms und des Typ-II-Diabetes

Im Zentrum der Entstehung des komplexen Krankheitsbildes steht die genetisch determinierte Insulinresistenz und die daraus resultierende Hyperinsulinämie. Aufgrund der Unempfindlichkeit, insbesondere des Muskelgewebes, aber auch des Fettgewebes und der Leber, gegenüber dem Insulin versucht der Organismus, mit einem hohen Insulinangebot den relativen Mangel auszugleichen. Dies führt insbesondere in Verbindung mit entsprechenden Lebensgewohnheiten, wie fettreiche Ernährung und Bewegungsmangel,

zur Fettsucht vom androiden Typ[1] und zu einer Fettstoffwechselstörung mit erhöhten Blutfetten. Die Hyperinsulinämie führt gleichzeitig zu Veränderungen an den Blutgefäßen und zur Entwicklung eines Bluthochdrucks mit Folgeerkrankungen wie der koronaren Herzkrankheit und der arteriellen Verschlusskrankheit. Während anfänglich der Glukosestoffwechsel noch kompensiert ist, d. h. der Blutzucker sich noch im normalen Bereich (Euglykämie) befindet, kommt es schließlich zu einem Sekretionsdefekt der B-Zellen, die erschöpft sind und nicht mehr genügend Insulin ausschütten können. Dies führt zum Anstieg des Blutzuckers und schließlich zur Manifestation des Diabetes als Endpunkt des metabolischen Syndroms. Zugleich wird die ursächliche Insulinresistenz verstärkt durch die Hyperinsulinämie, die Hypertonie und die Hyperglykämie sowie

---

[1] Androide Fettverteilung = körperstammbetonte Fettablagerung, Bauchfettsucht

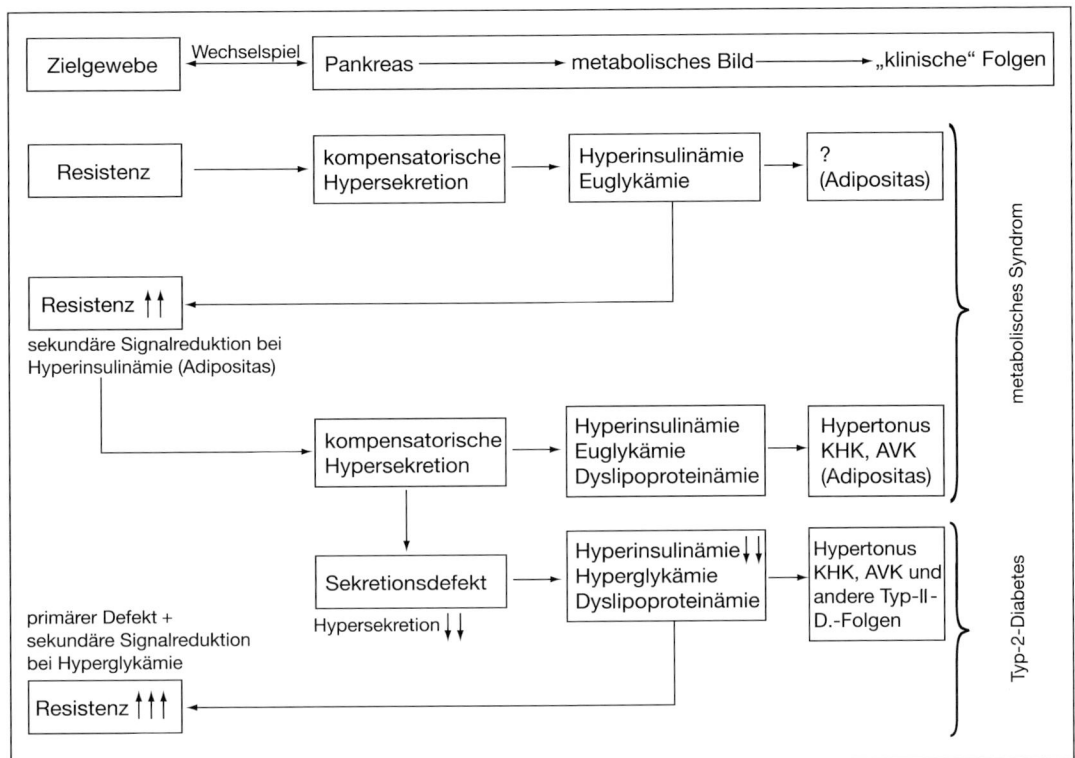

Abb. 3   Pathogenetisches Konzept zur Entwicklung eines metabolischen Syndroms und eines Typ-II-Diabetes, ausgehend von einer Insulinresistenz. KHK = koronare Herzkrankheit, AVK = arterielle Verschlusskrankheit (*Kellerer/Häring* 1999, 57).

durch die Adipositas und den Bewegungsmangel. Damit besteht ein Teufelskreis auf verschiedenen Ebenen, der zu einer Zunahme der primären Insulinresistenz führt (*Kellerer/Häring* 1999, 53–58; *Sachse* 2000, 198 f; *Wahl* 1999, 934 f).
Abbildung 3 zeigt das komplexe Zusammenspiel der verschiedenen pathogenetischen Faktoren.

Manifestationsfördernde Faktoren

Lebensalter und Lebensverlauf

Wie bereits erwähnt wurde (s. S. 20), steigt mit zunehmendem Alter die Diabeteshäufigkeit an. In der Regel tritt der Typ-II-Diabetes nicht vor dem 30. Lebensjahr auf und zeigt eine sprunghafte Zunahme um das 50. Lebensjahr. Mit weiter steigendem Lebensalter ist eine weitere Zunahme zu beobachten. Der Anstieg ist auch auf eine Zunahme der Fettsucht im Alter sowie auf die hohe Lebenserwartung zurückzuführen.
Weitere Faktoren, die zur Manifestation der Zuckerkrankheit führen können, sind allgemeine Infektionen, schwere Verletzungen, Verbrennungen oder ähnlich wirkende, starke Stressbelastungen. In derartigen Situationen kommt es zur verstärkten Ausschüttung kontrainsulinärer Hormone[1] (Adrenalin, Kortisol, Wachstumshormon, s. S. 32 ff), die den Diabetes mitauslösen können. Auch die Schwangerschaft kann sich bei genetischer Prädispo-

---

[1] Hormone mit einer dem Insulin entgegengesetzten Wirkung im Stoffwechsel

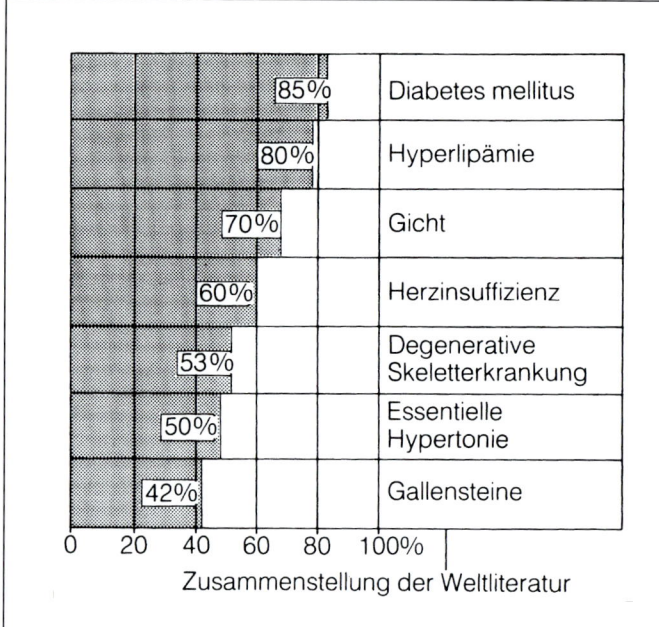

Abb. 4   Anteil der Übergewichtigen an einzelnen Krankheitsgruppen (Zusammenstellung der Weltliteratur, nach *Heyden* 1975 in *Weineck* 2000[7], 502)

sition als manifestationsfördernder Faktor der Zuckerkrankheit auswirken (vgl. *Kellerer/Häring* 1999, 53; *Scherbaum* et al., Bd. 1, 2000; 14; *Schöffling* 1984, 42–44; *Willms* 1981, 14–18).

Fettsucht und Lebensweise

Die Fettsucht und die mit ihr verbundene Lebensweise, insbesondere die Bewegungsarmut, sind als der wichtigste manifestationsfördernde Faktor des Typ-II-Diabetes zu betrachten.

> Je höher das Übergewicht ist und je länger das Übergewicht besteht, desto häufiger tritt die Zuckerkrankheit auf. Das Risiko, zuckerkrank zu werden, steigt mit zunehmendem Körpergewicht auf das 5- bis 10fache an (vgl. *Kellerer/Häring* 1999, 57/58; *Schöffling* 1984, 44/45; *Willms* 1981 15/16).

Abbildung 4 lässt erkennen, dass Übergewicht zu einer Reihe verschiedenster Krankheitsbilder führen kann, vor allem aber zur Manifestation der Zuckerkrankheit. Die Häufigkeit einer Adipositas beim Typ-II-Diabetes liegt bei über 80 %. In der Gesamtbevölkerung dagegen findet sich eine Adipositas nur mit einer Häufigkeit von 10–20 %.

Auf den Teufelskreis, der zwischen Übergewicht und der Insulinresistenz im Rahmen des metabolischen Syndroms besteht, wurde bereits hingewiesen (siehe S. 25, vgl. Abb. 5).

Auf diese Zusammenhänge soll nochmals eigens eingegangen werden: Bei adipösen (dickleibigen) Personen ist immer ein erhöhter Insulinblutspiegel als Ausdruck einer peripheren *Insulinresistenz*[1] zu finden. Sie resultiert aus der zunehmenden Größe der Fettzellen, der erhöhten Konzentration an freien Fettsäuren im Blut und der verminderten Zahl und Affinität[2] der Insulinrezeptoren.

---

[1] Starke Minderung oder Ausbleiben der therapeutischen Insulinwirkung

[2] Affinität = „Verwandtschaft", Bindungsfähigkeit

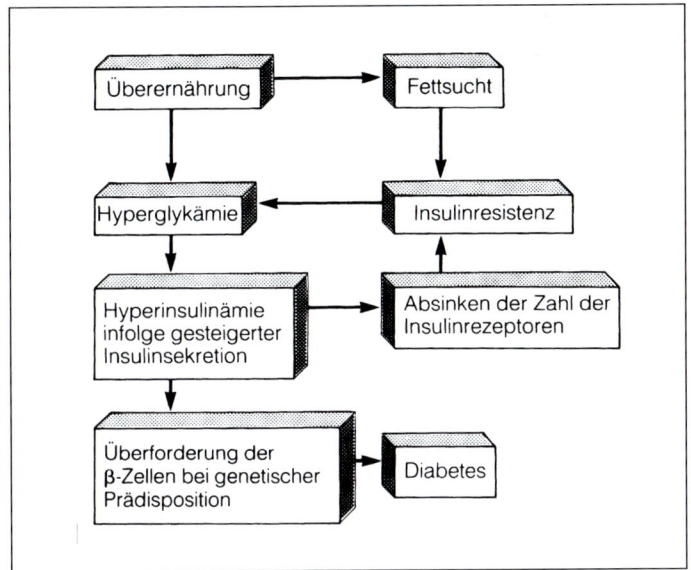

Abb. 5   Das überernährungsbedingte Faktorengefüge bei der Pathogenese des Typ-II-Diabetes (Erwachsenendiabetes) (*Schöffling* 1984, 42)

Die *Insulinresistenz* bedingt eine erhöhte Insulinsekretion der Bauchspeicheldrüse. Längerfristig kommt es bei genetischer Prädisposition zu einer Überforderung und Erschöpfung der Bauchspeicheldrüse, die den Anforderungen nicht mehr nachkommen kann.

Bei Gewichtsreduktion geht die Insulinresistenz zurück und die Zuckerstoffwechsellage verbessert sich; sie kann sich sogar normalisieren.
Bereits ein einziges Ausdauertraining erhöht die Insulinsensitivität für mindestens 16 Stunden (vgl. *Borghouts/ Keizer* 2000, 1).

Auf diese Weise entsteht die für den Typ-II-Diabetes charakteristische Kohlenhydratstoffwechselstörung mit einem relativen Insulinmangel. Abbildung 5 zeigt den Circulus vitiosus[1], der durch die Überernährung ausgelöst wird. Ob die Fettsucht selbst als primäre Ursache für die *Insulinresistenz* in Frage kommt, wird diskutiert, kann derzeit jedoch nicht abschließend beurteilt werden. Es ist zunächst davon auszugehen, dass eine genetisch bedingte Insulinresistenz durch Überernährung verstärkt wird. Gleichzeitig fördert die häufig anzutreffende Bewegungsarmut die Insulinresistenz zusätzlich.

Da eine Gewichtsabnahme durch Kalorienentzug und vermehrte körperliche Arbeit erzielt werden kann, kommt einer sportlichen Betätigung bei der Therapie des adipösen Typ-II-Diabetes eine wichtige Bedeutung zu (s. S. 112 ff) (vgl. *Kellerer/Häring* 1999, 57–59; *Schöffling* 1984, 48; *Willms* 1981, 15–17).

Aus den bisherigen Darstellungen wird deutlich, dass der meist übergewichtige, bewegungsarme Typ-II-Diabetiker mit einer Vielzahl von Erkrankungen konfrontiert ist. Abbildung 6 stellt den Typ-II-Diabetiker als einen polymorbiden Patienten dar, bei dem sich die verschiedenen Erkrankungen gegenseitig beeinflussen.

---

[1] Zirkelschluss, Teufelskreis

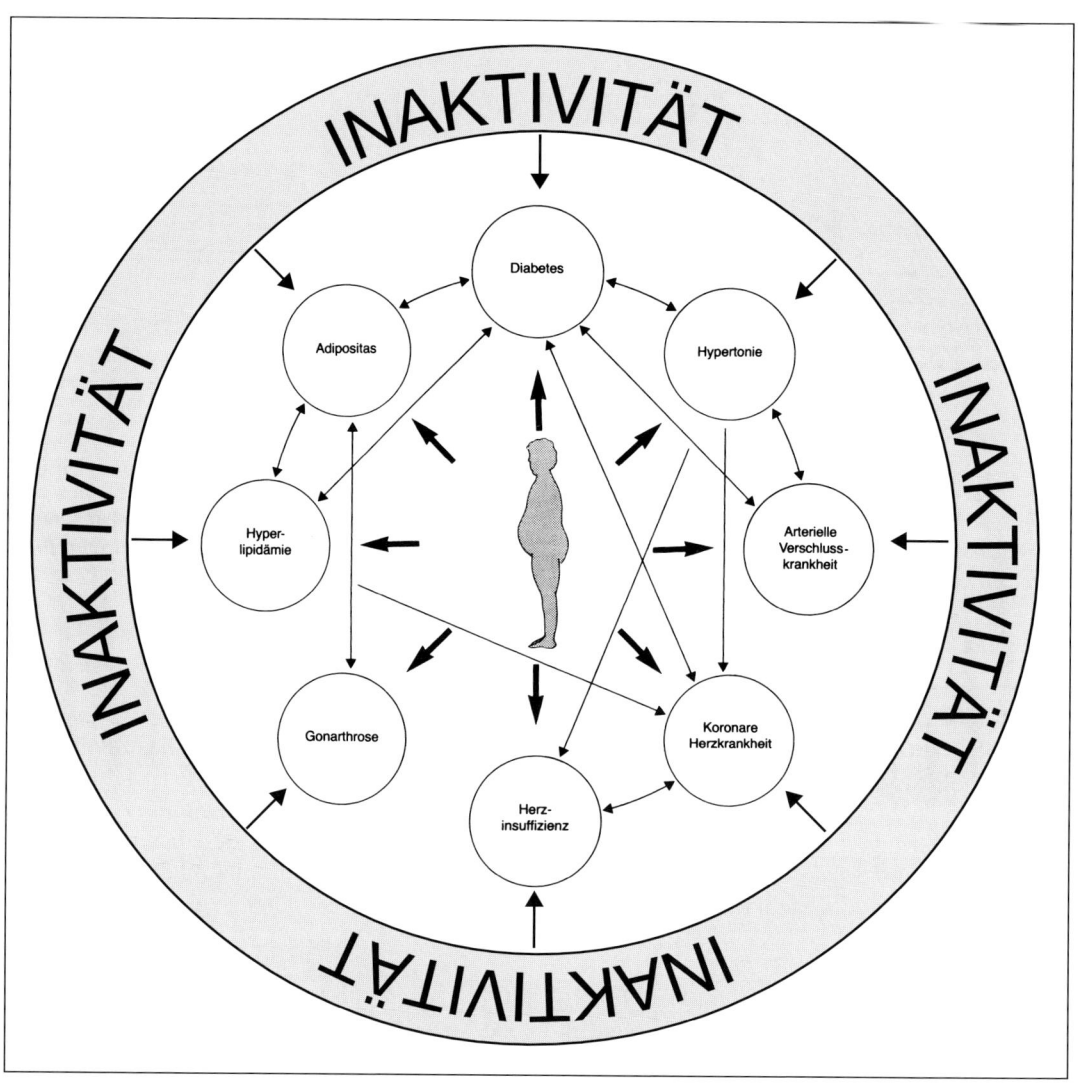

Abb. 6   Der polymorbide, übergewichtige und bewegungsarme Typ-II-Diabetiker (in Anlehnung an *Hasche*, 1990, 12)

5. Bedeutung des Insulins und seiner hormonellen Gegenspieler für den Stoffwechsel

Wie bereits mehrfach verdeutlicht wurde, beruht die Zuckerkrankheit auf einem absoluten oder relativen Insulinmangel. In der Folge soll insbesondere die Bedeutung des Insulins für die verschiedenen Stoffwechselwege dargestellt werden. Darüber hinaus sollen aber auch die insulinantagonistisch wirkenden Hormone, also die hormonellen Gegenspieler des Insulins, und ihre Bedeutung für das gesamte Stoffwechselgeschehen im Organismus erläutert werden.

Vor der Darstellung der einzelnen Insulinwirkungen auf die verschiedenen Stoffwechselvorgänge sollen zum besseren Gesamtverständnis noch kurz die Insulinsynthese und -sekretion beschrieben werden.

> Insulin – es ist das einzige blutzuckersenkende und wichtigste anabole[1] Hormon im Organismus des Menschen – wird in den B-Zellen der Langerhans'schen Inseln der Bauchspeicheldrüse (= Pankreas) gebildet.

Die Bauchspeicheldrüse liegt quer im Oberbauch (vgl. Abb. 7, 7) hinter dem Magen und produziert neben dem Insulin in den so genannten A-Zellen der Langerhansschen Inseln das Hormon Glukagon[2] und in den D-Zellen das Hormon Somatostatin[3].

Man weiß heute, dass das menschliche Insulin aus zwei Peptid-[4]ketten besteht (A-Kette = 21 Aminosäuren[5], B-Kette = 30 Aminosäuren), die über zwei Disulfidbrücken miteinander verknüpft sind (vgl. *Buddecke* 1984, 348; *Hoffmann-La-Roche* 1984, 1201; *Willms* 1981, 20).

Die *Biosynthese* des Insulins erfolgt aus einem Prä-Proinsulin über das Proinsulin, welches in Sekretionsvesikeln[6] gespeichert wird. In Gegenwart von Natrium-, Kalium- und Kalziumionen kann das Proinsulin aus den Vesikeln in das Blut abgegeben werden. Dabei wird aus dem Proinsulin unter Abspaltung des so genannten C-Peptids das Insulin gebildet.

Für die *Insulinsekretion*[7] ist der physiologische Reiz die Glukosekonzentration im extrazellulären Raum; aber auch andere Zucker wie Mannose, Ribose und Xylit, Aminosäuren und Fettsäuren können die Sekretion anregen. Die Hormone Glukagon[8], Sekretin[9] und GIP (Gastric Inhibitory Polypeptide[10]) verstärken die Insulinsekretion,

---

[1] Anabol = zum Aufbaustoffwechsel gehörig

[2] Glukagon = regt die Zuckerfreisetzung in der Leber (nicht im Muskel) an und erhöht damit regulativ den Blutzucker

[3] Somatostatin = Hormon, das im Hypothalamus und in den D-Zellen der Langerhans'schen Inseln gebildet wird

[4] Peptide = Eiweißkörper; chemische Verbindungen aus zu Ketten verknüpften Aminosäuren

[5] Aminosäure = kleinster Eiweißstrukturbaustein

[6] Vesikel = Bläschen

[7] Sekretion = Ausscheidung, Abgabe

[8] Glukagon = s. S. 32 f

[9] Sekretin = Gewebshormon der Zwölffingerdarmschleimhaut, das bei Übertritt sauren Speisebrei aus dem Magen ausgeschüttet wird und die Insulinsekretion anregt

[10] GIP = Gastric Inhibitory Polypeptide = Gewebshormon aus dem oberen Dünndarm, das die Absonderung der Magensäure und des Pepsins sowie die Magenperistaltik hemmt und die – durch Glukose angeregte – Insulinsekretion verstärkt

während sich die Katecholamine[1], Somatostatin und Insulin selbst hemmend auf die Sekretion auswirken. Ein Anstieg der Insulinsekretion hemmt die Glukagonsekretion (vgl. *Buddekke* 1984, 349; *Berger* 1983, 10; *Hepp* 1984, 18-20).

Bedeutung des Insulins für den Stoffwechsel

Das Insulin wirkt vor allem auf die Muskulatur, die Leber und das Fettgewebe. Die auffallendste Wirkung des Insulins, die Blutzuckersenkung, erfolgt durch die Steigerung der Glukose-Aufnahme in diesen Erfolgsorganen (ausgenommen der Leber).

Wirkungen auf die Zellpermeabilität[2]

> Das Insulin stimuliert den Transport von Glukose, Aminosäuren und Ionen (z. B. Kalium) durch die Plasmamembran der Muskel- und Fettzellen. Dabei reagiert das Insulin mit einem spezifischen Rezeptor der Zellmembran, wodurch intrazelluläre Stoffwechselumschaltungen ausgelöst werden und sich die Permeabilität (Durchlässigkeit) der Membran so verändert, dass der Stofftransport vom Extrazellulärraum in die Zelle begünstigt wird.

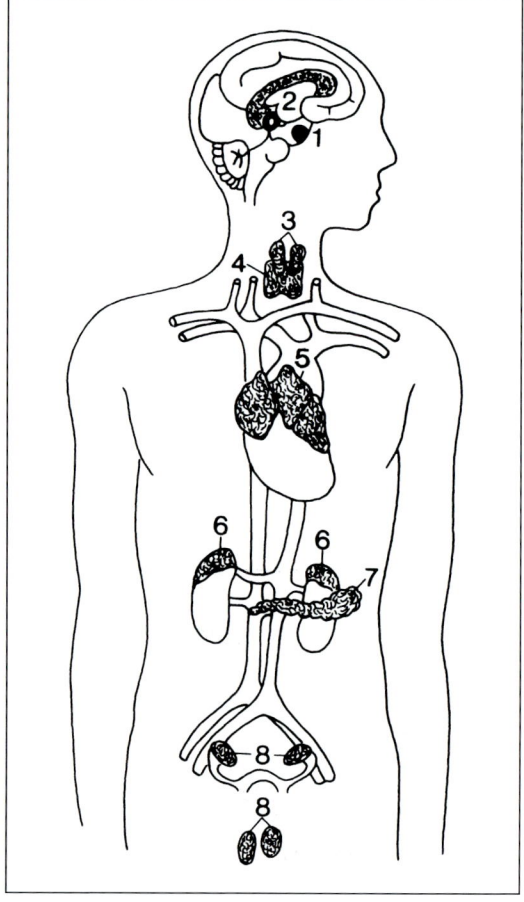

Abb. 7   Lage der Hormondrüsen:
1 = Hirnanhangsdrüse (Hypophyse),
2 = Zirbeldrüse (Epiphyse), 3 = Nebenschilddrüse,
4 = Schilddrüse, 5 = innere Brustdrüse (Thymus),
6 = Nebennieren, 7 = Inselorgan (Langerhans-Inseln in der Bauchspeicheldrüse), 8 = Keimdrüsen (Eierstöcke bzw. Hoden) (nach *Weineck* 2000, 229)

Beim Glukosetransport in die Muskel- und Fettzelle handelt es sich um einen stereospezifischen Carrier-Mechanismus[3], der durch Insulin beschleunigt wird. Der Transport von Aminosäuren in die Muskel- und Fettzelle erfolgt aktiv, d. h., es wird Energie in Form von ATP[4] verbraucht. Der Ionentransport ist ebenfalls eine energieabhängige Reaktion, wobei das Insulin wahrscheinlich direkt ATPasen[5] in der Membran beeinflusst. Die Insulinwirkung auf die Zellpermeabilität

---

[1] Katecholamine = Adrenalin, Noradrenalin = wichtige stoffwechsel-, blutdruckregulierende Stresshormone (s. S. 32 f)
[2] Zellpermeabilität = Durchlässigkeit durch die Zellwand
[3] Carrier-Mechanismus = Trägermechanismus

[4] ATP = Adenosintriphosphat = unmittelbar verfügbarer Energieträger
[5] ATPasen = ATP umsetzende Enzyme

kann durch 3-wertiges Chrom gesteigert werden (vgl. *Buddecke* 1984, 349–351; *Hepp* 1984, 20–22).

Wirkungen auf den Kohlenhydrat-(Zucker-)Stoffwechsel

Die Glukose ist das wesentliche Substrat im Kohlenhydratstoffwechsel. Bei der Glykolyse, dem anaeroben Abbau[1] der Glukose über Pyruvat (Brenztraubensäure) zu Laktat (Milchsäure), werden aus einem Molekül Glukose zwei Moleküle ATP gewonnen.

Der glykolytische Abbau der Glukose bis zum Pyruvat ist die Voraussetzung für den aeroben Abbau[2] der Glukose über den Zitratzyklus und die Atmungskette. Bei der vollständigen Oxydation (Verbrennung) eines Moleküls Glukose werden 38 Moleküle ATP gewonnen. Als Induktor[3] von Schlüsselenzymen wirkt Insulin stimulierend auf die Glykolyse.

Die Glukoneogenese, die Neubildung von Glukose aus Nichtkohlenhydraten wie glukoplastischen (zuckerbildenden) Aminosäuren, Laktat und Glyzerin[4], findet in der Leber und in der Niere statt. Insulin wirkt hemmend auf die Glukoneogenese in der Leber.
Glukose kann in Form von Glykogen in der Leber (Leberglykogen) und in der Muskulatur (Muskelglykogen) gespeichert werden. Den Aufbau von Glykogen aus Glukose bezeichnet man als Glykogensynthese, den Abbau von Glykogen zu Glukose als Glykogenolyse. Das Insulin hemmt die Glykogenolyse in der Leber. Dagegen stimuliert es die Glykogensynthese in der Leber, den Muskeln und dem Fettgewebe. Dieser stimulierende Effekt beruht auf der Aktivierung der Glykogensyn-

thetase, dem Schlüsselenzym des Glykogenaufbaus (vgl. *Buddecke* 1984, 171–176; *Hepp* 1984, 3/4 und 11/12 und 20/21).

Wirkungen auf den Fettstoffwechsel

Das Fettgewebe stellt dem Organismus große Energievorräte in Form von Triglyzeriden[5] zur Verfügung, die jederzeit mobilisiert werden können. Der Aufbau körpereigener Fette, vor allem in der Leber und dem Fettgewebe, wird als Lipogenese (=Lipidsynthese) bezeichnet. Die für die Lipogenese notwendigen Triglyzeridfettsäuren entstammen zum Teil den im Serum transportierten Lipoproteinglyzeriden, können aber auch durch Biosynthese aus Acetyl-CoA[6] entstehen, das unter der Einwirkung von Insulin vermehrt aus Glukose gebildet wird. Das Insulin fördert die Lipogenese, indem es zum einen den Glukosetransport in die Fettzelle fördert und zum anderen die Biosynthese von Acetyl-CoA steigert.

Auf die Lipolyse, die Spaltung von Triglyzeriden in Glyzerin und Fettsäuren, wirkt das Insulin hemmend, d. h., es wirkt antilipolytisch.

Die Ketogenese ist die Bildung von Ketonkörpern[7] aufgrund eines Überangebots an Acetyl-CoA, welches infolge einer gesteigerten Lipolyse entsteht. Steigt die Ketonkörperkonzentration von Acetoacetat, ß-Hydroxybutyrat und Aceton im Blut stark an, so entwickelt sich eine metabolische Azidose. Das Insulin wirkt hemmend auf die Ketogenese (vgl. *Hürter* 1982, 28–30; *Petrides et al.*, 1983, E 9–E 11).

---

[1] Anaerober Abbau = ohne Sauerstoff ablaufende Energiegewinnung
[2] Aerober Abbau = mit Sauerstoff ablaufende Energiegewinnung
[3] Induktor = „Ingangsetzer" einer chemischen Reaktion
[4] Glyzerin = der den Fetten zugrunde liegende Alkohol, der mit den Fettsäuren beim Fettabbau entsteht

[5] Triglyzeride = Verbindung des Alkohols Glyzerin mit drei Fettsäuren
[6] Acetyl-CoA = „Aktivierte Essigsäure", die beim Abbau von Brenztraubensäure und Fettsäuren entsteht
[7] Ketonkörper = Stoffwechselzwischenprodukte, vor allem aus der Fettverbrennung

Wirkungen auf den Eiweißstoffwechsel

Die Protein-(Eiweiß-)Synthese, der Aufbau körpereigener Proteine, im Fettgewebe und im Muskel wird wie die Aufnahme von Aminosäuren in die Zelle durch Insulin stimuliert. Dagegen hemmt Insulin den Abbau von Proteinen in der Muskulatur und in der Leber (vgl. *Hepp* 1984, 20/21).

Stoffwechselwirkungen der hormonellen Gegenspieler des Insulins

Die in der Folge dargestellten Hormone wirken alle insulinantagonistisch[1] bezüglich des Blutzuckerspiegels; zum Teil wirken sie aber auch insulinsynergistisch[2] auf bestimmte Stoffwechselvorgänge.

Glukagon

Das aus den A-Zellen des Pankreas stammende Glukagon ist ein wichtiger Gegenspieler des Insulins und scheint für die Aufrechterhaltung normaler Glukosekonzentrationen im Blut vor allem durch seine Leberwirkung notwendig zu sein. Das Glukagon erhöht den Blutspiegel von:

– Glukose (durch die Hemmung der hepatischen[3] Glykogensynthese sowie die Steigerung der hepatischen Glykogenolyse)
– Fettsäuren (durch die Stimulierung der Lipolyse[4])
– Ketonkörper (durch Stimulierung der Ketogenese[5]).

Des Weiteren stimuliert es die Proteolyse (Abbau von Proteinen), den Kaliumausstrom in der Leber und die Insulinsekretion. Der wichtigste Reiz für die Glukagonsekretion ist der Abfall der Glukosekonzentration (vgl. *Hepp* 1984, 23; *Willms* 1981, 22).

Katecholamine

Die Katecholamine – Adrenalin und Noradrenalin – werden im Nebennierenmark (s. Abb. 7, 6) und im gesamten sympathischen Nervensystem gebildet und können als direkte Antagonisten des Insulins betrachtet werden. Sie stimulieren:

– die Glykogenolyse in Leber und Muskulatur
– die Glukoneogenese in der Leber
– die Lipolyse
– die Proteolyse

Andererseits hemmen die Katecholamine die Glukoseaufnahme bestimmter Gewebe sowie die Insulinsekretion (vgl. *Hepp* 1984, 23/24).

Wachstumshormon

Das Wachstumshormon (= STH = Somatotropes Hormon = Somatotropin = HGH) wird im Hypophysenvorderlappen (s. Abb. 7, 1) gebildet und hat neben seiner wachstumsfördernden Wirkung auch Einfluss auf den Kohlenhydrat-, Lipid- und Proteinstoffwechsel.

Das Wachstumshormon zeigt seine *Insulinsynergistische* Wirkung durch:
– Stimulation der Glykogensynthese in der Leber
– Stimulation des Aminosäuretransportes in die Zelle
– Stimulation der Proteinsynthese

Antagonistisch zum Insulin wirkt das Wachstumshormon durch:

---

[1] In entgegengesetzter Richtung wirkend = kontrainsulinär
[2] In gleicher Richtung wirkend
[3] Hepatisch = die Leber betreffend
[4] Lipolyse = Fettspaltung
[5] Ketogenese = Bildung von Ketonkörpern (Zwischenprodukte v. a. aus dem Fettstoffwechsel)

		Insulin	Glukagon	Katecholamine	STH	Somatostatin	Glukokortikoide	Schilddrüsenhormone
Glukose-transport	M	+			−		−	
	F	+					−	
	L							
Aminosäure-transport	M	+			+			
	F	+						
	L						+	
Kalium-transport	M	+						
	F	+						
	L							
Glukose-oxydation	M	+					−	
	F	+						
	L							
Glykogen-synthese	M	+						
	F	+						
	L	+	−	+	+			
Fettsäure-synthese	M							
	F	+			−			
	L	+						
Lipid-synthese	M	+						
	F	+			−			
	L	+						
Protein-synthese	M	+			+		−	
	F	+						
	L				+			
Lipolyse	M							
	F	−	+	+	+		+	
	L	−						
Ketogenese	M							
	F							
	L	−	+					
Glukoneo-genese	M							
	F							
	L	−	+	+	+		+	+

Tab. 3 **Fortsetzung nächste Seite**

		Insulin	Glukagon	Katecholamine	STH	Somatostatin	Glukokortikoide	Schilddrüsenhormone
Glykogenolyse	M F L	–	+	+				
Proteolyse	M	–		+			+	
	F L	–	+					
Insulinsekretion		–	+	–	+	–		
Glukagonsekretion		–			+	–		
STH-Sekretion						–		

Tab. 3   Wirkungen des Insulins und seiner hormonellen Gegenspieler auf die Stoffwechselprozesse und der gegenseitige Einfluss der Hormone bezüglich ihrer Sekretion. M = Muskulatur, F = Fettgewebe, L = Leber, (+) = stimulierende Wirkung, (–) = hemmende Wirkung (nach *Behrmann*, verändert nach *Petrides et al.* in Hoffmann – La Roche – AG, 1984, 810).

– Hemmung der Glukoseutilisation[1] (vor allem in der Muskulatur)
– Stimulation der hepatischen Glukoneogenese
– Hemmung der Lipogenese (des Fettaufbaus)
– Stimulation der Lipolyse (Fettspaltung)

Unter der Wirkung des Wachstumshormons steigt damit der Blutzuckerspiegel an und es wird mehr Insulin benötigt, um Glukose in die Zellen einzuschleusen. Der Anstieg des Wachstumshormons bewirkt eine verstärkte Glukagon- und Insulinsekretion.
Der stärkste Reiz für einen Anstieg des Wachstumshormons ist die Hypoglykämie[2], daneben aber auch körperliche Anstrengung und psychischer Stress. Eine Hyperglykämie[3] hemmt die Wachstumshormonausschüttung (vgl. *Buddecke* 1984, 357–359; *Hepp* 1984, 24).

Somatostatin

Dieses Hormon wird im Hypothalamus und in den D-Zellen der Langerhans'schen Inseln der Bauchspeicheldrüse gebildet (s. Abb. 7, 1 u. 7,7). Durch seine hemmende Wirkung auf die Sekretion von Insulin, Glukagon und Wachstumshormon kann es bei der Kontrolle des Blutzuckers eine Rolle spielen (vgl. *Hepp* 1984, 24).

Glukokortikoide

Die Glukokortikoide werden in der Nebennierenrinde (s. Abb. 7, 6) gebildet; ihre wichtigsten physiologischen Vertreter sind das Kortisol, das Kortikosteron und das Kortison.

---

[1] Glukoseutilisation = Glukosenutzung, -verwertung
[2] Hypoglykämie = erniedrigter Blutzuckerspiegel = „Unterzucker"
[3] Hyperglykämie = erhöhter Blutzuckerspiegel = „Überzucker"

Die Glukokortikoide stimulieren:
– die Glukoneogenese in der Leber und der Niere
– die Lipolyse im Fettgewebe
– den Aminosäuretransport in die Leber
– die Proteolyse im Muskel

Sie hemmen:
– den Glukosetransport in Muskel- und Fettzelle
– die Glukoseoxydation
– die Proteinsynthese im Muskel

Die Glukokortikoide stellen in ihrer gesamten Wirkungsbreite einen Antagonisten des Insulins dar, wobei der Blutzuckeranstieg besonders über eine stimulierte Glukoneogenese in der Leber und der Niere erreicht wird (vgl. *Buddecke* 1984, 360–363; *Hepp* 1984, 25).

Schilddrüsenhormone

Die Schilddrüsenhormone – Thyroxin und Trijodthyronin – spielen im Kohlenhydratstoffwechsel nur eine untergeordnete Rolle. Viele ihrer Effekte sind stark dosisabhängig. So können die Glukoneogenese gesteigert und der Abbau des Insulins gefördert werden, was wiederum einen Blutzuckeranstieg zur Folge hat (vgl. *Hepp* 1984, 25).
Tabelle 3 stellt eine Übersicht der Wirkungen des Insulins und seiner wichtigsten hormonellen Gegenspieler auf verschiedene Stoffwechselprozesse dar. Die Wirkung der Hormone auf die einzelnen Stoffwechselprozesse ist differenziert nach dem Organ (Muskulatur, Fettgewebe oder Leber), in dem die Prozesse ablaufen, dargestellt. Ferner ist der gegenseitige Einfluss der Hormone untereinander bezüglich ihrer Sekretion ersichtlich.

6. Regulation des Kohlenhydratstoffwechsels beim Gesunden und Auswirkungen des Insulinmangels im diabetischen Organismus

Regulation des Kohlenhydratstoffwechsels beim Gesunden

Vor allem das zentrale Nervensystem (ZNS) deckt seinen Kalorienbedarf normalerweise ausschließlich durch Glukose. Nur unter besonderen Bedingungen können die Nervenzellen ihre Energie auch aus Ketonkörpern und Laktat gewinnen. Hieraus erwächst die Notwendigkeit, dass der Blutzuckerspiegel nicht unter einen Wert von 50 mg/dl abfällt. Auch zu hohe Blutzuckerspiegel sind für den Organismus schädlich (s. S. 38 ff). Steigt der Blutzucker über die so genannte Nierenschwelle an – sie liegt bei einer Blutzuckerkonzentration von 160–180 mg/dl – so wird Glukose über den Harn ausgeschieden. Beim Gesunden liegt der Blutzuckerspiegel in der Regel zwischen 80 und 120 mg/dl. Im Wesentlichen sind die Hormone Insulin und Glukagon für die Aufrechterhaltung einer normalen Blutzuckerkonzentration – Glukosehomöostase[1] – verantwortlich. Doch auch die anderen, im vorhergehenden Kapitel genannten Hormone sind an der Blutzuckerregulierung beteiligt. Aus Gründen der Übersichtlichkeit und für ein vereinfachtes Verständnis wird die Aufrechterhaltung der Blutzuckerkonzentration besonders unter dem Einfluss der Hormone Insulin und Glukagon dargestellt. Der Einfluss der anderen, an der Glukosehomöostase beteiligten Hormone ist aus Abbildung 8 zu ersehen.

Glukosehomöostase unter Nahrungsaufnahme

Die mit der Nahrung aufgenommenen Kohlenhydrate werden im Darm zu Monosacchariden[2] abgebaut und gelangen dann in den Blutkreislauf des Splanchnikussystems[3]. Das glukosereiche Blut gelangt zunächst in die Leber. Während der Nahrungsaufnahme kommt es zur vermehrten Insulinsekretion, wobei das Insulin ebenfalls zuerst in die Leber gelangt, wo es die Glykogensynthese aus der eingeströmten Glukose fördert. Da die Speichermöglichkeiten der Leber für Glykogen jedoch begrenzt sind, lässt ein weiterer Kohlenhydratzustrom aus der Nahrung die Blutzuckerkonzentration im peripheren Kreislauf ansteigen. Das Insulin steigert dort die Glukoseaufnahme des Muskels (zur Energiegewinnung und Proteinsynthese) und des Fettgewebes (zur Lipogenese[4]). Die Speichermöglichkeit des Fettgewebes für Triglyzeride, die aus Kohlenhydraten gebildet werden, ist unbegrenzt. Durch die hemmende Wirkung des Insulins auf die Glukagonsekretion wird die Zuckerneubildung in der Leber gehemmt. Auf diese Art kann ein zu starker Blutzuckeranstieg unter Nahrungsaufnahme reguliert werden.

---

[1] Glukosehomöostase = Stabilität, Konstanz des Blutzuckerspiegels

[2] Monosaccharide = Einfachzucker, wie z.B. Glukose
[3] Splanchnikussystem = Eingeweidesystem
[4] Lipogenese = Fettbildung

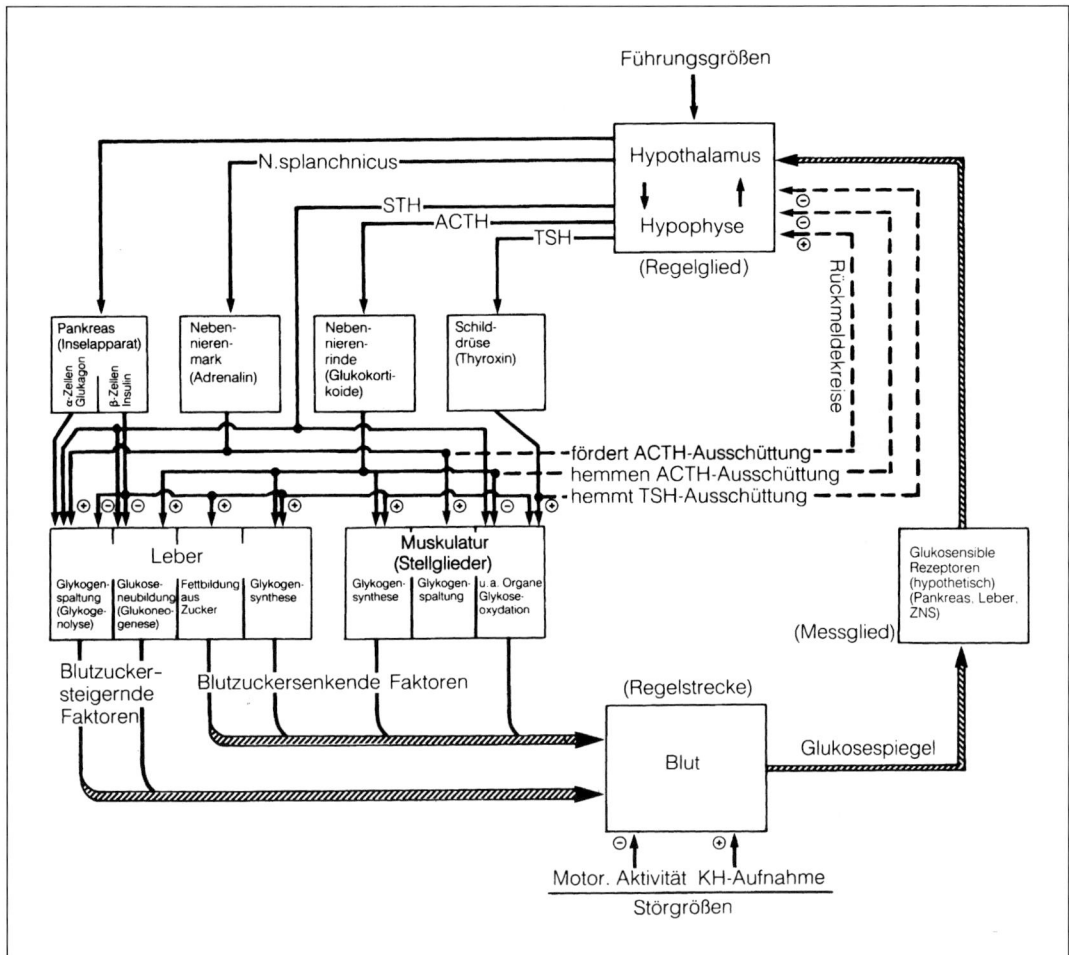

Abb. 8   Vereinfachtes Schema des Regelkreises zur Einstellung eines konstanten Blutzuckers (*Penzlin* 1981, 329). N. splanchnicus = der die Eingeweide versorgende Nerv; STH = Wachstumshormon; ACTH = adrenokortikotropes Hormon = Hormon des Hypophysenvorderlappens, das die Nebennierenrindenhormonproduktion anregt; TSH = Thyreoidea (Schilddrüsen) stimulierendes Hormon des Hypophysenvorderlappens; Hypothalamus = Teil des Zwischenhirns mit übergeordneten Zentren, welche die wichtigsten Regulationsvorgänge des Organismus zusammenfassend leiten. (+) = fördernd; (–) = hemmend.

Glukosehomöostase im Fastenzustand

Im Fastenzustand kommt es zum Blutzuckerabfall, da keine Kohlenhydrate zugeführt werden. Einem fortschreitenden Blutzuckerabfall wird dadurch entgegengewirkt, dass der Insulinspiegel abfällt, was eine relative Enthemmung der Glukagonsekretion zur Folge hat.

Die durch Glukagon bewirkte Steigerung der hepatischen Glukoseproduktion (Glykogenolyse[1] und Glukoneogenese[2]) ermöglicht, dass der Blutzucker im Normbereich gehalten wer-

---

[1] Glykogenolyse = Glukosefreisetzung aus seiner Speicherform (= Glykogen)
[2] Glukoneogenese = Kohlenhydrat-(Zucker)-Neubildung aus Nichtzuckerstoffen

den kann. Die Glukoneogenese wird auch über einen Anstieg der Glukokortikoide stimuliert. Durch die gesteigerte Lipolyse im Fettgewebe, aufgrund des niedrigen Insulinspiegels, werden Ketonkörper und freie Fettsäuren (FFS) der Muskulatur und später dem ZNS als Energielieferanten zur Verfügung gestellt (vgl. *Berger* 1983, 9–12; *Hepp* 1984, 25/26; *Willms* 1981, 24).

Auswirkungen des Insulinmangels im diabetischen Organismus

Beim Insulinmangel müssen akute und chronische Auswirkungen unterschieden werden. Die *akuten* Effekte führen zur Stoffwechselentgleisung, während die *chronischen* Effekte sich in den diabetischen Folgeschäden zeigen, deren Vermeidung das primäre Ziel in der Langzeittherapie des Diabetes mellitus ist.

Akute Auswirkungen des Insulinmangels

Im diabetischen Organismus ist die Kohlenhydratresorption aus dem Darm ungestört. Infolge des Insulinmangels ist einerseits die Glukoseverwertung in der Leber, der Muskulatur und im Fettgewebe vermindert, andererseits die Glukoseabgabe der Leber durch Stimulierung der Glukoneogenese und der Glykogenolyse erhöht. Der Blutzuckeranstieg resultiert also zum einen aus einer Glukoseüberproduktion und zum anderen aus einer Minderverwertung der Glukose. Die Folge ist die Glukosurie[1] mit osmotischer Diurese[2]. Gesteigerte Proteolyse, verminderte Protein- und Glykogensynthese und gesteigerte Wasserausscheidung führen zur ausgeprägten Abnahme des Körpergewichts. Weiterhin wird im Fettgewebe die Lipogenese gehemmt und die Lipolyse enthemmt, was zu einem unkontrollierten Fettabbau, einem starken

Anstieg der freien Fettsäuren und schließlich zur Bildung von Ketonkörpern führt. Überschreitet die Ketonkörperbildungsrate die Ausscheidungskapazität im Urin, entsteht eine metabolische Azidose[3] mit Hyperventilation[4] und Dekompensation[5] des Säure-Basen-Gleichgewichts. Wassermangel, Azidose und damit verbundene Kalium- und Natriumverluste mit dem Urin sind die Ursache für Müdigkeit, Gewichtsabnahme, Übelkeit, Erbrechen, Azetongeruch und schließlich das Coma diabeticum. Die Stoffwechselentgleisung wird noch zusätzlich durch die Erhöhung der kontrainsulinären Hormone (Glukagon, Kortisol, Adrenalin und STH, s. S. 32 ff) im Blut verschlimmert (vgl. *Berger* 1983, 14/15; *deMarees* 1981, 503–505; *Willms* 1981, 24/25).

Chronische Auswirkungen des Insulinmangels – Das diabetische Spätsyndrom

Aufgrund eines chronischen relativen Insulinmangels, als Folge eines nicht oder unzureichend behandelten Diabetes, können die Blutzuckerwerte kontinuierlich überhöht sein, wobei die Insulinkonzentrationen gerade noch ausreichen, eine akute Stoffwechselentgleisung (s. o.) zu verhindern.

Eine chronische Hyperglykämie kann durch Symptome wie Sehstörungen, Kopfschmerz, Abgeschlagenheit, allgemeine Infektanfälligkeit u. a. gekennzeichnet sein und wird als die Ursache für die Entwicklung diabetischer Folgeschäden, dem so genannten diabetischen Spätsyndrom, betrachtet.

---

[1] Glukosurie = Auftreten von Glukose (Zucker) im Harn
[2] Diurese = Wasserausscheidung
[3] Metabolische Azidose = stoffwechselbedingte Übersäuerung im Blut
[4] Hyperventilation = übermäßige Steigerung der Atmung
[5] Dekompensation = Entgleisung

Diabetische Folgeschäden äußern sich in erster Linie in Komplikationen am Gefäßsystem und sind von der Dauer und dem Schweregrad der diabetischen Stoffwechselstörung abhängig. Erhöhte Blutzuckerwerte bewirken weiterhin eine verstärkte Glykosilierung[1] der Proteine, z. B. des Hämoglobins, dessen Kapazität zum Gastransport dadurch eingeschränkt ist. Glykosilierungsprozesse an Proteinen werden für die Entstehung von Gefäßschäden mitverantwortlich gemacht. Einhellig sind die Diabetologen der Meinung, dass diabetische Folgeschäden nur durch die Normalisierung des Blutglukosespiegels vermieden oder abgeschwächt werden können (vgl. Berger 1983, 16–18; *Petrides* et al. 1983, E 49/50).

Zwei Gruppen von Gefäßschäden sind zu unterscheiden: die diabetische Makroangiopathie und die diabetische Mikroangiopathie.

Diabetische Makroangiopathie

Bei der diabetischen Makroangiopathie[2] handelt es sich um nichtspezifische, vorwiegend arteriosklerotische Gefäßkomplikationen, die sich qualitativ nicht wesentlich von denen stoffwechselgesunder Personen unterscheiden, jedoch frühzeitiger auftreten und sich stärker und diffuser ausbreiten. Von der Makroangiopathie ist überwiegend der Typ-II-Diabetiker befallen.

Folgende *Risikofaktoren* werden für die Entstehung der vorzeitigen Arteriosklerose genannt: Hypertonie, Lipidstoffwechselstörung, Hyperglykämie, inadäquat hohe Insulinsekretion, erhöhte Blutkoagulabilität[3] und Rauchen

(vgl. *Standl* 1986, 535–538). Die Makroangiopathie manifestiert sich häufig in Form der Koronarsklerose[4] (ihre Morbidität[5] ist für diabetische Frauen auf das 5- bis 6fache, für Männer auf das 2- bis 3fache erhöht), der Zerebralsklerose[6] (2- bis 3fach erhöhte Erkrankungshäufigkeit), der Beinarteriensklerose (5fach erhöhtes Erkrankungsrisiko) und der Arteriosklerose der Nierengefäße (vgl. *Barret-Connor/Wingard* 1983, 489 f; *Fuller* et al. 1983, 867–870; *Janka et al.* 1984, 405–407; *Petrides et al.* 1983, E 49–E 52; *Standl* 1986, 534).

Diabetische Mikroangiopathie

Bei der diabetischen *Mikroangiopathie* handelt es sich um für den Diabetes spezifische Veränderungen der kleinen Blutgefäße, wie den Arteriolen, den Venolen und in erster Linie den Kapillaren[7]. Von der Mikroangiopathie sind überwiegend die Typ-I-Diabetiker betroffen (*Petrides* et al. 1983, E 50; *Sauer* 1984, 238; *Janka et al.* 1984, 405).

Für die Entwicklung derartiger Gefäßerkrankungen spielen ebenfalls Dauer und Schweregrad der diabetischen Stoffwechselstörung die entscheidende Rolle.

Die *Mikroangiopathie* manifestiert sich in erster Linie an den Augen, den Nerven und in den Nieren und ist gekennzeichnet durch eine Verdickung der kapillären Basalmembran.

---

[1] Glykosilierung = Glukoseanbindung
[2] Makroangiopathie = Erkrankung der großen bzw. größeren Gefäße
[3] Koagulabilität = die Gerinnung betreffend

[4] Koronarsklerose = Herzkranzgefäßverkalkung
[5] Morbidität = Krankheitsstand, Erkrankungshäufigkeit
[6] Zerebralsklerose = Gehirngefäßverkalkung
[7] Kapillare = Haargefäß

Die *diabetische Retinopathie*, die Manifestation der Mikroangiopathie am Augenhintergrund, ist charakterisiert durch Veränderungen im Bereich der Kapillaren der Retina (= Netzhaut). Die Veränderungen können bis zu Netzhautablösungen führen und eine Erblindung kann die Folge sein. Eine Hypertonie kann die Entstehung einer diabetischen Retinopathie begünstigen (*Petrides* et al. 1983, E 52/E 53).

Manifestiert sich die Mikroangiopathie im Bereich des Nervensystems, so spricht man von einer *diabetischen Neuropathie*. Die klinischen Symptome sind sehr vielgestalt und es können das periphere, das zentrale und das autonome Nervensystem betroffen sein. Häufig treten Störungen des Vibrationsempfindens an den Füßen, der Erregungsleitung in motorischen und sensiblen Nervenfasern und Anomalien im Elektromyogramm auf (*Petrides* et al. 1983, E 55/E 56; *Bischoff* 1984, 470/471).

Für den Diabetes typische Nierenerkrankungen werden unter dem Sammelbegriff *diabetische Nephropathie* zusammengefasst. Die Mikroangiopathie kann die Ursache für die verschiedenen Formen von Nierenerkrankungen bei Diabetikern sein. Die *Nephropathie* kann bis zum Nierenversagen fortschreiten, sodass therapeutische Verfahren wie Dialyse und Transplantation notwendig werden können (*Petrides* et al. 1983, E 54/E 55; *Sauer* 1984, 255; *Kuhlmann* 1984, 430).

> In der Therapie der diabetischen Mikroangiopathie sind die Stoffwechselnormalisierung und das Vermeiden von weiteren Risikofaktoren die Basistherapie. Es müssen aber häufig auch andere spezielle medizinisch-therapeutische Maßnahmen ergriffen werden (vgl. *Janka* et al. 1984, 420).

Diabetischer Fuß

Unter diesem Begriff werden Erkrankungen an den Füßen und Zehen (Abb. 9) des Diabe-

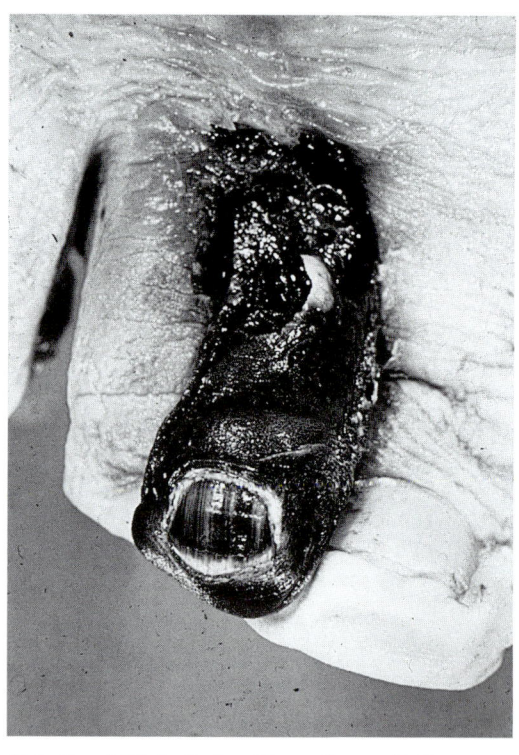

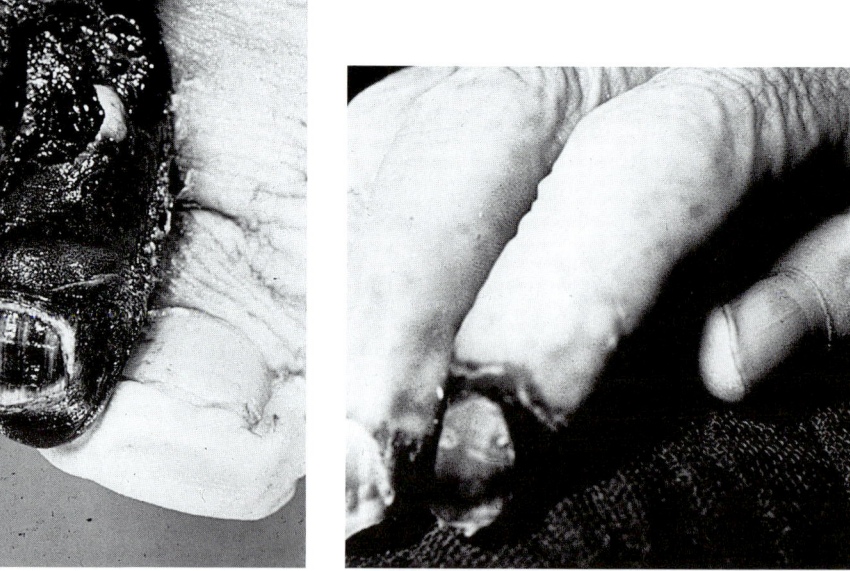

Abb. 9   **a) Diabetisches Gangrän am Fuß**   **b) Diabetisches Gangrän am Finger**

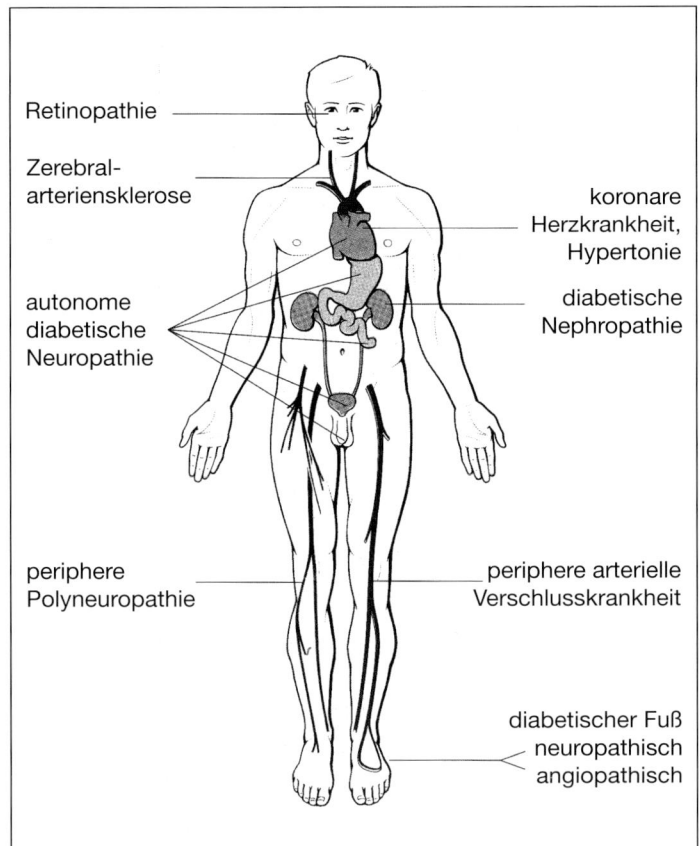

Retinopathie

Zerebral-
arteriensklerose

autonome
diabetische
Neuropathie

periphere
Polyneuropathie

koronare
Herzkrankheit,
Hypertonie

diabetische
Nephropathie

periphere arterielle
Verschlusskrankheit

diabetischer Fuß
neuropathisch
angiopathisch

**Abb. 10 Das diabetische Spät-
syndrom (*Wahl* 1999, 939)**

tikers zusammengefasst, die sich als Gangrän[1] oder Ulkus[2] manifestieren. Die Ursache ist eine Kombination aus diabetischer Makroangiopathie, Mikroangiopathie und Neuropathie. Häufig sind geringfügige Verletzungen an den Füßen der auslösende Faktor. Aufgrund des fehlenden Schmerzes werden diese Verletzungen nicht bemerkt und können wegen der Durchblutungsstörungen fortschreiten und nur schlecht abheilen. Wegen dieser Gefahr sollte der Diabetiker seine Füße regelmäßig inspizieren und pflegen (vgl. *Standl* et al. 1999, 481 ff, *Wahl* 1999, 943 f).

In diesem Zusammenhang muss beachtet werden, dass es bei manchen Patienten im Rahmen der chronischen Erkrankung zu behandlungsbedürftigen psychosomatischen Komplikationen kommen kann. Neben manifesten Essstörungen können unter anderem auch ausgeprägte Depressionen auftreten, die an das Eintreten einzelner Spätfolgen (z. B. diabetische Retinopathie) gekoppelt sein können (vgl. *Rose* et al. 1997, 9).

Abbildung 10 zeigt das diabetische Spätsyndrom, als Folge des chronischen Insulinmangels, im Überblick. Nur die kontinuierliche gute Stoffwechseleinstellung (siehe unter Therapie) ermöglicht, diese Folgeschäden zu vermeiden.

---

[1] Gangrän = durch Minderdurchblutung oder mechanische oder thermische Schädigung hervorgerufener Gewebeuntergang mit Gewebserweichung, Schrumpfung, Vertrocknung und Schwarzfärbung.
[2] Ulkus = Geschwür

7. Therapie der Zuckerkrankheit

Seit der Erfindung des Insulins 1921 durch *Banting* und *Best* und der ersten erfolgreichen Anwendung des Insulins 1922 an einem 4-jährigen Jungen stellen die Diät, das Insulin und körperliche Aktivität die drei Grundprinzipien der Diabetesbehandlung dar. Der Diabetologe *Elliot Joslin* entwickelte diese drei Prinzipien, die keineswegs statische Therapiesäulen darstellen, sondern die gegeneinander ausbalanciert und aufeinander abgestimmt werden müssen, um das Ziel der Therapie zu erreichen (vgl. *Standl* 1984, 31; *Berger* 1985, 46).

Kurzfristig besteht das Ziel der Diabetestherapie in der Bekämpfung der akuten Stoffwechselentgleisung und der Verhinderung des Coma diabeticum.
Langfristig liegt das Hauptziel darin, eine Normoglykämie zur Verhinderung des diabetischen Spätsyndroms bei größtmöglicher Flexibilität der Lebensführung des Patienten zu erreichen (vgl. *Berger* 1983, 3).

Dass das therapeutische Optimum, das Freibleiben von diabetischen Folgeschäden über viele Jahrzehnte bei voller körperlicher Leistungsfähigkeit, nur selten erreicht wird, liegt zum einen an der Erkrankung selbst, zum anderen aber an einer ungenügenden Mitarbeit des Patienten und an seiner mangelhaften Schulung durch die Ärzte (vgl. *Petrides* et al. 1983, E 57). In der Diabetestherapie bezieht man den Patienten immer mehr in seine

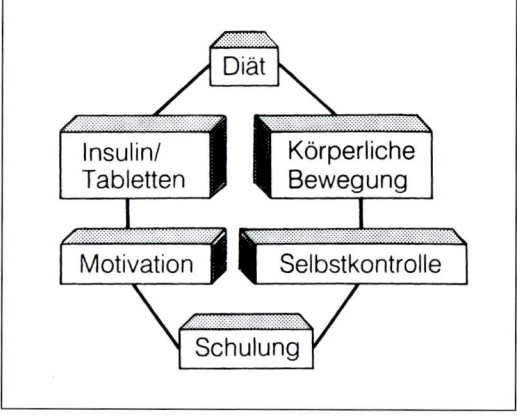

Abb. 11   Aktuelles Konzept zur Behandlung der Zuckerkrankheit (*Bergis* 1984, 40)

eigene Behandlung mit ein, man versucht, ihn zu seinem eigenen Therapeuten zu machen, wodurch er freier und selbständiger wird. Dies bedeutet aber, dass der Patient geschult werden muss, um mit den drei Grundprinzipien umgehen zu können, und dass er motiviert werden muss, die erlernten und eingeübten Verfahren beizubehalten und unter Selbstkontrolle dauerhaft fortzuführen. Für die Diabetesbehandlung ergibt sich deshalb heute ein erweitertes Konzept, das in Abbildung 11 dargestellt ist (vgl. *Standl* 1984, 39/40; *Berger* 1985, 43; *Wahl* 1999, 944).

Diätbehandlung

Die Diät ist – egal ob mit oder ohne zusätzliche medikamentöse Therapie – die Grundlage aller Behandlungsformen der Zuckerkrankheit. Dies wird verständlich, wenn man sich vor Augen hält, dass mehr als ein Drittel aller Typ-II-Diabetiker mit Diät allein gut eingestellt werden kann. Deshalb beginnt die Therapie des meist übergewichtigen Typ-II-Diabetikers grundsätzlich mit einer Ernährungsumstellung und – wenn möglich – mit körperlicher Aktivierung. Hinsichtlich der Höhe der Energiezufuhr und der Zusammensetzung des Nährstoff-, Vitamin- und Mineralstoffangebots gelten für Zuckerkranke in der Regel gleichartige Bedingungen wie für Stoffwechselgesunde (vgl. *Mehnert* 1984, 165; *Petrides* et al. 1983, E 58). Die verschiedenen Nährstoffe – Kohlenhydrate, Fette und Eiweiß – sollten zu folgenden Anteilen in der Gesamtkost vertreten sein:

- 45–50 % Kohlenhydrate
- 30–35 % Fette
- 15–20 % Eiweiß

(*Mehnert* 1984, 165/166; *Jahnke* 1990, 34; *Jaursch-Hanke* 2000, 205; *Sachse* 2000, 200).

> Die Kohlenhydrate werden meist nach Broteinheiten (BE) berechnet, wobei eine BE gleich 12 g Kohlenhydraten entspricht.

Die gesamte Energiezufuhr ist vom Arzt zu bestimmen und muss auf jeden Patienten individuell abgestimmt werden. Dabei müssen die Körpergröße, das Körpergewicht, das Lebensalter, das Geschlecht und die Arbeitsleistung (z.B. Beruf, Sport) berücksichtigt werden (vgl. *Mehnert* 1984, 169 und 180; *Sauer* 1984, 74–76).

> Für die Diabetesdiät gelten drei Grundsätze:
> 1. Kaloriengerechte Ernährung
> 2. Verteilung der täglichen Mahlzeiten
> 3. Vermeidung von Lebensmitteln, die größere Mengen von Rohr-, Trauben- oder Malzzucker enthalten.

Kaloriengerechte Ernährung bedeutet, dass Fettsüchtige eine unterkalorische, Untergewichtige eine überkalorische und Normalgewichtige eine solche Diät erhalten, die die Aufrechterhaltung des Normalgewichts garantiert.

Verteilung der täglichen Mahlzeiten beinhaltet, dass anstelle weniger grosser Mahlzeiten vom Zuckerkranken viele kleine Mahlzeiten – etwa 6–7 Mahlzeiten täglich – aufgenommen werden sollten. Der Sinn dieser Maßnahme besteht darin, dass Diabetiker, die über eine gewisse endogene[1] Insulinproduktion verfügen, ihre Bauchspeicheldrüse schonen sollten, indem sie die körpereigene Insulinproduktion mit häufigeren kleinen Mahlzeiten nicht überfordern. Insulinabhängige Typ-I-Diabetiker müssen die Nahrungszufuhr der Wirkungsweise ihres Insulins anpassen, sodass dem langsam in die Blutbahn aufgenommenen Fremdinsulin stets eine ausreichende Nahrungsmenge zur Verfügung steht. Große Mahlzeiten führen zu Blutzuckerspitzen, während das Auslassen von Mahlzeiten eine Unterzuckerung zur Folge hat. Für den gut geschulten Typ-I-Diabetiker, der mit der intensivierten Insulintherapie oder mit einer Insulinpumpe (vgl. S. 47 f) behandelt wird, sind auch weniger Mahlzeiten möglich. Dies gilt insbesondere bei der Anwendung der modernen kurzwirkenden Insulinarten, den so genannten Insulinanaloga, die eine größere Variabilität erlauben. Interessant ist in diesem Zusammenhang die Beobachtung an stoffwechselgesunden Menschen, bei denen infolge der Verteilung der Mahlzeiten auf viele kleine Portionen sowohl das Körpergewicht als auch die Serumcholesterinspiegel absanken. Dieses Phänomen konnte zwar noch nicht befriedigend erklärt werden, für den häufig übergewichtigen und hyperlipämischen Typ-II-Diabetiker sind diese Befunde aber ein weiterer Grund, die Kost auf mehrere kleine Mahlzeiten zu verteilen (vgl. *Mehnert* 1984, 181/182).

---

[1] Endogen = von innen kommend, hier: körpereigen

Der Grundsatz *Vermeidung von Lebensmitteln, die größere Mengen von Rohr-, Traubenoder Malzzucker enthalten*, fordert, dass Nahrungsmittel, welche die genannten Zucker in reiner Form enthalten, vermieden werden sollten, da diese zu schnell resorbiert werden und so zu Blutzuckerspitzen und Glukosurie[1] führen können. Der Wert eines Kohlenhydrats wird durch die unterschiedliche Resorptionsgeschwindigkeit bestimmt (vgl. *Mehnert* 1984, 179–183).

> Um einen Erfolg in der Diabetesbehandlung mit Hilfe der *Diät* zu erzielen, ist die Zusammenarbeit von Arzt und Patient von größter Bedeutung.

Die Deutsche Diabetes-Gesellschaft – Ausschuss Ernährung – gibt heute folgende Empfehlungen zur Diabetesdiät (*Jahnke* 1990, 34/35):

(1) Die *Diätbehandlung* ist ein wesentlicher und unverzichtbarer Bestandteil der *Diabetestherapie*. Eine effektive Diätbehandlung setzt eine fachkundige und praxisbezogene Diätberatung der Diabetiker voraus. Eine standardisierte, Typen-spezifische Diabetesdiät lässt sich nicht formulieren.

(2) *Aufgaben und Ziele der Diabetesdiät sind:*
– Eine individuell bedarfsgerechte, qualitativ vollwertige Ernährung, die eine ausreichende Zufuhr aller Nährstoffe sichert und den Regeln einer gesunden Ernährung folgt. Sie kommt insoweit auch den Familienangehörigen der Diabetiker zugute.
– Eine geregelte Ernährung, die durch zweckmäßige Auswahl und Zubereitung der Nahrungsmittel sowie Verteilung der Kost über den Tag dazu beiträgt, den Stoffwechsel der Diabetiker soweit wie möglich zu normalisieren, insbesondere

– durch eine kontrollierte Energiezufuhr, die jede Überernährung vermeidet,
– durch Korrektur und Vermeidung ernährungsabhängiger Störungen einer möglichst norm-nahen Blutglukose-Regulation (Prävention der diabetischen Mikroangiopathie)
– durch Korrektur und Vermeidung ernährungsabhängiger kardiovaskulärer Risikofaktoren (Prävention der diabetischen Makroangiopathie)
– durch Berücksichtigung individueller Lebens- und Ernährungsgewohnheiten im Rahmen notwendiger und vertretbarer diätetischer Maßnahmen (Förderung der diätetischen Adhärenz).

(3) *Gesamtenergiezufuhr*
Die kontrollierte Energiezufuhr ist das zentrale Problem der Diätbehandlung des Diabetes. Für diabetische Kinder und Jugendliche ist die Sicherung der Energiezufuhr, die den altersentsprechenden Wachstumsbedarf und Energieumsatz deckt, die unabdingbare Grundlage aller diätetischer Maßnahmen. Die Energiezufuhr erwachsener Diabetiker soll so bemessen sein, dass das individuell wünschenswerte Gewicht (Sollgewicht) erreicht und erhalten werden kann. Die wichtigste diätetische Maßnahme bei übergewichtigen Diabetikern ist die diätetische Gewichtsreduktion.

(4) *Nährstoff-Relation*
Bei unkompliziertem Diabetes wird eine Nährstoff-Relation von Kohlenhydraten : Fett : Eiweiß wie 50 : 35 : 15 (in Prozent der Gesamtenergiezufuhr) empfohlen. Dabei handelt es sich um Richtwerte, von denen im Einzelfall nach ärztlicher Indikation abgewichen werden kann.

(5) *Kohlenhydratzufuhr*
Die bei vielen Diabetikern noch immer verbreitete einseitige Restriktion der Kohlenhydratzufuhr hat schon lange keine Berechtigung mehr. Vor unkontrolliert hoher Kohlenhydratzufuhr muss andererseits gewarnt werden. Die Kohlenhydratzufuhr soll auf mehre-

---

[1] Glukosurie = Auftreten von Glukose (Zucker) im Harn

re (4–6, ggf. 7) Mahlzeiten über den Tag in Abstimmung mit den Wirkungsprofilen Blutglukose senkender Pharmaka und körperlicher Arbeit verteilt werden. Der sog. „glykämische Index" kohlenhydrathaltiger Nahrungsmittel hat sich in der praktischen Diätführung dem Nahrungsmittel-Austausch nach üblichen Kohlenhydrat-Austauschtabellen nicht als überlegen erwiesen. Bei der Berechnung der Kohlenhydratzufuhr soll den Werten repräsentativer Nährwert-Tabellen, die verdauliche, blutglukosewirksame Kohlenhydrate und nichtverdauliche nicht blutglukosewirksame Ballaststoffe differenziert angeben, der Vorzug eingeräumt werden.

Die Höhe des Blutzuckeranstiegs kann nach der Zufuhr einer bestimmten Menge von Kohlenhydraten unterschiedlich sein und ist abhängig vom Fett- und Eiweißgehalt, vom Faser- und Ballaststoffgehalt der Mahlzeit, von der Art des kohlenhydrathaltigen Produkts und von zusätzlichen individuellen Faktoren. Aus diesem Grunde sind die Kohlenhydrate in Gruppen eingeteilt, denen untereinander austauschbare Nahrungsmittel zugeordnet sind; zwischen den Gruppen sollte möglichst wenig ausgetauscht werden:
Gruppe A: Brot, Kartoffeln, Reis, Nudeln usw.,
Gruppe B: Milch und milchhaltige Produkte,
Gruppe C: Obst und anzurechnendes Gemüse (Karotten, Erbsen, Schwarzwurzeln, Zucker, Mais),
Gruppe D: Zuckeraustauschstoffe (z. B. Diabetikermarmelade) (*Jaursch-Hanke* 2000, 205 f).

(6) *Saccharose, Süßungsmittel*
Diabetikern soll prinzipiell geraten werden, Zusätze von Saccharose (Haushaltszucker) und den Verzehr niedermolekularer Zucker vergleichbarer Art zu meiden. Dies schließt andere Regelungen in Einzelfällen mit ärztlichem Einverständnis nicht aus. Gegen die Verwendung von Zuckeraustauschstoffen bzw. Süßstoffen bestehen bei Beachtung ihrer speziellen Eigenschaften und Verwendung üblicher Mengen keine Bedenken.

(7) *Ballaststoffe*
Nach dem Stand gegenwärtiger Kenntnisse und Erfahrungen ist es nicht möglich, eine definierte, metabolisch wirksame minimale oder optimale und individuell tolerable Höhe der täglichen Zufuhr von Ballaststoffen begründet zu empfehlen. Diabetikern wird aber zu regelmäßigem Verzehr ballaststoffreicher Nahrungsmittel (Obst, Gemüse, vor allem Hülsenfrüchte, Vollkornprodukte) geraten.

(8) *Fettzufuhr*
Die hohe Zufuhr vorwiegend gesättigter Fette, die die Diät vieler Diabetiker nach wie vor bestimmt, gibt zu erheblichen Bedenken im Hinblick auf ihr erhöhtes kardiovaskuläres Risiko Anlass. Diabetikern wird nachdrücklich eine fettreduzierte (s. o.), fettmodifizierte Diabetesdiät empfohlen. Bei unerwünscht hohen Cholesterin- und/oder Triglyzeridwerten im Serum sind spezielle lipidsenkende Diätmaßnahmen erforderlich.

(9) *Eiweißzufuhr*
Diabetikern wird empfohlen, den Eiweißverzehr auf ein vertretbares Maß (s. o.) zu begrenzen, da ein überhöhter Eiweißverzehr die Aufnahme gesättigter Fettsäuren fördert und zudem das Risiko der diabetischen Nephropathie erhöht.

(10) *Kochsalz*
Diabetikern wird empfohlen, die tägliche Kochsalzzufuhr auf 7 g/Tag zu beshränken, da Kochsalz die Neigung der Diabetiker zu Bluthochdruck begünstigt. Bei persistierendem Hochdruck soll die Kochsalzzufuhr noch weiter, bis auf 3 g/Tag, gesenkt werden.

(11) *Alkohol*
Übergewichtigen Diabetikern und Diabetikern mit erhöhten Triglyzeridwerten i. S. wird nachdrücklich empfohlen, auf Alkoholkonsum ganz zu verzichten. Allen übrigen Diabetikern wird empfohlen, Alkohol – wenn über-

haupt – nur gelegentlich und in mäßigen Mengen und immer in Verbindung mit kohlenhydrathaltigen Mahlzeiten zu genießen, um mögliche alkoholinduzierte Hypoglykämien zu vermeiden.

(12) *Diätetische Lebensmittel*
Diätetische Lebensmittelprodukte sind kein notwendiger Bestandteil der Diabetesdiät. Unter bestimmten Voraussetzungen können sie die individuelle Diätführung aber erleichtern, sofern es sich nicht um diätetische Lebensmittel mit unerwünscht hohem Energie- und/oder Fettgehalt handelt.

Behandlung mit blutzuckersenkenden Medikamenten

Behandlung mit oralen Antidiabetika

Kann mit Diät allein keine befriedigende Stoffwechseleinstellung erreicht werden, so kommt zur Diätbehandlung die Behandlung mit oralen[1] Antidiabetika hinzu. Diese Therapieform ist jedoch nur bei der Form des Typ-II-Diabetes möglich, bei dem noch eine endogene Insulinproduktion vorliegt. Bei den oralen Antidiabetika sind heute fünf verschiedene Medikamentengruppen zu unterscheiden:
– Biguanide (Metformin)
– Alphaglucosidasehemmer (Acarbose, Miglitol)
– Glitazone (so genannte Insulin-Sensitizer, u. a. Pioglitazon, Rosiglitazon)
– Sulfonylharnstoffe (Glibenclamid, Glimepirid)
– Glinide (Repaglinid, Nateglinid)

Nachdem die *Biguanide* früher nahezu nicht zur Anwendung kamen, zählen sie heute bei übergewichtigen Typ-II-Diabetikern unter Beachtung möglicher Kontraindikationen

zum Mittel der ersten Wahl, wenn Diät und körperliche Aktivität nicht ausreichend sind. Ihre Wirkung beruht auf einer Hemmung der Gluconeogenese in der Leber, Hemmung der Fettsäureoxidation in der Muskulatur, Verstärkung der Glukoseaufnahme in der Muskulatur – damit Reduktion der Insulinresistenz –, Verzögerung der Kohlenhydratresorption im Darm sowie auf einem appetitsenkenden Effekt. Es wird deutlich, dass die Biguanide an mehreren Stellen in den Teufelskreis der Pathogenese des Typ-II-Diabetes, insbesondere am zentralen Problem der Insulinresistenz, eingreifen (vgl. S. 23 ff).

Alphaglucosidasehemmer wirken primär im Dünndarm. Sie hemmen ein bestimmtes Enzym, nämlich die im Darm befindlichen Glukosidasen. Diese haben die Aufgabe, die Kohlenhydrate im Darm in einzelne Glukosemoleküle aufzuspalten, damit diese dann in das Blut aufgenommen werden können. Durch die Hemmung dieser Enzyme im Darm werden die Kohlenhydrate verzögert ins Blut aufgenommen, sodass der Blutzucker nur langsam ansteigt.

Glitazone sind so genannte Insulin-Sensitizer und nun auch in Deutschland zugelassen. Sie wirken auf Rezeptoren an der Muskel-, Fett- und Leberzelle, verbessern die Insulinempfindlichkeit und hemmen die Lipolyse und die Gluconeogenese. Dies führt zu einer vermehrten Aufnahme der Glukose in die Zellen und zu einem Sinken der Nüchternblutzuckerspiegel. Auf den Fettstoffwechsel wirken sie mit einer Erhöhung des HDL-Cholesterins und je nach Substanz mit einer Zunahme oder Abnahme des LDL-Cholesterins. Damit greift diese Medikamentengruppe ebenfalls an der Ursache des Typ-II-Diabetes, der Insulinresistenz, an und hat positive Wirkungen auf die Fettstoffwechselstörung im Rahmen des metabolischen Syndroms.

Sulfonylharnstoffe sind die zur Zeit noch am häufigsten eingesetzten Medikamente in der Behandlung des Typ-I-Diabetes, jedoch oft

---

[1] Oral = durch den Mund

mit einer falschen Indikation. Der blut-zuckersenkende Effekt beruht vor allem auf einer Stimulierung der Insulinsekretion aus den B-Zellen. Damit wird deutlich, dass diese Medikamente nur beim Typ-II-Diabetiker mit noch vorhandener Insulin-Eigensekretion sinnvoll sind. Sie führen zu einer Zunahme der bereits bestehenden Hyperinsulinämie. Dadurch wird zwar der Blutzucker gesenkt, das metabolische Syndrom jedoch verschlimmert. Der Teufelskreis der Pathogenese des Typ-II-Diabetes und des metabolischen Syndroms wird verstärkt und die primäre Ursache, die Insulinresistenz, nimmt zu (vgl. S. 23 ff). Aus diesen Gründen sollten die Sulfonylharnstoffe erst nach Ausschöpfung aller Ernährungsmaßnahmen und nach der Gabe von Biguaniden und/oder Alphaglukosidasehemmern bzw. Glitazonen zum Einsatz kommen.

Glinide führen zu einer kurzfristigen Insulinsekretion aus den B-Zellen und haben damit eine ähnliche, jedoch kürzere Wirkung wie die Sulfonylharnstoffe. Für den therapeutischen Einsatz gilt das Gleiche wie für die Sulfonylharnstoffe (vgl. *Herold* 2000, 568 f; *Sachse* 2000, 200 ff; *Vetter*, 2001, 185 f; *Wahl* 1999, 946 f).

Behandlung mit Insulin

Die Behandlung des Diabetes mellitus mit Insulin wird zur Notwendigkeit, wenn die endogene Insulinproduktion nachlässt und Insulin nicht mehr in ausreichender Menge für die Aufrechterhaltung des Stoffwechselgleichgewichts zur Verfügung steht (vgl. *Schulz* et al. 1984, 251).

Die Insulintherapie ist indiziert bei:
– Typ-I-Diabetikern immer,
– Ketoazidose und Coma diabeticum,
– Typ-II-Diabetikern, die auf orale Antidiabetika und Diät nicht mehr ansprechen bzw.

nicht ausreichend gut eingestellt werden können,
– Schwangeren mit Schwangerschaftsdiabetes, bei denen der Stoffwechsel mit Diät allein nicht eingestellt werden kann (vgl. *Herold* 2000, 571 f; *Jaursch-Hanke* 2000, 206; *Sachse* 2000, 202; *Wahl* 1999, 947 f).

Zur Diabetesbehandlung steht eine Vielzahl von Insulinzubereitungen zur Verfügung, die sich hinsichtlich Resorptionsgeschwindigkeit, Wirkungseintritt und Wirkungsdauer unterscheiden. Man kann zwischen kurzwirkenden Insulinen, Verzögerungsinsulinen und Mischinsulinen unterscheiden, die heute nahezu ausnahmslos als Humaninsuline zur Anwendung kommen. Weltweit beträgt der Anteil tierischer Insulinarten (Schweine- oder Rinderinsulin) nur noch 5 %.

Zu den *kurzwirkenden Insulinen* gehören die Normalinsuline (= Altinsuline) mit einem Wirkungseintritt nach 15–30 Minuten, einem Wirkungsmaximum nach 1–2 Stunden und einer Wirkungsdauer von maximal 6–8 Stunden. Neu zu dieser Gruppe gehören die so genannten Insulinanaloga, bei denen durch Umstellung einzelner Aminosäuren eine raschere subkutane Resorption und damit eine schnellere Insulinwirkung (sofortiger Wirkungseintritt), ein Wirkungsmaximum nach 0,5–1,5 Stunden und eine sehr kurze Wirkdauer (2–5 Stunden) eintritt.

Die *Verzögerungsinsuline* (sog. Intermediärinsuline und Langzeitinsuline) zeigen je nach Präparat ihren Wirkungseintritt nach 1–4 Stunden, ihre maximale Wirkung nach 4–12/16 Stunden und eine Wirkungsdauer bis zu 22 Stunden, bei modernen Langzeitinsulinen bis zu 36 Stunden. Sie dienen zur Abdeckung des basalen Insulinbedarfs (siehe unten).

Die *Mischinsuline* bestehen aus einer festen Mischung aus Normalinsulin und Intermediärinsulin und stehen in verschiedenen Mischungsverhältnissen (z.B. 10/90, 20/80, 30/70 etc.) zur Verfügung. Sie kommen bei der

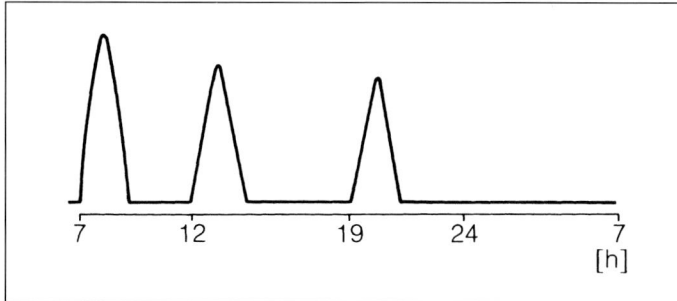

Abb. 12   Insulinspiegel im Blut beim Stoffwechselgesunden: Durch rechtzeitige zusätzliche Insulinsekretion bei Nahrungsaufnahme kann der Blutzuckerspiegel im Normalbereich gehalten werden (*Berger* et al. 1983, 62).

so genannten konventionellen Insulintherapie (siehe unten) zur Anwendung (vgl. *Herold* 2000, 571 f; *Jaursch-Hanke* 2000, 205 ff; *Wahl* 1999, 947 f).

Physiologischerweise wird das Insulin entsprechend der Nahrungsaufnahme in die Pfortader freigesetzt und gelangt dann unmittelbar zur Leber und von dort aus über den großen Kreislauf in die Peripherie. Auch im Nüchternzustand und über Nacht findet eine Basalsekretion von Insulin statt, sodass sich immer, wenn auch nur in geringen Mengen, Insulin im Blut befindet (vgl. Abb. 12).
Anders verhält sich der Insulinspiegel beim Diabetiker, der mit Insulin behandelt wird. Das Insulin wird unter die Haut gespritzt; aus diesem subkutanen[1] Depot gelangt es mit Verzögerung in die Blutbahn und an den Hauptwirkungsort, die Leber. Danach ist der Insulinspiegel noch lange (4–5 Stunden und länger) unphysiologisch erhöht.
Diese prinzipielle Unvollkommenheit der subkutanen Insulinsubstitution ist der Grund für die Notwendigkeit, dass insulinbehandelte Diabetiker ihre Lebensgewohnheiten dem Wirkungsablauf des applizierten Insulins anpassen müssen (vgl. *Berger* 1983, 60/61). In der Insulintherapie gibt es eine Vielzahl von „Strategien". Es gilt als erstrebenswertes Ziel, die physiologische Insulinämie[2] des Gesunden beim Diabetiker mit dem subkutan gespritzten Insulin nachzuahmen.

Bei der *konventionellen Insulintherapie* verwendet man fast ausschließlich Verzögerungsinsuline (vor allem Intermediärinsuline) oder Mischinsuline. Dies ermöglicht dem Patienten eine Reduzierung der Injektionen auf 1–2 pro Tag, führt aber zu einem starren Hyperinsulinismus, wodurch Hypoglykämien häufiger auftreten und die Menge und der Zeitpunkt der einzunehmenden Mahlzeiten kaum variiert werden kann. Der Zeitpunkt der Insulininjektion fixiert die nachfolgende Nahrungsaufnahme für den gesamten Tagesverlauf und erzwingt somit eine starre, unflexible Diätvorschrift. Das Ziel, die physiologische Insulinämie des Stoffwechselgesunden zu imitieren, kann mit dieser Strategie kaum erreicht werden (vgl. *Berger* et al. 1983, 65; *Standl* 1984, 32/33; *Waldhäusl* 1987, 587). Abbildung 13 zeigt den starren Hyperinsulinismus deutlich.
Demgegenüber steht heute die so genannte „intensivierte konventionelle Therapie" (ICT), die auch als funktionelle Insulintherapie oder als Basis/Bolus-Insulinkonzept[3] bezeichnet wird und sich immer stärker – insbesondere bei jungen Diabetikern – durchsetzt. Unter den Therapiemodellen haben sich sowohl Dreifach- als auch Vierfachinjektionsmodelle bewährt. Dabei kommt es darauf an, dass ein

---

[1] Subkutan = unter der Haut befindlich
[2] Insulinämie = Insulinspiegel im Blut

[3] Basalinsulin = Insulin, das eingesetzt wird, um die Basalsekretion des Stoffwechselgesunden nachzuahmen. Hierbei werden Verzögerungsinsuline (Intermediär- oder Langzeitinsuline) verwendet.
Bolusinsulin = Insulin, das kurzfristig, mahlzeitenabhängig verabreicht und schnell wirksam wird. Hierbei werden Normalinsuline oder Insulinanaloga verwendet.

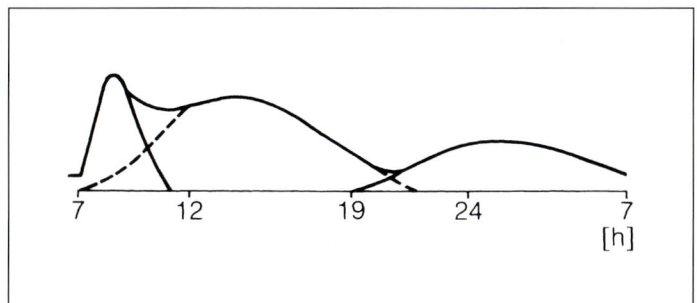

Abb. 13 Insulinämie bei Injektion einer Mischung aus Verzögerungsinsulin und kurzwirkendem Insulin morgens und Verzögerungsinsulin allein abends (Berger et al. 1983, 65)

Verzögerungsinsulin (etwa 50 % des gesamten Insulinbedarfs) eine Langzeitwirkung entfaltet und mahlzeitenabhängig schnellwirksame Insuline (Normalinsulin oder Insulinanaloga) verabfolgt werden. Die Vorteile der Insulinanaloga gegenüber dem Normalinsulin liegen im Wegfall des Spritz-Ess-Abstandes, der geringeren Unterzuckerungsgefahr, dem möglichen Verzicht auf Zwischenmahlzeiten und einer besseren Trennung der basalen und mahlzeitenangepassten Insulinversorgung. Beispiel einer möglichen Therapieform, zu der sich gerade junge Diabetiker immer häufiger entscheiden: Injektion von kurzwirkendem Insulin vor den Hauptmahlzeiten (also 3-mal täglich) und Injektion von Verzögerungsinsulin als Ersatz des basalen Insulinspiegels 2-mal täglich. Für den Patienten bedeutet dies 3–4 Injektionen pro Tag, was auf den ersten Blick abschreckend aussehen mag, aber letztlich für den Patienten einen Gewinn an Lebensqualität darstellt. Abbildung 14 zeigt die Insulinämie bei dieser Behandlungsstrategie. Sie kommt dem Insulinspiegel im Blut des Stoffwechselgesunden (vgl. Abb. 12) sehr nahe.

Der Vorteil einer derartig optimierten Insulintherapie liegt darin, dass, wenn der basale, ohne Nahrungszufuhr erforderliche Insulinbedarf abgedeckt ist, der Patient die zeitliche Verteilung der Nahrungsaufnahme und der zusätzlich erforderlichen Insulininjektion frei wählen kann. Wesentlich ist, dass die therapeutischen Maßnahmen jederzeit entsprechend den persönlichen, beruflichen und gesundheitlichen Umständen gestaltet werden

können und nicht die Lebensumstände des Patienten an die Erfordernisse der Therapie angepasst werden müssen (vgl. *Berger* et al. 1983, 60-66; *Herold* 2000, 572; *Jaursch-Hanke* 2000, 206; *Wahl* 1999, 948 ff; *Waldhäusl* 1987, 591).

> Als Grundsatz für die Insulintherapie gilt:
> Je häufiger injiziert wird, desto leichter lässt sich die Insulinbehandlung an die Erfordernisse anpassen (vgl. *Berger* et al. 1983, 63).

Die Verwendung von *Insulininfusionsapparaten* kommt der physiologischen Insulinämie noch näher – besonders was die Gleichmässigkeit der Substitution des basalen Insulinspiegels betrifft – und kann heute bereits als Routinetherapie betrachtet werden. Die Behandlung mit kleinen tragbaren subkutanen Insulinpumpen ermöglicht, dass dem Körper nach einem einzustellenden Programm kontinuierlich Insulin zugeführt wird. Die Geräte infundieren[1] Normalinsulin oder Insulinanaloga in Form der Basalrate kontinuierlich über den gesamten Tagesverlauf; zu den Mahlzeiten kann vom Patient eine variable Menge Insulin (manuelle Abrufdosis = Zusatzrate) abgerufen werden. Für die Insulinpumpenbehandlung muss der Patient eine

---

[1] Infundieren = „hineingießen", hier: Abgabe von Insulin in den Körper

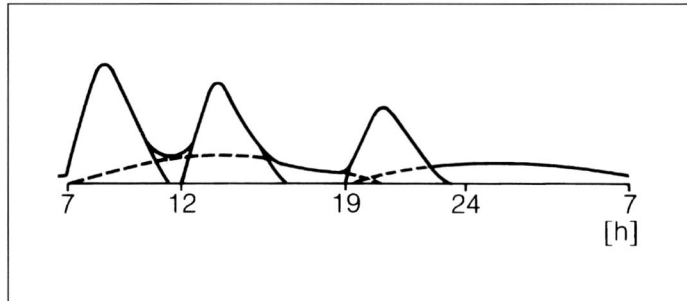

Abb. 14   Insulinämie bei Behandlung mit kurzwirkendem Insulin 3-mal täglich präprandial und 2-mal täglich Verzögerungsinsulin (*Berger* et al. 1983, 62)

große Kooperationsbereitschaft haben, er muss das Tragen der Insulinpumpe in Kauf nehmen und bereit sein, mehrmals täglich Blutzuckerselbstkontrollen durchzuführen (dies gilt auch für die ICT). Mit der Insulinpumpenbehandlung können Blutglukosespiegel bis nahezu in den normoglykämischen Bereich erreicht werden (vgl. *Berger* 1983, 118/119). Von einigen Ausnahmen abgesehen (z. B. Wassersportarten), können die Geräte ohne Komplikationen auch beim Sport getragen werden.

Abbildung 15 zeigt die Insulinämie bei der Behandlung mit einer Insulinpumpe. Die Insulinämie des Stoffwechselgesunden wird mit dieser Therapieform am besten imitiert (vgl. auch Abb. 12, S. 48). Die moderne Insulinbehandlung richtet sich nach den individuellen Bedürfnissen des Patienten mit dem Ziel einer normoglykämischen Stoffwechseleinstellung. Welche Behandlungsstrategie, die auf jeden Patienten individuell abgestimmt sein muss, letztlich angewendet wird, kann natürlich nur der Arzt bestimmen (vgl. *Berger* et al. 1983, 60-66; *Jaursch-Hanke* 2000, 206 f).

Kriterien zur Beurteilung der Diabeteseinstellung

Zu Beginn dieses Kapitels wurde bereits betont, dass das Hauptziel der Diabetestherapie darin besteht, eine Normoglykämie[1] zu erreichen. Man spricht beim Diabetiker von einem gut eingestellten Stoffwechsel, wenn die Blutzuckerwerte annähernd normal sind, keine Harnzuckerausscheidung vorliegt und der Patient normale Blutfettwerte und ein ideales Körpergewicht aufweist (vgl. *Mehnert* 1979, 20). Die Kriterien für eine gute Diabeteseinstellung gelten heute für Typ-I- und Typ-II-Diabetiker gleichermaßen:

– Nüchternblutzucker: 90 – 120 mg/dl
– Blutzucker 1–2 Stunden postprandial[2]:   130 – 160 mg/dl
– Blutzucker vor dem Schlafengehen: 110 – 140 mg/dl
– HbA1c 4,3 % bis 6,1 % (abhängig von der Labormethode)
– Urin: glukosefrei und azetonfrei
(vgl. *Herold* 2000, 574 f; *Jaursch-Hancke* 2000, 205; *Standl* et al. 1999, 103 ff).

Bei dem Parameter HbA1c handelt es sich um eine Komponente des Hämoglobins, das als glykosyliertes Hämoglobin bezeichnet wird. Erhöhte Blutzuckerwerte führen zu einer pathologischen Verstärkung der Glykosylierung des Hämoglobins. Die Bestimmung des HbA1c in Prozent des Gesamthämoglobins ermöglicht die Beurteilung der Langzeitqualität der Glukosestoffwechseleinstellung beim Diabetes über einen Zeitraum von 8–10 Wochen; normalerweise sind 4–6 % des Hämoglobins glykosyliert. Eine verstärkte Glykosylierung bewirkt eine Funktionsstörung des Hämoglobins: So ist die Sauerstoff-Bindungs-Kurve verschoben, die Sauerstoffab-

---

[1]Normoglykämie = normale Blutzuckerspiegel

[2] nach der Mahlzeit

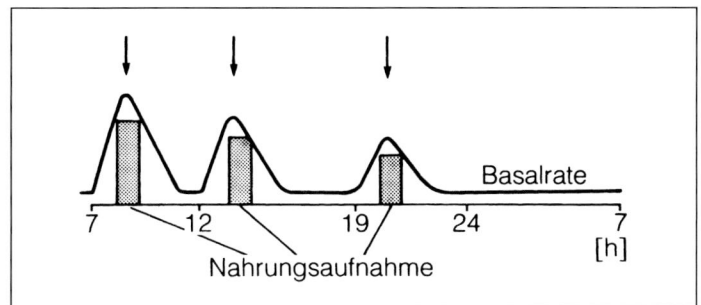

Abb. 15 Insulinämie bei der Behandlung mit einer Insulin-pumpe: Basalrate und Alt-Insulin-Bolus vor jeder Haupt-mahlzeit (*Bergis* 1984, 46)

gabe an das periphere Gewebe ist erschwert und die Kapazität des Eiweißkörpers zum Gastransport ist eingeschränkt (vgl. *Berger* et al. 1983, 17/18; *Siede/Förster* 1984, 84/85). Die größte Langzeitstudie an Typ-II-Diabetikern in England, die 1998 ausgewertete und über etwa 20 Jahre durchgeführte UKPD-Studie[1], konnte folgende Zusammenhänge aufzeigen:
Eine Verminderung des HbA1c um 1 % führt zu
– einer Verminderung des Risikos für diabetesbezogene Komplikationen von 21 %,
– einer Verminderung der diabetesbezogenen Todesfälle von 25 %,
– einer Verminderung der Gesamtsterblichkeit von 17 %,
– einer Verminderung des Risikos, einen Herzinfarkt zu erleiden, um 18 %,
– einer Verminderung des Risikos für Schlaganfälle von 15 % und
– einer Verminderung des Risikos von Folgekrankheiten an Auge und Niere um 35 %.

Diese Zusammenhänge zeigen zum einen die große Bedeutung der Stoffwechselnormalisierung hin zur Normoglykämie – was für den Typ-I- und den Typ-II-Diabetiker gilt, und zum anderen die Bedeutung des HbA1c-Wertes als Langzeitparameter in der Bewertung

der Stoffwechseleinstellung (*Lueg* et al. 1999, 3 f; *Standl* et al. 1999, IV f).
Die folgende Tabelle 4 (S. 52) zeigt die mittleren Blutzuckerwerte in Abhängigkeit vom HbA1c-Wert.

Behandlung mit körperlicher Aktivität

In der Therapie des Diabetes mellitus ist die Muskelarbeit seit Jahrhunderten als ein probates Mittel anerkannt. Bereits im 6. Jahrhundert vor Christus wurde von dem indischen Arzt Sushruta körperliche Aktivität bei bestimmten Formen der Zuckerkrankheit empfohlen. In der ersten Hälfte dieses Jahrhunderts haben besonders *Katsch* und *Joslin* die therapeutische Bedeutung der Muskelarbeit bei Diabetes mellitus betont. Doch erst in den letzten Jahren wurde die Erforschung der physiologischen Grundlagen der therapeutischen Anwendung der Muskelarbeit bei Diabetes mellitus forciert.
Durch Muskelarbeit kann es unter bestimmten Bedingungen zu einer Steigerung der Glukoseutilisation der Skelettmuskulatur und dadurch zur Senkung erhöhter Blutzuckerspiegel kommen. Auch die Verminderung des Arteriosklerosenrisikos durch körperliches Training wird diskutiert, was für den Diabetiker hinsichtlich seiner Gefährdung für Makroangiopathien von großer Bedeutung sein könnte. Dass die Ausübung von Sport soziale Kontakte schaffen, die psychosoziale Situation verbessern und Lebensfreude wecken kann, sind

---

[1] UKPD-Studie = „United Kingdom Prospective Diabetes" Studie – größte und aktuellste Studie zum Typ-II-Diabetes. Die Studie wurde über 20 Jahre geführt, um herauszufinden, wie Diabetiker ihre Gesundheit möglichst lange erhalten und Folgeerkrankungen vermieden werden können. Dabei wurden die entsprechenden Behandlungsverfahren und Medikamente mitberücksichtigt.

HbA1c (%)	5	6	7	8	9	10	11	12	13
mittl. BZ (mg/dl)	80	114	147	180	214	247	280	314	347

Tab. 4   HbA1c-Wert und die entsprechenden mittleren Blutzuckerwerte (BZ) in den letzten 8–10 Wochen als Gütekriterium der Stoffwechseleinstellung

weitere positive Aspekte. Doch neben diesen positiven Effekten können auch Komplikationen und Nebenwirkungen auftreten (z.B. Stoffwechslentgleisungen). Soll körperliche Aktivität als ein Therapeutikum in der behandlung des Diabetes eingesetzt werden, so sind die günstigen Auswirkungen gegen mögliche Gefahren abzuwägen (vgl. *Berger* et al. 1978, 439; *Berger/Berchtold* 1980, 91).

Die Frage, welchen Stellenwert die körperliche Aktivität als ein Therapeutikum in der Behandlung von Typ-I- und Typ-II-Diabetikern heute einnimmt, und andere in diesem Zusammenhang auftretende Fragen werden auf Seite 105ff besprochen.

Behandlung mit Hilfe von Schulung, Selbstkontrolle und Motivation des Patienten

Zu Beginn dieses Kapitels (s. S. 42) wurde bereits angesprochen, dass man in der modernen Diabetologie versucht, den Patienten zu seinem eigenen Therapeuten zu machen. In diesem Zusammenhang stellt *Berger* (1983, 61) fest:

> Die legenslange Behandlung des Diabetikers mit Insulin kann nur dann erfolgreich durchgeführt werden, wenn der Patient selbst den größten Teil der Behandlung in eigener Verantwortung durchführt. Dies setzt eine umfassende Information des Diabetikers über seine Erkrankung und deren Behandlung voraus.

Die Schulung des Patienten nimmt damit in der Behandlung des Diabetes einen hohen Stellenwert ein; sie sollte folgende Lernziele beinhalten: das Wesen des Diabetes; das Ziel und die verschiedenen Möglichkeiten der Behandlung wie Diät, blutzuckersenkende Medikamente, körperliche Aktivität; bei Insulinbehandlung die Injektionstechnik und Dosisanpassung; Beurteilung der Stoffwechsellage durch Selbstkontrolle; die Hypoglykämie; die Ketoazidose; das Coma diabeticum; das diabetische Spätsyndrom; Verhalten in besonderen Situationen (Reise, Urlaub, Erkrankung, Sport); Fuß- und Körperpflege; Schwangerschaft, Vererbung und psychosoziale Probleme wie Beruf, Autofahren, Versicherung (vgl. *Jaursch-Hancke* 2000, 205; *Petrides* et al. 1983, E 92; *Sauer* 1984, 373/374).

Die Selbstkontrolle des Stoffwechsels durch den Patienten und seine Fähigkeit zur Beurteilung der gewonnenen Ergebnisse gewinnen immer größere Bedeutung. Folgende Parameter kommen für die Stoffwechselselbstkontrolle in Betracht: das Körpergewicht, der Gehalt an Glukose und Azeton im Urin, die Höhe des Blutzuckers. Gerade für den insulinpflichtigen Typ-I-Diabetiker ist die Selbstkontrolle (Blut- und Harnzucker) von immenser Wichtigkeit, da er aufgrund der gewonnenen Ergebnisse seine Insulindosis an den Bedarf anpassen und so seine Stoffwechseleinstellung verbessern kann.

Da es sich beim Diabetes mellitus um eine chronische Erkrankung handelt und der Patient sein Leben lang behandelt werden muss – vom Arzt und sich selbst! –, ist es die Aufgabe des Arztes, den Patienten immer wieder zu motivieren, die in der Schulung erlernten und eingeübten Verfahren im Alltag anzuwenden

Die Ergebnisse der Selbstkontrolle sollten vom Patienten protokolliert werden, damit der Arzt sie mit dem Patienten besprechen und u. U. notwendige therapeutische Konsequenzen ableiten kann.

Für den Sport treibenden Diabetiker ist es dringend erforderlich, seine aktuelle Stoffwechsellage aufgrund der Blutzuckermessungen zu kennen und interpretieren zu können, um komplikationsfrei Sport treiben zu können.

(vgl. *Berger* 1983, 78-80 und 88-90; *Petrides* et al. 1983, E 93; *Sauer* 1984, 373). Wie wichtig die Motivation der Patienten ist, zeigt sich darin, dass derzeit nur maximal 40 % der Patienten regelmäßig ihre Diät einhalten und ihre Medikamente einnehmen (vgl. *Rose* 1997, 9).

Mit dieser Darstellung sollte keinesfalls der Eindruck entstehen, dass regelmäßige ärztliche Kontrolluntersuchungen und Konsultationen nach erfolgter Schulung nicht mehr erforderlich sind. Vielmehr geht es darum, dass der Patient lernt, mit dem Arzt partnerschaftlich seine Probleme differenzierter zu diskutieren und zu lösen (vgl. *Jörgens* et al. 1982, 16). Auf diese Art gewinnt der Patient mehr Sicherheit und Selbständigkeit und findet zu mehr Unabhängigkeit bei guter Behandlungsqualität.

Neue Behandlungsmethoden: Pankreas- und Inselzelltransplantation, Regeneration von Inselzellen

Trotz sorgfältiger Diät- und Insulintherapie gelingt es bei Typ-I-Diabetikern nicht immer, ihren Stoffwechsel auch nur annähernd normoglykämisch einzustellen. Die Verhinderung der Entwicklung von diabetischen Spät-

komplikationen stellt hier ein weiteres äußerst großes therapeutisches Problem dar. Seit einigen Jahren werden Verfahren wie Pankreastransplantation und Inselzellimplantation mit zunehmendem Erfolg durchgeführt, um dem Ziel der Normoglykämie näher zu kommen.

Die Transplantation des Pankreas wurde laut internationalem Pankreastransplantations-Register über 11 000-mal durchgeführt. Häufig erfolgte gleichzeitig eine Nierentransplantation. Die Zehn-Jahres-Überlebensraten liegen bei 70 bis 85 Prozent, sodass dieses Verfahren mittlerweile sehr erfolgreich durchgeführt wird. Ein großes Problem ist die zu geringe Anzahl von Spenderorganen.

Die Transplantation von isolierten Inselzellen wurde weltweit an etwa 345 Typ-I-Diabetikern durchgeführt. Hierbei werden isolierte Inselzellen unter lokaler Betäubung in die Pfortader der Leber eingespritzt. Dort wachsen die Zellen an und geben Insulin in Abhängigkeit vom aktuellen Blutzucker in die Blutbahn ab. Dieses Verfahren ist weniger invasiv und gefährlich als eine Organtransplantation. Die Langzeitergebnisse sind jedoch für einen routinemäßigen Einsatz noch nicht ausreichend gut und auch hier besteht das Problem der begrenzten Verfügbarkeit von Spenderzellen als limitierendem Faktor.

Bei beiden Transplantationsverfahren stellen immunologische Barrieren (v. a. Abstoßungsreaktionen des Transplantats) auch heute noch Probleme dar. Mit Hilfe moderner Immunsuppressiva, die in unterschiedlichen Kombinationen zum Einsatz kommen und die ein Leben lang eingenommen werden müssen, sind die Erfolgsaussichten zunehmend besser und die nicht unerheblichen Nebenwirkungen können begrenzt werden.

Bei der dritten Möglichkeit, der Regeneration von Insulin produzierenden Inselzellen, macht man sich folgende Erkenntnis zu Nutze: Die Entwicklung von spezifischen Zellen mit bestimmten Aufgaben wird in der Entwicklung eines Embryos im Mutterleib durch so genannte „Schaltergene" gesteuert. Fällt ein Schaltergen aus, so können die entsprechenden spezialisierten Zellen nicht gebildet werden. Deutsche Wissenschaftler haben 1999 die Schaltergene für die B-Zellen entdeckt. Wenn es gelingt, die Schaltergene beim erwachsenen Diabetiker nochmals zu aktivieren, so könnte der Körper erneut seine spezifischen Insulin produzierenden Zellen bilden. Durch diese Regeneration der B-Zellen könnte der Diabetes eventuell geheilt werden. Doch die Entwicklung und Forschung ist noch nicht so weit und die Erwartungen sollten nicht zu hoch gesetzt werden (vgl. *Bretzel* 1999, 232 ff; Diabetiker Dialog 9' 2000, 1–3; GERO 2000, 73 ff, *Landgraf/Land* 1999 226 ff; *Shapiro* 2000, 2691).

Teil II:

Körperliche Aktivität und Sport bei der Zuckerkrankheit

1. Allgemeine Grundlagen zum Energie-stoffwechsel bei körperlicher Belastung beim Stoffwechselgesunden

Die Skelettmuskulatur nimmt beim Erwach-senen etwa 35 % (Frau) – 40 % (Mann) der Masse des Gesamtorganismus ein und stellt das größte Eiweiß- und Elektrolytdepot des Körpers dar. Die wichtigste Aufgabe des Ske-lettmuskels besteht jedoch darin, sich zu ver-kürzen und Arbeit zu leisten. Mit dem Beginn einer Muskelarbeit (z. B. einem Langstrecken-lauf) sind vom Organismus zwei entscheiden-de Aufgaben zu erfüllen.
– Die Sauerstoff- und Energieversorgung des Muskels muss um ein Vielfaches gesteigert werden, damit dieser die geforderte Leis-tung erbringen kann.
– Die Sauerstoff- und Energieversorgung des Gehirns muss erhalten werden, da eine Un-terversorgung des Gehirns zur Bewusstlo-sigkeit und damit zur Beendigung der Mus-kelarbeit führen würde.

Die Sauerstoffzufuhr zu Muskel und Gehirn wird durch die Zunahme des Atemminutenvo-lumens und der Durchblutung des arbeiten-den Muskels gesteigert.

Die Sicherung der Energieversorgung für den Muskel und das Gehirn ist komplizierter und vielschichtiger. Die unmittelbare und einzige Energiequelle für die Muskelkontraktion ist das Adenosintriphosphat (ATP), dessen intra-zellulärer Vorrat jedoch sehr begrenzt ist. Daraus erwächst die Notwendigkeit der ATP-Resynthese[1], die über energiereiche Phospha-te (Kreatinphosphat [KP] und Adenosindi-phosphat [ADP]) und über den Abbau Ener-gie liefernder Substrate (entweder auf dem Weg der anaeroben oder aeroben Energiege-winnung) erfolgt. Die wesentlichen Energie liefernden Substrate sind Glukose, Glykogen, Fettsäuren, Triglyzeride, Zwischenprodukte wie Laktat, Pyruvat und Ketonkörper und in geringem Maße Aminosäuren (vgl. *Keul/Berg* 1986, 200). Da die energiereichen Phosphate aufgrund ihres geringen Gehaltes die Kon-traktionsarbeit des Muskels bei maximaler Belastung nur über kurze Zeit aufrechterhal-ten können (unter 10 s), werden mit Beginn der Muskelarbeit die Glykogenolyse und Li-polyse in den muskulären Glykogen- und Fettdepots gesteigert und so der Energiebe-darf sichergestellt.

Aber auch diese Depots sind limitiert, sodass die Muskelarbeit eingestellt werden müsste, wenn nicht Energie liefernde Substrate wie Glukose und FFS[2] aus dem zirkulierenden Blut in die Muskelzelle aufgenommen und dort zur Oxydation[3] herangezogen werden könnten. Die Glukoseaufnahme der Muskel-zelle aus dem Blut wird durch die Muskel-kontraktion gesteigert, wobei dem Insulin eine entscheidende Rolle zukommt: Man spricht vom sog. „permissiven Effekt des In-sulins" (vgl. auch S. 64).
Durch die Steigerung der Glukoseaufnahme aus dem Blut wird eine sofortige Glukosezu-fuhr in die Zirkulation erforderlich, die exakt dem muskulären Glukosemehrverbrauch ent-sprechen muss, da es sonst zum Bluzuckerab-

---

[1] ATP-Resynthese = Wiederaufbau von ATP

[2] FFS = Abkürzung für freie Fettsäuren
[3] Oxydation = Verbrennung unter Sauerstoffverbrauch

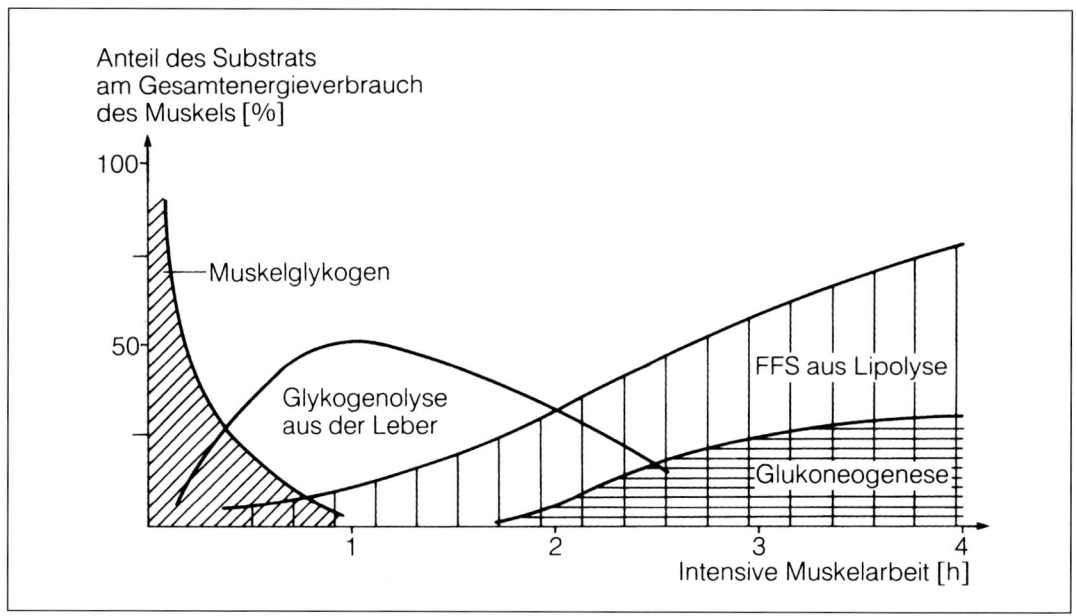

Abb. 16   Zeitlicher Ablauf der Substratversorgung des arbeitenden Skelettmuskels durch Glukose und freie Fettsäuren (FFS). Schematische Darstellung ohne Berücksichtigung der Ketonkörper und der verzweigtkettigen Aminosäuren (*Berger* 1985, 13).

fall und damit zur Glukoseminderversorgung des Gehirns kommen würde. Um die arterielle Glukosekonzentration aufrechtzuerhalten, kommt es zur zunehmenden hepatischen Glukoseausschüttung in das Blut, indem dort die Glykogenolyse gesteigert wird. Da aber auch die hepatischen Glykogendepots begrenzt sind, wird bei weiterhin andauernder Muskelarbeit die Glukosehomöostase, und damit die Energieversorgung des Gehirns, durch Intensivierung der Glukoneogenese in der Leber aufrechterhalten.

Durch die Intensivierung der Lipolyse werden aus den körpereigenen Fettdepots vermehrt FFS[1] in die Blutbahn abgegeben, deren Oxydation[2] in der Muskelzelle den Energiebedarf des Muskels sichert. Die Umschaltung von oxydativer Kohlenhydratverwertung auf oxydative Fettsäurenmetabolisierung[3] erfolgt über den sog. Randle-Zyklus. Hierbei wird aus nicht metabolisiertem Pyruvat in den Mitochondrien[4] Oxalacetat gebildet, wodurch die Acetyl-CoA-Aufnahme-

fähigkeit des Zitratzyklus bei der Beta-Oxydation von Fettsäuren gesteigert wird (vgl. *Weicker* 1982, 182). Bei der Belastung über mehrere Stunden steigen parallel zu den FFS die Ketonkörper im Blut an, die der arbeitende Muskel ebenfalls zur Oxydation heranziehen kann.

Bei Belastungszeiten über 60 Minuten können auch Aminosäuren am Energiestoffwechsel beteiligt werden; hierbei können die verzweigtkettigen Aminosäuren durch die Beta-Oxydation in den muskulären Mitochondrien direkt verwertet und C3-, C4- und C5-Metaboliten[5] nach vorausgegangener Desaminie-

---

[1] FFS = Abkürzung für freie Fettsäueren
[2] Oxydation = Verbrennung unter Sauerstoffverbrauch
[3] Fettsäurenmetabolisierung = Verstoffwechselung von Fettsäuren
[4] Mitochondrien = Zellstrukturen, in denen die aerobe Energiegewinnung stattfindet
[5] C3-, C4-, C5-Metaboliken = Kohlenstoff-Stoffwechselzwischenprodukte

rung[1] in den Zitratzyklus eingeschleust werden. Für die hepatische Glukoneogenese kommt der Alaninsynthese[2] unter Muskelarbeit eine wichtige Bedeutung zu (Aufrechterhaltung der Glukosehomöostase). Zudem dienen die Aminosäuren der Konstanz des inneren Milieus (vgl. *Keul/Berg* 1986, 200).

Abbildung 16 zeigt den zeitlichen Ablauf der Substratversorgung des arbeitenden Muskels durch Glukose und FFS, wobei zu beachten ist, dass der Anteil der Substrate an der Energiebereitstellung immer abhängig ist von der Belastungsdauer, der Belastungsintensität und dem Grad der Trainiertheit (vgl. *Weineck* 2000, 150), sodass es sich nur um eine schematische Darstellung handeln kann.

Mit dieser Darstellung des Energiestoffwechsels unter körperlicher Belastung beim Stoffwechselgesunden wurde der zeitliche Ablauf der Substratversorgung erläutert und die Aufrechterhaltung der Glukosehomöostase in den Mittelpunkt gestellt, da beim Diabetiker im Besonderen der Glukosestoffwechsel und die Glukosehomöostase gestört ist. Gerade bei Ausdauerbelastungen kann die Glukosehomöostase zu dem leistungslimitierenden Faktor werden, da die Koordination und die zentrale Steuerung aller vitaler Funktionen bei Glukosemangel beeinträchtigt werden (vgl. *Weicker* et al. 1981, 401).

---

[1] Desaminierung = Abspaltung der Aminogruppe NH_2 beim Abbau von Aminosäuren
[2] Alanin = eine Aminosäure

2. Muskelstoffwechsel des Diabetikers und des Stoffwechsel-gesunden im Vergleich

In der Folge soll der Muskelstoffwechsel des Diabetikers mit dem des Gesunden unter Ruhebedingungen und während akuter Belastung verglichen werden, wobei besonderer Wert auf die Unterscheidungsmerkmale gelegt wird. In einem eigenen Kapitel werden die chronischen Effekte körperlicher Aktivität, also Trainingsauswirkungen, auf den diabetischen Muskelstoffwechsel vergleichend dargestellt.

Skelettmuskulatur und Muskelstoffwechsel in Ruhe

Morphologische[1] und enzymatische[2] Unterschiede der Muskulatur

Schlecht eingestellte Diabetiker weisen eine reduzierte Muskelmasse auf, da sie einen Teil ihres Muskelproteins einschmelzen. Auch die Struktur des diabetischen Muskels lässt Unterschiede zu der des Gesunden erkennen. Hinsichtlich der Muskelfasern kann man zwischen den langsamen ST-Fasern (slow twitch = langsam zuckend) und den schnellen FT-Fasern (fast twitch = schnell zuckend) unterscheiden, die verschiedene physikalische und chemische Eigenschaften besitzen (s. Tab. 5). Die FT-Fasern lassen sich weiter differenzieren in FTa-Fasern, die besonders

mitochondrienreich sind, in FTc-Fasern, die einen Intermediärtyp darstellen und wahrscheinlich für Adaptationsvorgänge von Bedeutung sind, und in FTb-Fasern, die mitochondrienärmer sind und die höchste Kontraktionsgeschwindigkeit zeigen (vgl. *Hollmann/Hettinger* 2000, 46–53).

Bei Untersuchungen der Struktur der Muskulatur wurden bei Typ-I-Diabetikern im Vergleich zu Stoffwechselgesunden größere Anteile an ST-Fasern und an FTb-Fasern gefunden. Weiterhin hatten die Diabetiker ein kleineres Kapillargefäßnetz. Bezüglich der Aktivität einiger Enzyme konnten ebenfalls Unterschiede nachgewiesen werden. So zeigten die Diabetiker eine reduzierte Aktivität der Succinatdehydrogenase (SDH; ein Enzym aus dem Zitratzyklus) und der Hexokinase (KH; ein Enzym der Glykolyse zur Phosphorylierung der Glukose). Dagegen war die Aktivität der Laktatdehydrogenase (LDH) erhöht (vgl. *Vranic* et al. 1979, 158/159; *Dietze/Standl/Wicklmayr* 1984, 296).

Nach neuesten Untersuchungen betreffen weitere morphologische Veränderungen die Größe der Mitochondrien, die bei Insulinmangel anschwellen, und das transversale System, das hypertrophiert. (Über das transversale System erfolgt die elektromechanische Koppelung.) Während eine Verfettung der Muskulatur nicht immer vorliegt, kann eine Verdickung der kapillären Basalmembran immer beobachtet werden. Auch die glatte Muskulatur der Gefäße und des Herzens lassen Veränderungen erkennen. So verursacht der Diabetes neben den koronaren

---

[1] Morphologisch = die äußere Gestalt betreffend
[2] Enzyme = Fermente = Biokatalysatoren, die die Aktivierungsenergie chemischer Reaktionen verringern

	Langsam	Schnell
ATPase-Aktivität (Myofibrillen)	niedrig	hoch
Mitochondriengehalt	hoch	niedrig
Zytochrom	hoch	niedrig
Glykogengehalt	kein Unter-schied	kein Unter-schied
Glykogenolytische Enzymaktivität	niedrig	hoch
Fettgehalt	hoch	niedrig
Myoglobingehalt	hoch	niedrig
Phosphorylase	niedrig	hoch
Kreatinphosphat	niedrig	hoch
Malat-Dehydrogenase, Succinat-Dehydrogenase	hoch	niedrig
Kontraktions-geschwindigkeit	langsam	schnell
Erregbarkeitszeit	groß	klein
Ermüdbarkeit	gering	groß
Laktatbildung	geringer	größer
Überwiegende Funktion	Ausdauer	Schnellkraft
Kapillarisierung	hoch	gering

Tab 5   **Unterschiedliche physikalische und chemische Eigenschaften von langsamen und schnellen Muskelfasern** (*Hollmann/Hettinger* 2000, 53)

Schäden auch direkte Herzmuskelläsionen (Kardiomyopathie). Diese Veränderungen können aber auch eine Folge der Langzeittherapie mit Insulin sein (vgl. Ärztl. Praxis 1985, 2151).

Unterschiede des Muskelstoffwechsels in Ruhe

In Ruhe verbraucht der Muskel nur wenig Energie, die der Stoffwechselgesunde zu gleichen Teilen aus Kohlenhydrat- und Fettsäurenoxidation bezieht, was einem RQ von 0,8 entspricht (RQ = respiratorischer Quotient). Der Ruhestoffwechsel des Diabetikers ist immer von der Qualität der Stoffwechseleinstellung abhängig.

Bei schlechter Stoffwechseleinstellung bzw. bei Insulinmangel ist der diabetische Muskel mehr auf die Oxidation von Fettsäuren und Ketonkörpern eingestellt, die er je nach Stoffwechsellage aus dem arteriellen Angebot oder seinen endogenen Depots erhält. Die bevorzugte Fettsäurenoxidation zeigt sich in einem signifikant niedrigeren RQ gegenüber dem Stoffwechselgesunden (vgl. *Dietze/Standl/Wicklmayr* 1984, 296).

Während der Gesunde in Ruhe seinen Bedarf an Glukose zu etwa einem Drittel aus intrazellulärem[1] und zu etwa zwei Dritteln aus extrazellulärem[2] Angebot bezieht (vgl. *Wicklmayr/Dietze/Mehnert* 1977, 185), nimmt der diabetische Muskel im Insulinmangel

---

[1] Intrazellulär = innerhalb der Zelle befindlich
[2] Extrazellulär = außerhalb der Zelle befindlich

keine Glukose mehr auf, was auf eine gesteigerte intramuskuläre Glykogenolyse zurückzuführen ist. Beim juvenilen Diabetiker im akuten Insulinmangel konnte sogar eine muskuläre Glukoseabgabe nachgewiesen werden, die ebenfalls auf eine gesteigerte intramuskuläre Glykogenolyse zurückzuführen ist; es handelt sich hierbei um einen aktiven, betastimulierbaren, intrazellulären Prozess (vgl. *Wicklmayr/Dietze/Mehnert* 1977, 185).

Diese Vorgänge lassen sich folgendermaßen erklären: Beim intrazellulären Glykogenabbau entstehen zu 92 % Glukose-6-Phosphat und zu 8 % freie Glukose, die normalerweise über das Enzym Hexokinase sofort phosphoryliert wird. Infolge der im akuten Insulinmangel basal gesteigerten Glykogenolyse kommt es zu einem Anstau von Glukose-6-Phosphat, wodurch die Hexokinase gehemmt wird. Damit kann die freie Glukose nicht phosphoryliert werden und ihr Eintritt in die Glykolyse ist behindert. Eine weitere Glukoseaufnahme der Muskelzelle ist verhindert und die intramuskulär vorliegende Glukose kann nach außen abgegeben werden (vgl. *Dietze/Standl/Wicklmayr* 1984, 297; *Wicklmayr/Dietze/Mehnert* 1977, 185-188).

> Wegen der vermehrten Energiegewinnung aus den Substraten der endogenen Depots sind die Muskelglykogenspeicher des diabetischen Muskels bei schlechter Stoffwechseleinstellung bereits in Ruhe deutlich erniedrigt. Damit sind auch während Muskelarbeit die Glykogen- und Triglyzeriddepots schneller entleert.

Die geringere Verfügbarkeit von Glykogen dürfte jedoch durch etwas erhöhte Ausgangswerte der Triglyzeridspeicher beim Diabetiker kompensiert werden (vgl. *Dietze/Standl/ Wicklmayr* 1984, 296). Bei neu entdeckten Diabetikern konnte vor dem Beginn der Behandlung ein signifikant niedrigerer Muskelglykogengehalt gefunden werden als bei gesunden Kontrollpersonen. Dabei zeigten jugendliche insulinabhängige Diabetiker die geringsten Werte (etwa ein Drittel der Norm), gefolgt von erwachsenen insulinabhängigen Diabetikern (etwa die Hälfte der Norm), wobei bei erwachsenen Insulinunabhängigen noch die höchsten Werte zu finden waren (etwa zwei Drittel der Norm). Es war zu beobachten, dass durch eine strenge Behandlung der Muskelglykogengehalt normalisiert werden konnte. Es scheint, dass nur schlecht eingestellte Diabetiker einen niedrigeren Muskelglykogengehalt aufweisen, während zwischen gut eingestellten Diabetikern und Stoffwechselgesunden keine Unterschiede bestehen (vgl. *Maehlum* 1982, 185). Bei schlechter Stoffwechseleinstellung überwiegen aufgrund des Insulinmangels die katabolen[1] Hormone, sodass die hepatischen Glykogenspeicher und die körpereigenen Fettdepots bereits mobilisiert sind und erhöhte Blutspiegel dieser Substrate vorliegen. Im Vergleich zum Gesunden kann der Diabetiker damit früher diese exogenen Substrate zur Energiegewinnung für den arbeitenden Muskel heranziehen.

Erhöhte arterielle Keton- und Fettsäurespiegel hemmen jedoch die Aktivität der Pyruvatdehydrogenase (PDH)[2]. Aus diesem Grund kann die aus den Glykogendepots stammende Glukose nur bis zum Pyruvat abgebaut werden, dann aber nicht über Acetyl-CoA in den Zitratzyklus[3] einmünden. Das Pyruvat wird im Wesentlichen in Form von Laktat aus dem Muskel über das Blut an die Leber abgegeben, wo es dann zu Glukose synthetisiert und wieder in das Blut abgegeben werden und schließlich zum Muskel gelangen kann. Diesen Kreislauf der Glukose und des Laktats zwischen Leber und Skelettmuskel bezeichnet man als Cori-Zyklus.

---

[1] Katabol = zum Abbaustoffwechsel gehörig
[2] Pyruvatdehydrogenase (PDH) = Enzym, das Pyruvat zu Acetat oxidiert; Schlüsselfunktion beim oxydativen Abbau der Glukose
[3] Zitratzyklus = Zyklus, in den der Kohlenhydrat-, Eiweiß- und Fettstoffwechsel in Form der aktivierten Essigsäure (Acetyl-CoA) einmünden.

Damit ist die Glukoneogeneserate beim Diabetiker bereits unter Ruhebedingungen erhöht. Insgesamt findet man beim schlecht eingestellten Diabetiker eine fast auf das Doppelte gesteigerte hepatische Glukoseabgabe vor, wobei der größere Teil aus der Glykogenolyse und der geringere Teil aus der Glukoneogenese stammt (vgl. *Dietze/Standl/Wicklmayr* 1984, 288/289 und 296).

Es wurde bisher fast ausschließlich vom schlecht eingestellten Diabetiker bzw. vom Diabetiker im akuten Insulinmangel gesprochen und die Unterschiede des Muskelstoffwechsels im Vergleich zum Gesunden dargestellt. Beim Muskelglykogengehalt zeigte sich, dass zwischen gut eingestellten Diabetikern und gesunden Personen keine Unterschiede bestehen. Dies trifft auch für alle anderen Erscheinungen wie erhöhte Glukose-, FFS- und Ketonkörperspiegel zu, da sie ja nur aufgrund der Insulinmangelversorgung auftreten.

Fazit: Die Unterschiede des Muskelstoffwechsels in Ruhe zwischen Diabetikern und Gesunden werden immer geringer, je besser die Stoffwechseleinstellung ist, also je besser der Patient mit Insulin versorgt ist.

Akute Effekte körperlicher Aktivität auf den Muskelstoffwechsel

In der Folge sollen die unmittelbaren Auswirkungen körperlicher Aktivität, differenziert nach Belastungsdauer und Belastungsintensität, auf die verschiedenen Stoffwechselvorgänge aufgezeigt und Unterschiede zwischen Diabetikern und Stoffwechselgesunden dargestellt werden. Hierbei behandelt ein großer Teil der Ausführungen den insulinabhängigen Typ-I-Diabetiker, da der heutige Wissensstand für diesen Typus eine detailliertere und gesichertere Aussage erlaubt. Soweit vorliegend, werden auch Untersuchungsergebnisse über den Typ-II-Diabetiker aufgegriffen und zur Diskussion gestellt.

Akuter Einfluss körperlicher Aktivität auf den Kohlenhydratstoffwechsel

Die Effekte muskulärer Aktivität auf den Glukosestoffwechsel zeigen sich in der Stimulation der Glukoseaufnahme, der Glykogenolyse, der Glykolyse und der Pyruvatoxydation (vgl. *Berger/Gries/Rudermann* 1977, 102).

Die gesteigerte Glukoseaufnahme ist im Zusammenhang mit dem Diabetes mellitus von besonderer Bedeutung, da einerseits die Glukoseaufnahme beim Diabetiker wegen des Insulinmangels gestört ist, andererseits aber durch Muskelarbeit stimuliert werden kann. Welche Wirkungsmechanismen dieser Fähigkeit des arbeitenden Muskels zu Grunde liegen, ist bis heute nicht vollständig gesichert. Es handelt sich anscheinend um ein multifaktorielles Geschehen. Verschiedene Faktoren werden heute für die Stimulierung der Glukoseaufnahme des arbeitenden Muskels diskutiert (vgl. *Dietze/Standl/Wicklmayr* 1984, 291; *Vranic* et al. 1983, 568/569; *Berger/Gries/Rudermann* 1977, 102–105):

– Freisetzung eines „muscular activity factor", MAF[1], durch den arbeitenden Muskel; es handelt sich dabei um eine insulinähnliche hormonelle Substanz, die auch die Glukoseaufnahme im nicht arbeitenden Muskel stimuliert.
– Freisetzung des Stoffes NSILA[2] (= nonsuppressible, insulin-like activity) in das Lymphsystem.

---

[1] MAF = Muskulärer Aktivitätsfaktor
[1] NSILA = Nichtunterdrückbarer insulinähnlicher Aktivitätsfaktor

– Freisetzung von Insulin selbst durch den arbeitenden Muskel.
– Durchblutungssteigerung und die Erweiterung des Kapillargefäßnetzes, wodurch der Kontakt von Insulin mit einer größeren Anzahl von Rezeptoren auch bei erniedrigten Insulinspiegeln ermöglicht wird. Bei der Erweiterung des Kapillargefäßnetzes spielt die Freisetzung von Kininen[1] eine wichtige Rolle, denen auch selbst eine insulinähnliche Wirkung auf den Kohlenhydrat- und Aminosäurenstoffwechsel zugesprochen wird.
– Verbesserung der Insulin-Rezeptor-Bindung während der Muskelkontraktion, möglicherweise durch eine erhöhte Insulinaffinität zu seinem Rezeptor.
– Gewebshypoxie des arbeitenden Muskels; die stimulierte Glukoseaufnahme scheint jedoch nicht vom Ausmaß der Gewebshypoxie abhängig zu sein.
– Anstieg des Kalziumspiegels im Zytoplasma des arbeitenden Muskels.

Keine der angeführten Theorien konnte bis heute eindeutig bewiesen werden. Sicher weiß man jedoch, dass dem Insulin eine zentrale Bedeutung bei der Stimulation der Glukoseaufnahme des sich kontrahierenden Muskels zukommt. Man spricht vom so genannten *permissiven Effekt*[2] des Insulins, der folgendermaßen zu erklären ist: Für den arbeitenden Muskel ist es nicht von Bedeutung, wie viel Insulin vorhanden, sondern dass überhaupt welches präsent ist, um die Glukoseaufnahme zu steigern. Bereits geringe, für den ruhenden Muskel ineffektive Insulinmengen befähigen den arbeitenden Muskel zur Steigerung der Glukoseaufnahme (vgl. *Berger* 1985, 10).

Akuter Einfluss körperlicher Belastung auf den Blutzucker- und Insulinspiegel

Beim Stoffwechselgesunden ist die Aufrechterhaltung der Glukosehomöostase unter körperlicher Belastung nur möglich, da es mit dem Beginn der Muskelarbeit sofort zu einer Verringerung der Insulinsekretion aus der Bauchspeicheldrüse kommt, wodurch die Insulinkonzentration im Pfortaderblut und im peripheren Blut abnimmt. Dadurch verringert sich die hemmende Wirkung des Insulins auf die hepatische Glukoseproduktion und es kann zum Anstieg der Glukoseproduktion kommen. Aufgrund des permissiven Effekts des Insulins bleibt die Fähigkeit der arbeitenden Muskulatur zur Steigerung der Glukoseaufnahme trotz des peripheren Abfalls der Insulinkonzentration auf sehr geringe Spiegel erhalten. Gleichzeitig mit dem Abfall der Insulinsekretion, möglicherweise auch etwas früher, kommt es zum Anstieg der Katecholamine, die einerseits die pankreatische Insulinsekretion hemmen und andererseits zur Steigerung der hepatischen Glukoseproduktion beitragen (vgl. *Berger* 1985, 14/15).

Anders verhält sich der Insulinspiegel beim Typ-I-Diabetiker, da infolge der Insulininjektion in das subkutane Depot der Insulinspiegel vorbestimmt ist. Er ist abhängig von der Art und von der Menge des injizierten Insulins sowie vom Zeitpunkt der Injektion. Der Typ-I-Diabetiker kann in ein Stadium mit Insulinmangel, aber auch in ein Stadium mit Hyperinsulinämie kommen (vgl. *Berger* 1985, 17).

Je nach vorherrschender Insulinkonzentration kann der Typ-I-Diabetiker durch Muskelarbeit einen Blutzuckeranstieg bzw. einen Blutzuckerabfall provozieren. Der Abfall des Blutzuckers ist gerade dann ein wünschenswerter Effekt, wenn der Blutzucker erhöht ist

[1] Kinine = Sammelbezeichnung für eine Gruppe biologisch aktiver Eiweißkörper
[2] Permissiver Effekt = „zulassende Wirkung" = die Glukoseaufnahme in die Zelle begünstigende Wirkung

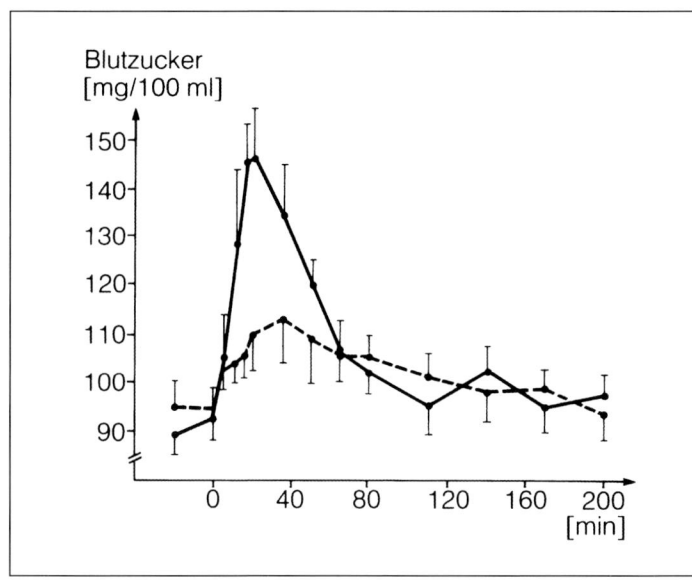

Abb. 17 **Blutzucker bei vier Berufsradrennfahrern (•–•) und fünf untrainierten Personen (•---•) während und nach 20 Minuten Muskelarbeit (Mittelwert ± SEM) (nach *Rennie* u. a. 1974, zit. nach *Berger* 1985, 20)**

und durch die körperliche Aktivität eine bessere Stoffwechsellage erzielt werden kann. Befindet sich der Sport treibende Diabetiker bereits in einer guten Stoffwechsellage, die ja Ziel der Behandlung ist, so besteht die Gefahr, dass durch die Muskelarbeit eine Hypoglykämie induziert werden kann, da der Insulinspiegel, im Gegensatz zum Gesunden, nicht verringert werden kann. Genaue Voraussagen über das Blutzuckerverhalten unter körperlicher Belastung sind nicht möglich, da eine Vielzahl von Faktoren auf die Blutglukose einwirkt. Im Wesentlichen ist die Veränderung des Blutzuckers abhängig von der Dauer und der Intensität der Muskelarbeit, dem Trainingszustand und der Vorernährung des Athleten. Beim Diabetiker kommen noch zwei weitere Faktoren hinzu (vgl. *Berger* et al. 1980, 91/92; *Berger* 1985, 19):

a) der aktuelle Stoffwechselzustand, also die momentane Versorgung des Patienten mit Insulin

b) die Wechselwirkungen zwischen den Auswirkungen der Muskelarbeit und dem subkutan gespritzten Insulin. Dabei ist von besonderer Bedeutung, wie lange nach einer Mahlzeit und wie lange nach der letzten Injektion von Normal- bzw. Verzögerungsinsulin die körperliche Belastung erfolgt.

In der Folge sollen die Auswirkungen körperlicher Belastung auf den Blutzuckerspiegel in Abhängigkeit von der Belastungsintensität und -dauer und von der Güte der Stoffwechsellage dargestellt werden. Mit Hilfe der hormonellen Regulationsmechanismen wird versucht, die Effekte näher zu erklären.

Effekte einer kurzen und intensiven Belastung (z. B. Kurz- oder Mittelstreckenlauf, Gewichtheben)

In Abhängigkeit vom Trainingszustand kann sowohl beim Stoffwechselgesunden als auch beim Diabetiker eine kurze sehr intensive Belastung zu einer Erhöhung des Blutzuckerspiegels führen. Bei einem Vergleich von Berufsradrennfahrern und untrainierten Personen konnte nachgewiesen werden, dass der Blutzuckeranstieg um so stärker ist, je trainierter die Athleten sind (vgl. *Berger* 1985, 19). Abbildung 17 zeigt das unter-

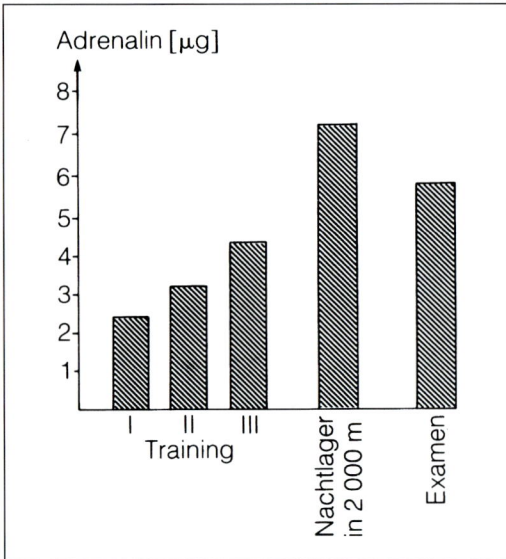

Abb. 18   Die Adrenalinausscheidung bei verschiedenen körperlichen und psychischen Belastungen während eines Ausbildungslehrgangs für Skilehrer (nach *Nowacki/Schmid* in *Weineck* 1988², 149)

schiedliche Blutzuckerverhalten während und nach 20-minütiger Belastung in Abhängigkeit vom Trainingszustand.

Bei gesunden Leistungssportlern konnten belastungsbedingte Blutzuckeranstiege festgestellt werden, die auch nach der Belastung noch nachweisbar waren. Ebenso konnten bei Diabetikern nach körperlicher Belastung erhöhte Blutzuckerspiegel nachgewiesen werden, die von der Belastungsintensität abhängig waren. Der Blutzuckeranstieg dürfte auf die gesteigerte Glukoseabgabe aus dem Splanchnikusgebiet zurückzuführen sein, die dem peripheren Mehrverbrauch an Glukose nicht entspricht. Die Ursache liegt in einer erhöhten Katecholaminsekretion, wodurch die pankreatische Insulinsekretion reduziert wird (besonders beim Stoffwechselgesunden). Einerseits führt dies zur verstärkten hepatischen Glykogenolyse und verminderten Glykogenese und andererseits zur Intensivierung der

Glukoneogenese. Bereits in der Vorstartphase, z. B. eines 100-m-Laufs, kann durch die emotionale Belastung die Katecholaminsekretion ansteigen, wodurch die Blutzuckererhöhung ausgelöst wird (vgl. *Weicker/Wirth/Spiel* 1976, 428; *Weicher* et al. 1981, 392). Man spricht hier auch von einer Stresshyperglykämie (vgl. *Neumann* 1984, 50).

Wie Abbildung 18 verdeutlicht, führt jede Art von psychophysischem Stress zu einer mehr oder weniger erhöhten Katecholaminausschüttung. Bei physischem Stress ist vor allem das Noradrenalin, bei psychischem Stress insbesondere das Adrenalin erhöht. Abbildung 18 lässt erkennen, dass psychischer Stress zu einem höheren Katecholaminanstieg führen kann als physischer (vgl. *Weineck* 2000, 150).

> Je geringer die emotionale Belastung ist, desto geringer ist auch der Adrenalinanstieg und die dadurch bedingte Glykogenolyse in der Leber, die zu einer Blutzuckererhöhung führt (vgl. *Weicker* et al. 1981, 393).

Dass die erhöhten Glukosewerte nach der Belastung bei Diabetikern länger anhalten als bei Stoffwechselgesunden – bei ihnen kommt es zum deutlichen Anstieg des Insulinspiegels in der Erholungsphase –, liegt daran, dass beim Diabetiker die Steigerung der Insulinsekretion limitiert ist (vgl. *Weicker/Wirth/Spiel* 1976, 426 und 428).

Bei kurzen, aber sehr schweren Belastungen, wie dem Gewichtheben, ist die Belastbarkeit des schlecht eingestellten Diabetikers vermindert, da seine Glykogendepots reduziert sind (vgl. *Dietze/Standl/Wicklmayr* 1984, 297). Bei gut eingestellten Diabetikern liegt jedoch für diese Art von körperlicher Aktivität eine gute Belastbarkeit vor, da sie gleiche Glykogendepots aufweisen wie Stoffwechselgesunde (s. S. 62 f).

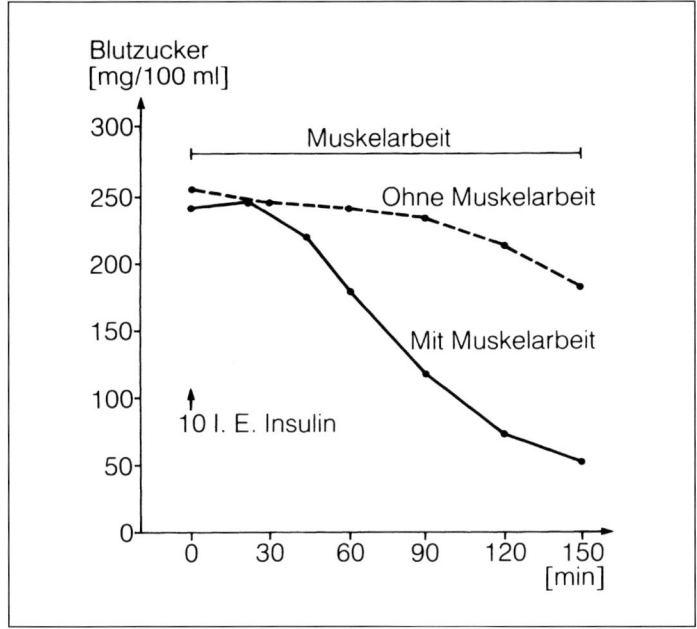

Abb. 19 Effekt von subkutan injiziertem Insulin und Muskelarbeit auf die Blutglukosespiegel bei einem Diabetiker vom juvenilen Typ (nach *Lawrence* 1926, zit. nach *Berger* 1985, 37)

Effekte einer längerdauernden Belastung mit geringerer Intensität

Lawrence (1926) und *Bürger* (1928) untersuchten die Wirkung einer längerdauernden Muskelarbeit im Anschluss an die Insulininjektion und konnten feststellen, dass Muskelarbeit zu einer Potenzierung der blutzuckersenkenden Wirkung des exogenen Insulins führt (vgl. *Berger/Berchtold* 1980, 93/94). Abbildung 19 zeigt diese Wirkung der Muskelarbeit und des Insulins. Während der Blutzuckerspiegel durch die bloße Verabreichung von Insulin nur relativ mäßig fällt, kommt es in der Verbindung mit körperlicher Aktivität zu einem starken Abfall der Blutglukose. Die *Ursache* dieses starken Blutzuckerabfalls liegt in einer starren unphysiologischen Hyperinsulinämie, welche durch subkutane Insulinsubstitution hervorgerufen wird. Der Diabetiker ist nicht in der Lage, seinen Insulinspiegel zu reduzieren. Im Gegenteil, die Muskelarbeit kann sogar zu einer Mobilisation des Insulins aus seinem subkutanen Depot führen, wodurch der Insulinspiegel während der Belastung ansteigt. Dies ist besonders dann der Fall, wenn die Belastung innerhalb einer halben Stunde nach der Injektion eines kurz wirkenden Insulinpräparats erfolgt. Der Hyperinsulinismus führt zu einer Hemmung, unter Umständen sogar zu einer Blockierung der hepatischen Glukoseproduktion. Die periphere Glukoseutilisation ist aber aufgrund der Muskelarbeit stimuliert, sodass es zu einem Missverhältnis zwischen peripherem Glukoseverbrauch und hepatischer Glukoseproduktion kommt; der Blutzuckerspiegel fällt ab, es besteht die Gefahr, dass sich eine Hypoglykämie entwickelt (vgl. *Berger* 1985, 36-39, *Berger/Berchtold* 1980, 94).

Ein weiterer Mechanismus, der für diesen hypoglykämischen Effekt als Ursache in Frage kommen kann, ist die erhöhte Bindung des Insulins an seinen Rezeptor, welche durch die Muskelarbeit bewirkt wird (vgl. *Bar-Or* 1983, 171).

Aber auch die Hyperglykämie selbst kann neben der Hyperinsulinämie für den Blutzuckerabfall verantwortlich sein. Der hepatische Glykogenauf- und -abbau ist nämlich

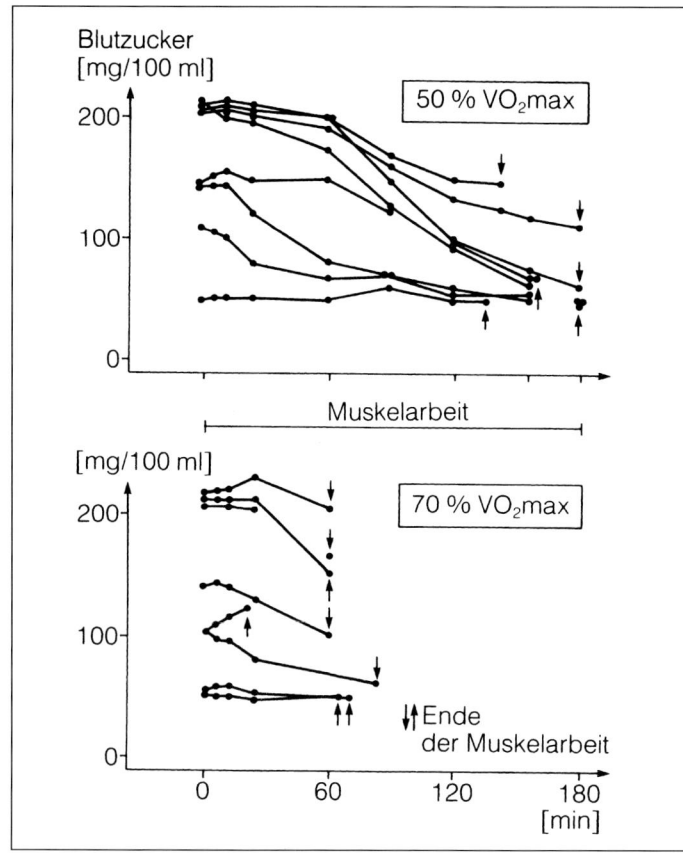

Abb. 20 Effekt von Muskelarbeit unterschiedlicher Intensität auf den Blutglukosespiegel in mg/100 ml (Ordinate) bei Patienten mit Diabetes mellitus vom juvenilen Typ 1–14 Stunden nach der letzten Insulininjektion im postabsorptiven Zustand. Es sind individuelle Experimente dargestellt; die Pfeile geben die Beendigung der Fahrradergometer-Belastung wegen Erschöpfung des Patienten an. Körperliche Belastung in Prozent der $V0_2max$[1] (*Pruett/Maehlum* 1973, zit. nach *Berger* 1985, 22).

nicht nur von der Insulinkonzentration und der Stimulation durch Katecholamine und Glukagon abhängig, sondern wird auch durch den Blutzuckerspiegel direkt reguliert (vgl. *Weicker* 1982, 180/181). Die Hyperglykämie per se kann die hepatische Glukoseproduktion hemmen, wodurch es zu einem Missverhältnis von Glukoseproduktion und Glukoseutilisation kommt und der Blutzuckerspiegel fällt (vgl. *Zinman/Marliss/Vranic* 1982, 54/55).

Befriedigend eingestellte Typ-I-Diabetiker (mit Blutzuckerwerten nicht wesentlich höher als 200 mg/dl), bei denen die letzte Insulininjektion eines lang wirkenden Insulinpräparates länger als acht Stunden zurückliegt, zeigen während einer relativ milden

Ausdauerbelastung mit 50 % der maximalen Sauerstoffkapazität einen kontinuierlichen Abfall der Blutglukosespiegel. Dieser hypoglykämische Effekt tritt selbst dann in Erscheinung, wenn die letzte Insulininjektion vor der Ausdauerbelastung 14 Stunden zurückliegt, und ist besonders dann auffällig, wenn zu Beginn der Belastung eine mäßiggradige Hyperglykämie mit Werten von etwa 200 mg/dl vorliegt. Damit ist offenbar der hypoglykämische Effekt einer relativ milden Ausdauerbelastung unabhängig von der möglichen Mobilisierung des exogenen Insulindepots in der Subkutis. Unter den

[1] VO_2max = maximale Sauerstoffkapazität; sie gilt als Bruttokriterium der Ausdauerleistungsfähigkeit

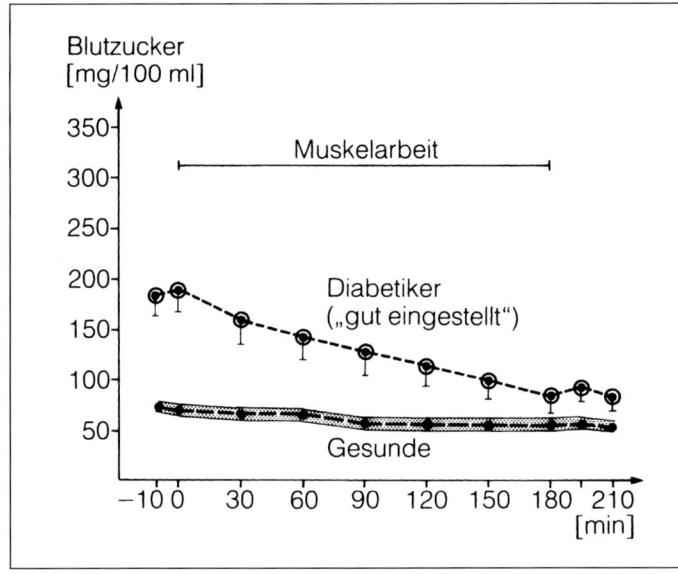

**Abb. 21 Effekt einer 3–5-stün-
digen körperlichen Arbeit milder Intensität auf die Blutglukosespiegel bei Patienten mit
Typ-I-Diabetes („gut eingestellt") und bei altersentsprechenden Normalpersonen
(Gesunde). Die Kreise zeigen
signifikante Unterschiede zu
den Normalpersonen. Mittelwert
± SEM (nach *Berger* et al. 1977,
zit. nach *Berger* 1985, 23).**

genannten Voraussetzungen führt also eine derartige Belastung zu einer Stimulation des peripheren Glukoseverbrauchs, die die Steigerung der hepatischen Glukoseproduktion übertrifft und somit einen Abfall des Blutzuckerspiegels auslöst.

Wird dagegen die Belastungsintensität auf 70 % der maximalen Sauerstoffkapazität gesteigert, so muss es nicht unbedingt zu einer Blutzuckersenkung kommen (vgl. *Berger* 1985, 21; *Berger/Berchtold* 1980, 92; *Berger* et al. 1978, 440). Abbildung 20 zeigt die Effekte einer Ausdauerbelastung unterschiedlicher Intensität auf den Blutzucker bei mehreren Patienten.

Die hormonellen und metabolischen Auswirkungen einer relativ milden Ausdauerbelastung sind beim kompensierten Typ-I-Diabetiker und bei gesunden Kontrollpersonen im Wesentlichen identisch. Damit kann beim gut eingestellten Typ-I-Diabetiker durch eine derartige Belastung der Blutzucker-spiegel gesenkt werden, ohne dass anderweitige unerwünschte hormonelle und metabolische Nebenwirkungen eintreten.

Abbildung 21 zeigt das Blutzuckerverhalten während relativ milder Ausdauerbelastung bei kompensierten Diabetikern und altersentsprechenden, gesunden Normalpersonen im Vergleich.

Therapeutisch ließe sich eine solche Belastung nutzen, um leichte Hyperglykämien im Tagesablauf zu kupieren; weiterhin ist bei täglicher körperlicher Arbeit eine Reduktion des Insulinbedarfs zu erwarten (vgl. *Berger* 1985, 21; *Berger* et al. 1978, 440). Detaillierte Ausführungen zum Stellenwert körperlicher Aktivität in der Therapie des Typ-I-Diabetikers erfolgen auf S. 108 ff.

Über das Verhalten des Blutzucker- und Insulinspiegels bei Typ-II-Diabetikern liegen in der Literatur zum Teil unterschiedliche Ergebnisse vor.

> Bei *Typ-II-Diabetikern, die mit Diät und blutzuckersenkenden Tabletten* befriedigend bis gut eingestellt sind, führt eine akute Belastung über 45 Minuten (15 min Gymnastik, 15 min Dauerlauf, 15 min Ballspiel) bei 60–70 % der individuellen Leistungsfähigkeit in den meisten Fällen zu einem leichten Absinken der Blutzuckerwerte während der Belastung und zu einem kurzen Anstieg in der Erholungsphase. Bei fast allen Patienten zeigt sich ein Abfall des Insulinspiegels, der umso stärker ist, je höher die Ausgangswerte liegen (vgl. *Henrichs* 1978, 17–19).

Bei Typ-II-Diabetikern, die nur mit Diät behandelt wurden, konnte neben dem Blutzuckerabfall auch ein Absinken des Insulinspiegels während der Belastung nachgewiesen werden. Dies legt nahe, dass für den hypoglykämischen Effekt einer Muskelarbeit ein komplexerer Mechanismus zu Grunde liegt (vgl. *Grigorescu* et al. 1982, 95). Vergleichbare Ergebnisse wurden bei *normalgewichtigen* Typ-II-Diabetikern erzielt, die mit Diät und Tabletten gut eingestellt waren (vgl. *Karamanos* et al. 1982, 147–153). Die sehr milde Belastung auf dem Fahrradergometer mit 25 Watt über 30 Minuten Dauer erfolgte drei Stunden nach der Einnahme der Sulfonylharnstofftabletten und des Frühstücks. Es kam zu einem deutlichen Blutzuckerabfall und diese abfallende Tendenz hielt noch über 30 Minuten nach der Belastung an. Auch die Insulinspiegel fielen deutlich während der Belastung ab, erreichten jedoch 30 Minuten nach der Belastung wieder ihre initialen Ausgangswerte. Der Blutzuckerabfall, der trotz des Insulinabfalls auftritt, kann damit erklärt werden, dass die Insulinwirkung bei den Diabetikern in ausgeprägterem Maße verstärkt wird, als dies bei Kontrollpersonen der Fall ist. Man ist der Meinung, dass die Sulfonylharnstoffe die Blutglukose nicht nur über die Steigerung der pankreatischen Insulinsekreti-

on erniedrigen, sondern dass sie auch die Insulinwirkung in der Leber und dem peripheren Gewebe verstärken (vgl. *Karamanos* et al. 1982, 147–153).

Andere Ergebnisse wurden bei *übergewichtigen* Typ-II-Diabetikern erzielt, und zwar unabhängig von der Tatsache, ob sie nur diätetisch oder diätetisch und medikamentös behandelt wurden (vgl. *Vranic* et al. 1983, 580). Die übergewichtigen Diabetiker reagierten auf eine 45-minütige Fahrradergometerbelastung bei 50 % der maximalen Sauerstoffaufnahme mit einem signifikanten Abfall der Blutglukosespiegel, während die Insulinspiegel nicht abfielen. Dagegen zeigen übergewichtige Normalpersonen konstante Blutzuckerwerte und abfallende Insulinspiegel.

Aus dem Verhalten der Insulinspiegel lässt sich der Blutzuckerabfall der Diabetiker erklären: Aufgrund der erhöhten Insulinkonzentration während der Belastung wird die Steigerung der hepatischen Glukoseproduktion gehemmt, sodass der periphere Mehrverbrauch nicht entsprechend ausgeglichen werden kann (vgl. *Vranic* et al. 1983, 580). Auch hier hat die initial vorliegende Hyperglykämie per se eine hemmende Wirkung auf die Steigerung der hepatischen Glukoseproduktion, wodurch der blutzuckersenkende Effekt zusätzlich verstärkt wird. Dass die Insulinspiegel während der Belastung nicht abfallen, lässt möglicherweise auf eine abnorme neurale Regulation der Insulinsekretion bei den Diabetikern schließen (vgl. *Zinman/Marliess/Vranic* 1982, 54/55).

Das unterschiedliche Verhalten der Insulinspiegel während der Belastung könnte nach diesen Ausführungen möglicherweise davon abhängig sein, ob die Diabetiker normal- oder übergewichtig sind. Diese Vermutung lässt sich jedoch aus der Literatur nicht sicher ableiten, da die Gewichtsverhältnisse der Diabetiker bei den genannten Untersuchungen nicht immer genau angegeben sind.

Zusammenfassend lässt sich festhalten, dass der Typ-II-Diabetiker durch eine Ausdauerbelastung leichter bis mittlerer Intensität seinen Blutzucker senken kann. Dabei ist zu beachten, dass der rein diätetisch behandelte Patient keine Unterzuckerung durch Muskelarbeit riskiert, während beim Patienten, der diätetisch und medikamentös behandelt wird, durchaus eine Hypoglykämie auftreten kann (MT 1985, 24). Allerdings scheint diese Gefahr geringer zu sein als für Typ-I-Diabetiker, da bei Typ-II-Diabetikern der Stoffwechsel durch Diät und Medikamente relativ stabil ist (vgl. *Schreiber-Popovic* 1985, 12).

Die Gegenmaßnahmen und die Präventionsmöglichkeiten einer belastungsbedingten Hypoglykämie bei Typ-II-Diabetikern werden auf S. 95 f behandelt.

Ganz im Gegensatz zu diesen hypoglykämischen Effekten kommt es bei *ketotischen, stark hyperglykämischen Diabetikern*, die sich im Zustand des Insulinmangels befinden, unter einer vergleichbaren Ausdauerbelastung zu einem zusätzlichen Blutzuckeranstieg, ja zu einer Verschlechterung der gesamten Stoffwechsellage. Die kritische Grenze, von der ab körperliche Aktivität zu einer weiteren Stoffwechselverschlechterung führt, scheint bei einem Blutglukosespiegel von ca. 330 mg/dl und einem Blutketonkörperspiegel von ca. 2 mmol/l erreicht zu sein. Dabei steigt der Blutzucker umso rapider an, je höher die Ausgangswerte liegen.

Die *Ursache* für dieses Phänomen ist der praktisch vollständige Insulinmangel, der einerseits eine vollkommen ungehemmte he-patische Glukoseproduktion erlaubt, andererseits aber die Stimulation der Glukoseaufnahme des sich kontrahierenden Muskels verhindert, da die Insulinkonzentration so gering ist, dass der permissive Effekt des Insulins nicht zum Tragen kommt (vgl. *Berger* 1985, 27; *Berger/Berchtold* 1980, 92/93).

Es kann im Insulinmangelzustand auch während der Belastung zum Glukoseefflux[1] aus der Muskulatur kommen. Der zu Grunde liegende Mechanismus entspricht dem auf S. 62 beschriebenen Faktorengefüge. Er ist zum einen auf eine gesteigerte Glykogenolyse und zum anderen auf die Blockierung des Glukoseflusses über den Weg der Glykolyse beim Diabetiker zurückzuführen (vgl. *Henrichs* 1977, 258; *Dietze/Standl/Wicklmayr* 1984, 297).

Abbildung 22 zeigt das Blutzuckerverhalten von ketotischen Diabetikern im Insulinmangelzustand, von gut eingestellten Diabetikern und von Stoffwechselgesunden bei einer 3-stündigen körperlichen Arbeit milder Intensität.

Bei hyperglykämisch-ketotischen Diabetikern kommt es zusätzlich zu einem starken Anstieg der kontrainsulinären Hormone im Blut, wie des Wachstumshormons, des Kortisols, des Glukagons und der Katecholamine – möglicherweise erhöht sich auch die Sensitivität der pankreatischen A-Zellen und/oder der Leber für Adrenalin –, sodass neben dem Blutzucker sowohl die FFS als auch die Ketonkörper massiv ansteigen (vgl. *Vranic* et al. 1983, 578). Unter diesen Bedingungen kann die Muskelarbeit zu einer Ketoazidose führen und ein Coma diabeticum auslösen. Die intramuskulären Triglyzeride gewinnen in dieser Situation eine zunehmende Bedeutung für den Muskel als Energie lieferndes Substrat und ersetzen die inadäquate Glukoseversorgung (vgl. *Vranic* et al. 1983, 578; *Berger/Berchtold* 1980, 92/93; *Berger* 1985, 27–33).

---

[1] Glukoseefflux = Glukoseausstrom

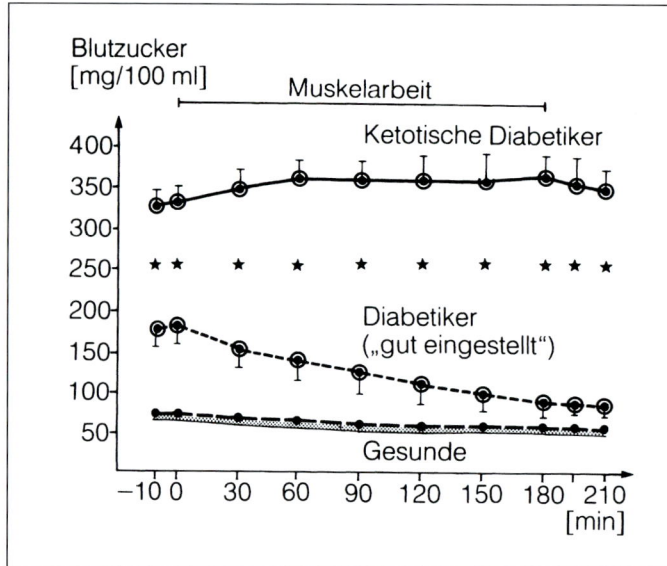

Abb. 22   Effekt einer 3-stün-
digen körperlichen Aktivität
milder Intensität auf die Blutglukosespiegel bei Patienten mit
Typ-I-Diabetes („gut eingestellt"), bei den gleichen Patienten nach Insulinentzug in ketotischer Stoffwechselentgleisung
(ketotische Diabetiker) und bei
altersentsprechenden Normalpersonen (Gesunde). Die Kreise
zeigen signifikante Unterschiede
zu den Normalpersonen und die
Sterne statistisch signifikante
Unterschiede zwischen den beiden unterschiedlich eingestellten
Kollektiven von Diabetikern an.
Mittelwert ± SEM (nach *Berger*
et al. 1977, zit. nach *Berger* 1985,
28).

Fazit: Ketotisch-hyperglykämische
Diabetiker dürfen sich keinesfalls körperlich belasten, da sie dadurch ein diabetisches Koma auslösen können.

Die Symptome und das entsprechend richtige
Verhalten bei dieser ketotisch-hyperglykämi-
schen Stoffwechselentgleisung wird auf S. 92
besprochen.
Bei Typ-II-Diabetikern ist eine derartige
Stoffwechselentgleisung kaum zu befürchten,
da sie noch genügend endogenes Insulin besitzen, um die periphere Glukoseutilisation zu
steigern (vgl. *Henrichs* 1977, 258).

Akuter Einfluss körperlicher Belastung auf das Muskelglykogen

Da das Muskelglykogen als schnell verfüg-
bares Energie lieferndes Substrat für den arbeitenden Muskel von großer Bedeutung ist,
stellt sich die Frage, ob bei der Utilisation
des Muskelglykogens während einer Belastung zwischen dem Diabetiker und dem

Stoffwechselgesunden Unterschiede bestehen. Verschiedentlich konnte gezeigt werden, dass die Utilisationsrate des Muskelglykogens bei Diabetikern und Stoffwechselgesunden gleich ist. Auch in den verschiedenen
Muskelfasern unterscheidet sich die Muskelglykogenutilisation bei Diabetikern nicht
von der Stoffwechselgesunder. Selbst bei
einem Ausdauerlauf über 90 Minuten mit
einer Belastungsintensität von 70 % der maximalen Sauerstoffaufnahme war zwischen
Diabetikern und Gesunden kein Unterschied
hinsichtlich der Glykogenutilisation festzustellen (vgl. *Maehlum* 1982, 185/186).

Nachdem die Muskelglykogenutilisation bei
Diabetikern normal zu verlaufen scheint,
drängt sich die Frage auf, inwieweit die Re-
synthese des Muskelglykogens beim Diabetiker gewährleistet ist, da bei der Wiederauffüllung der Muskelglykogenspeicher dem Insulin eine entscheidende Rolle zukommt.
Schlecht eingestellte Diabetiker bzw. Diabetiker im Insulinmangel haben verminderte
Muskelglykogendepots, die jedoch durch eine
adäquate Insulinbehandlung normalisiert
werden können (vgl. S. 62 f).

Nach einer Belastung verläuft die *Muskelglykogenresynthese* bei Diabetikern ähnlich wie bei Gesunden, wenn sich die Diabetiker ihr reguläres Insulin verabreichen.

Bei Typ-I-Diabetikern waren zwölf Stunden nach einer Belastung die Muskelglykogenspeicher wieder zu 90 % aufgefüllt, die gesunder Kontrollpersonen zu 85 %. Selbst wenn die Speicher nahezu völlig entleert sind, können sie innerhalb eines Tages fast vollständig wieder aufgefüllt werden.

Wird in der Erholungsphase kein Insulin verabreicht, so verläuft die Glykogenresynthese langsamer als bei Stoffwechselgesunden.

Man kann also festhalten, dass der Muskelglykogenstoffwechsel sowohl während als auch nach einer Belastung beim gut regulierten Diabetiker völlig normal verläuft, sodass er selbst an einem harten täglichen Training teilnehmen kann und hinsichtlich des Glykogenstoffwechsels keine Komplikationen befürchten muss (vgl. *Maehlum* 1982, 186/187).

Akuter Einfluss körperlicher Belastung auf die Glukoseproduktion der Leber

Die gesteigerte Glukoseproduktion der Leber, die während einer Belastung notwendig ist, um die Glukosehomöostase aufrechtzuerhalten, kann über eine Steigerung der hepatischen Glykogenolyse und über eine Steigerung der Glukoneogenese aus Glukosevorläufern erfolgen.

Während der befriedigend eingestellte Diabetiker in Ruhe eine ähnliche hepatische Glukosabgabe (ca. 0,8–1,0 mmol/min) wie der Stoffwechselgesunde zeigt, ist beim hyperglykämisch-ketotischen Diabetiker die Glukoseabgabe aus dem Splanchnikusgebiet erhöht. Beim Gesunden beträgt der relative Anteil der Glukoneogenese an der gesamten Glukoseproduktion ca. 25 % und der Anteil der Glykogenolyse ca. 75 %. Beim Diabetiker, unabhängig davon, ob er sich in befriedigender oder in ketotischer Stoffwechsellage befindet, ist der Anteil der Glukoneogenese an der gesamten hepatischen Glukoseproduktion in Ruhe bereits deutlich erhöht.

Auf eine relativ kurzzeitige Ausdauerbelastung (etwa 40 Minuten) reagiert der Diabetiker mit einem Anstieg der hepatischen Glukoseabgabe, der dem eines Stoffwechselgesunden entspricht. Abhängig von der Belastungsintensität steigt die Glukoseabgabe auf das 2- bis 5fache des Ruhewertes an. Allerdings beträgt der Anteil der Glukoneogenese an der gesamten Glukoseproduktion beim Diabetiker etwa 30 %, während er beim Stoffwechselgesunden nicht mehr als 10 % ausmacht (der Glukoneogeneseanteil kann sogar auf Werte unter 6 % absinken). Der größte Teil der Glukoseproduktion beim Gesunden wird also über eine gesteigerte Glykogenolyse abgedeckt. Ausgehend von den Ruhewerten verringert sich bei ihm der Anteil der Glukoneogenese an der gesamten Glukoseproduktion während einer relativ kurzzeitigen Belastung, wogegen er sich beim Diabetiker erhöht.

Die erhöhte Glukoneogeneserate zeigt sich beim Diabetiker auch in einem erhöhten Sauerstoff- und FFS-Verbrauch des Splanchnikusgebietes.

Bei Stoffwechselgesunden steigt erst nach einer länger dauernden Ausdauerbelastung von ca. 4 Stunden der Anteil der Glukoneogenese an der hepatischen Glukoseproduktion auf ca. 45 % an. Somit wirkt sich beim Diabetiker eine relativ kurzzeitige Ausdauerbelastung von ca. 40 Minuten auf den hepatischen Glukosestoffwechsel so aus, wie eine lang dauernde Belastung von ca. vier Stunden beim Gesunden (vgl. *Wahren/Felig/Hagenfeldt* 1978, 215–218; *Wahren* 1982, 62–63).

Da es sich bei der Glukoneogenese um einen ATP-verbrauchenden Prozess handelt, der 4-mal mehr ATP verbraucht als die Glykolyse (vgl. *Weicker/Wirth/Spiel* 1976, 429), ließe sich gegebenenfalls auf eine Beeinträchtigung der Ausdauerleistungsfähigkeit des Diabetikers schließen, da er früher und intensiver als der Gesunde diesen Stoffwechselweg in Anspruch nimmt.

Akuter Einfluss körperlicher Belastung auf Laktat und Pyruvat

Zur Beurteilung der Ausdauerleistungsfähigkeit ist die Bestimmung des Laktatverhaltens heute ein anerkannter Parameter. Über das Laktat- und Pyruvatverhalten bei Diabetikern liegen sehr unterschiedliche Ergebnisse vor, die an dieser Stelle vorgestellt und, soweit möglich, diskutiert werden sollen.

Nach Untersuchungen von *Berger* et al. reagieren Typ-I-Diabetiker, und zwar sowohl in befriedigender als auch in hyperglykämisch-ketotischer Stoffwechsellage, auf eine 3-stündige milde Ausdauerbelastung (30–40 % der maximalen Leistungskapazität) mit einem signifikant höheren Anstieg der Blutlaktatkonzentration als Stoffwechselgesunde. Parallel dazu ist auch der Laktat-Pyruvat-Quotient der Diabetiker erhöht (vgl. *Berger* et al. 1977, 362).

Auch bei trainierten Typ-I-Diabetikern wurden sowohl bei einer 10-minütigen submaximalen Fahrradergometer-Belastung als auch bei einer 1-stündigen Feldbelastung (Sportstunde) höhere Laktatspiegel als bei trainierten Kontrollpersonen gefunden. Die erhöhten Laktatspiegel traten bei den Diabetikern in Verbindung mit erhöhten FFS- und Ketonkörperspiegeln auf (vgl. *Ritthaler* et al. 1978, 329).

Eine mögliche Begründung für diese erhöhten Laktatwerte könnten die erhöhten FFS- und Ketonkörperspiegel sein, die über eine Hemmung der PDH die Pyruvatoxydation stark behindern, sodass die in der Glykolyse zu Pyruvat abgebaute Glukose vermehrt als

Laktat vom Muskel abgegeben wird; dadurch steigen die Laktatspiegel der Diabetiker stärker an als jene von Gesunden. Dies scheint aber sehr von der Art der Belastung abhängig zu sein, da bei Diabetikern mit weniger hohen Fettsäure- und Ketonkörperspiegeln auch deutlich geringere Laktatanstiege gefunden wurden.

Weicker (in *Weicker/Wirth/Spiel* 1976) kam bei der Untersuchung des Laktatverhaltens bei einer bis zur Erschöpfung führenden Fahrradergometerbelastung zu völlig anderen Ergebnissen. Bei ihm zeigten die Typ-I-Diabetiker den geringsten und die gesunden Kontrollpersonen den stärksten Laktatanstieg. Die Gruppe der Typ-II-Diabetiker nahm eine Mittelstellung ein. Als Ursache für die niedrigeren Laktatanstiege wird bei den Diabetikern die intensivierte Glukoneogenese (s. S. 73 f) angesehen. Das während der Belastung in der Muskulatur gebildete Laktat wird über den Cori-Zyklus vermehrt in Glukose umgewandelt, was zu den niedrigeren Laktatwerten bei den Diabetikern führen könnte. Aber auch über den gesteigerten Pyruvat-Alanin-Zyklus der Diabetiker können die Laktatspiegel erklärt werden, da hierbei aus dem Pyruvat nicht Laktat, sondern durch Aminierung des Pyruvats Alanin gebildet wird, welches dann in der Leber als Glukoseprecursor[1] für die Glukoneogenese dient (vgl. *Weicker/Wirth/ Spiel* 1976, 424–429).

Im Gegensatz zu diesen Untersuchungen konnte *Henrichs* zwischen Typ-II-Diabetikern und Normalpersonen kein unterschiedliches Verhalten der Laktatkonzentrationen während Belastung nachweisen (vgl. *Henrichs* 1978, 19; *Henrichs* 1977, 324).

Jakober und Mitarbeiter wiederum fanden bei einer bis zur Erschöpfung führenden Belastung, dass es sowohl bei den Typ-I-Diabetikern als auch bei den gesunden Kontrollpersonen zu einem deutlichen Anstieg der Laktat- und Pyruvatkonzentrationen kam, was mit einer metabolischen Azidose und

---

[1] Glukoseprecursor = Glukosevorläufer

einem Abfall des Blut-ph-Wertes verbunden war. Qualitativ waren die Veränderungen bei beiden Kollektiven gleich, quantitativ zeigten die Diabetiker jedoch niedrigere Laktat- und Pyruvatkonzentrationen als die Kontrollen. Diese quantitativen Unterschiede führen die Autoren jedoch auf die geringere maximale Leistungsfähigkeit der Diabetiker zurück (vgl. *Jakober/Schmülling/Eggstein* 1983, 104–108).

> Aus den unterschiedlichen Ergebnissen ist zu ersehen, dass sich keine eindeutigen Aussagen über Unterschiede hinsichtlich des Laktat- und Pyruvatverhaltens zwischen Diabetikern und Stoffwechselgesunden machen lassen. Die Laktat- und Pyruvatkonzentrationen sind auf der einen Seite von der Art der Belastung und vom Trainingszustand des Athleten abhängig, auf der anderen Seite könnte auch die aktuelle Stoffwechsellage des Diabetikers eine Rolle spielen.

Akuter Einfluss körperlicher Aktivität auf den Fettstoffwechsel unter besonderer Berücksichtigung freier Fettsäuren und Ketonkörper

Das Fettgewebe stellt das größte Energiedepot während einer körperlichen Belastung dar. Der relative Anteil der Fette an der oxydativen Energiebereitstellung ist abhängig von der Belastungsdauer und Belastungsintensität, dem Trainingszustand und dem Ernährungszustand vor der Belastung. Das Fett wird zum dominierenden Energie liefernden Substrat bei lang dauernden Belastungen geringer bis mittlerer Intensität.
Die Umsatzrate der FFS[1] korreliert sowohl unter Ruhebedingungen als auch während

Belastung direkt mit der FFS-Konzentration im arteriellen Blut. Somit ist die FFS-Utilisation des ruhenden und arbeitenden Muskels in erster Linie abhängig von der Mobilisation der FFS aus dem Fettgewebe durch die Lipolyse. Die Utilisation der Ketonkörper ist ebenfalls direkt proportional zu deren Konzentration im arteriellen Blut. Unter Ruhebedingungen ist die Ketonkörperverwertung des Muskels beim Stoffwechselgesunden sehr gering, beim Diabetiker dagegen leicht erhöht. Mit dem Beginn einer Belastung vermindert sich die Ketonkörperutilisation beim Gesunden und nur bei sehr langen Ausdauerbelastungen können die Ketonkörper, wenn ihre Blutkonzentration ansteigt, als Energie lieferndes Substrat dienen. Beim Diabetiker dagegen hält die Ketonkörperverwertung mit dem Beginn einer körperlichen Belastung an (vgl. *Wahren/Felig/Hagenfeldt* 1978, 218; *Vranic* et al. 1983, 569/570).

Effekte einer kurzen, intensiven Belastung

Als Ausdruck einer stimulierten Lipolyse steigen sowohl beim Typ-I-Diabetiker (16 Stunden nach der letzten Insulininjektion) als auch bei gesunden Kontrollpersonen die Werte von freiem Glyzerin bis in die ersten Erholungsminuten an. Nach einem initialen Anstieg bei noch geringer Belastungsintensität kommt es mit zunehmender Belastungsintensität zu einem deutlichen Abfall der FFS, wobei die Werte bei Diabetikern vor, während und nach der Belastung höher liegen als bei Stoffwechselgesunden. Für diese leicht erhöhten Werte ist der Insulinmangel verantwortlich zu machen. Die Ketonkörperkonzentration zeigt das gleiche Verhalten wie die der FFS, fällt also auch mit zunehmender Belastungsintensität ab. Nach der Belastung unterscheidet sich das Verhalten der FFS-, Glyzerin- und Ketonkörperkonzentration der Diabetiker nicht von dem stoffwechselgesunder Personen; die Werte kehren allmählich zu den Ausgangswerten vor der Belastung zurück (vgl. *Jakober* et al. 1982, 87; *Jakober/Schmülling/Eggstein* 1983,

---

[1] FFS = Freie Fettsäuren

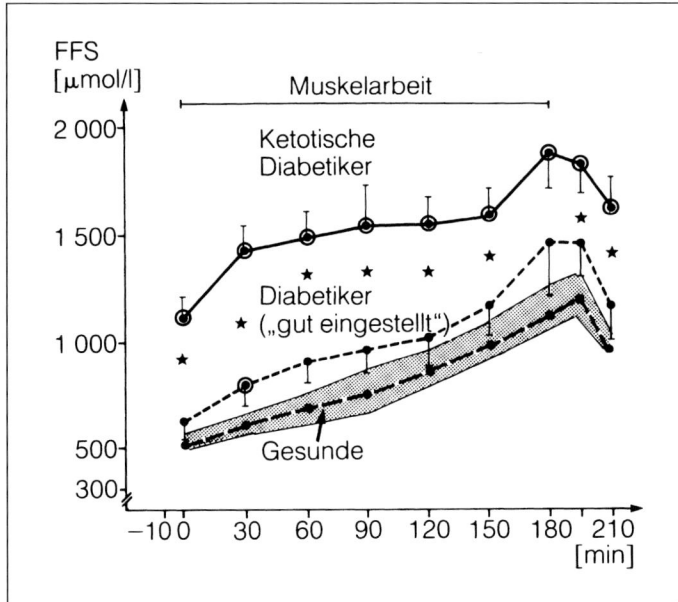

Abb. 23 Effekt einer 3-stündigen relativ milden Ergometerbelastung auf die Serumspiegel freier Fettsäuren von Stoffwechselgesunden und bei Patienten mit Typ-I-Diabetes. Die Kreise zeigen signifikante Unterschiede zu den Normalpersonen und die Sterne statistisch signifikante Unterschiede zwischen den beiden unterschiedlich eingestellten Kollektiven von Diabetikern an. Mittelwerte ± SEM (nach *Berger* **et al. 1977, zit. nach** *Berger* **1985, 34).**

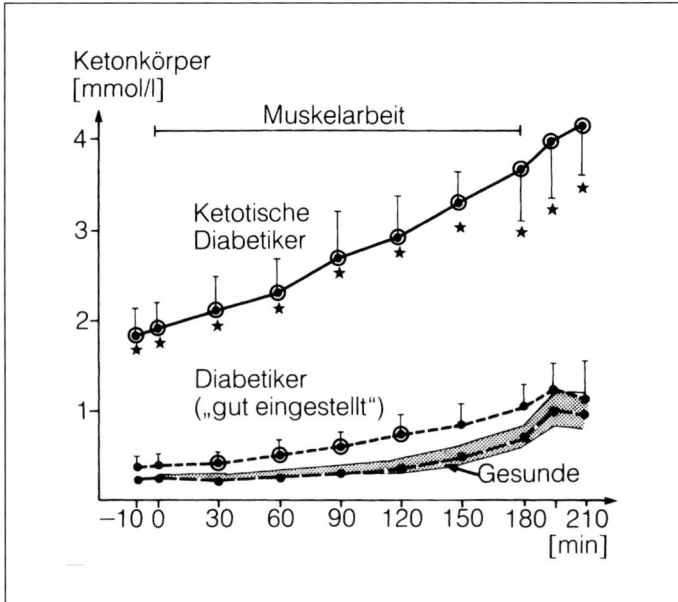

Abb. 24 Effekt einer 3-stündigen relativ milden Ergometerbelastung auf die Blutspiegel von Ketonkörpern (Summe von ß-Hydroxybutyrat und Acetoacetat) bei Stoffwechselgesunden und bei Patienten mit Typ-I-Diabetes. Die Kreise zeigen signifikante Unterschiede zu den Normalpersonen und die Sterne statistisch signifikante Unterschiede zwischen den beiden unterschiedlich eingestellten Kollektiven von Diabetikern an. Mittelwerte ± SEM (nach *Berger* **et al. 1977, zit. nach** *Berger* **1985, 35).**

106-108; *Jakober* et al. 1984, 167/168; *Schmülling* et al. 1982, 100).
Dass bei Diabetikern der Quotient aus FFS und freiem Glyzerin in Ruhe, während der Belastung und in der Erholungsphase höher liegt als bei Normalpersonen, konnte in Untersuchungen von *Weicker* nachgewiesen werden. Der erhöhte FFS/freie Glyzerin-Quotient

bei den Diabetikern könnte auf einen vermehrten Glyzerinverbrauch bei gesteigerter Glukoneogenese zurückzuführen sein, da Glyzerin als Glukoseprecursor bei der Glukoneogenese dient (Glyzerin – Glukosezyklus). Bei den gleichen Belastungen zeigen Typ-II-Diabetiker ebenfalls einen Anstieg des Glyzerins und einen Abfall der FFS-Konzentration. Die Werte der Typ-II-Diabetiker liegen zwischen denen der Typ-I-Diabetiker und der Kontrollpersonen (vgl. *Weicker/Wirth/Spiel* 1976, 426–429).

> Das Verhalten dieser Parameter des Fettstoffwechsels deutet darauf hin, dass eine intensive Belastung bei Typ-I- und Typ-II-Diabetikern, wie bei Normalpersonen, zu einer Verbesserung der Utilisation der FFS und der Ketonkörper führt. Damit muss der Typ-I-Diabetiker in befriedigender Stoffwechsellage während einer kurzen und intensiven Belastung nicht mit Komplikationen bezüglich des Fettstoffwechsels (z. B. Entstehung einer Ketoazidose) rechnen (vgl. *Jakober/Schmülling/Eggstein* 1983, 107).

Effekte einer länger dauernden Belastung mit geringer bis mittlerer Intensität

> Befriedigend eingestellte Typ-I-Diabetiker (12–14 Stunden nach der letzten Insulininjektion) reagieren auf eine 3-stündige Belastung mit relativ geringer Intensität (30–40 % der maximalen Leistungsfähigkeit) ähnlich wie Stoffwechselgesunde. Die FFS- und Ketonkörperspiegel der Diabetiker steigen, ausgehend von leicht erhöhten Werten, ebenso an wie bei Gesunden (vgl. *Wahren* 1982, 64; *Wahren/Felig/Hagenfeldt* 1978, 219; *Berger* et al. 1977, 362).

Dagegen führt die gleiche Belastung bei hyperglykämisch-ketotischen Patienten mit bereits stark erhöhten Ausgangswerten zu einer rapiden Zunahme der Serumspiegel von FFS und der Ketonkörper. Der Anstieg der Ketonkörper hält selbst 30 Minuten nach Beendigung der Belastung an und es kommt zur Ausbildung einer massiven Ketose (vgl. *Berger* 1985, 33; *Berger/Berchtold* 1980, 92; *Berger* et al. 1977, 362). Infolge der erhöhten FFS- und Ketonkörperspiegel ist beim hyperglykämisch-ketotischen Diabetiker auch die Utilisation dieser Substrate höher als beim nichtketotischen Diabetiker und beim Gesunden. Die Ketonkörperproduktion der ketotischen Patienten übersteigt jedoch die Ketonkörperutilisation, wodurch die hohen Ketonkörperkonzentrationen entstehen (vgl. *Wahren* 1982, 64–66).

Die Abbildungen 23 und 24 zeigen die Serumspiegel der FFS und der Ketonkörper während einer relativ milden Ausdauerbelastung bei Gesunden, bei gut eingestellten Diabetikern und bei ketotischen Diabetikern. Als Ursache für den starken Anstieg der FFS und der Ketonkörper bei hyperglykämisch-ketotischen Diabetikern können neben dem Insulinmangel erhöhte Katecholaminspiegel, ein früherer Anstieg des Wachstumshormons und ein früherer und stärkerer Anstieg der Plasmaspiegel von Glukagon in Frage kommen (vgl. *Berger* et al. 1977, 362/363; *Berger* 1985, 27–33; *Vranic* et al. 1983, 579).

Die folgenden Abbildungen 25, 26 und 27 zeigen den Effekt einer milden Ausdauerbelastung auf den Plasmaspiegel von STH[1] (= GH)[2], Kortisol und Glukagon bei Stoffwechselgesunden, gut eingestellten Diabetikern und bei ketotischen Diabetikern nach Insulinentzug im Vergleich. Es wird deutlich, dass sich das Hormonverhalten der Diabetiker, die adäquat mit Insulin versorgt sind, nur geringfügig von dem der Stoffwechselgesunden unterscheidet.

---

[1] STH = Somatotropes Hormon = Wachstumshormon
[2] GH = Growth Hormone = Wachstumshormon

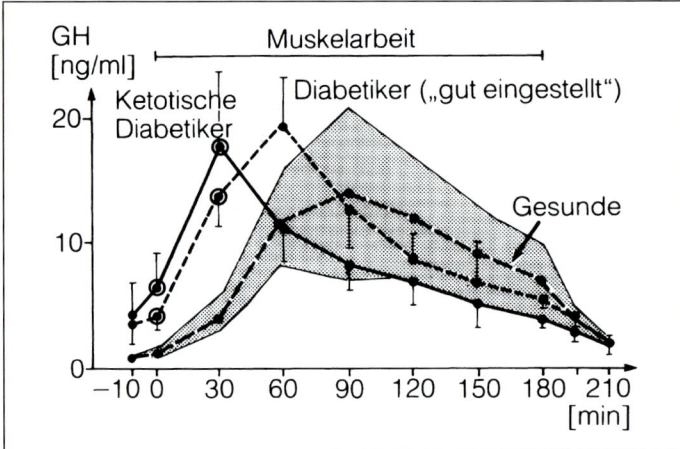

Abb. 25 Effekt einer 3-stündigen körperlichen Arbeit milder Intensität auf die Serumspiegel von Wachstumshormon bei Patienten mit Typ-I-Diabetes („gut eingestellt"), bei den gleichen Patienten nach Insulinentzug in ketotischer Stoffwechselentgleisung (ketotische Diabetiker) und bei altersentsprechenden Normalpersonen (Gesunde). Die Kreise zeigen signifikante Unterschiede zu den Normalpersonen. Mittelwerte ± SEM (nach *Berger* et al. 1977, zit. nach *Berger* 1985, 30).

Abschließend kann festgestellt werden, dass eine adäquate Insulinversorgung des Diabetikers eine unbedingte Voraussetzung zur Vermeidung von Stoffwechselentgleisungen hinsichtlich des Fettstoffwechsels bei körperlicher Belastung ist und dass der Fettstoffwechsel von gut eingestellten Diabetikern und Stoffwechselgesunden während Belastung durchaus vergleichbar ist.

Akuter Einfluss körperlicher Aktivität auf den Eiweißstoffwechsel

Die freien Aminosäuren sind bei kurz dauernden, weniger intensiven Belastungen für den muskulären Energieumsatz ohne Bedeutung und erst bei Belastungszeiten ab etwa 60 Minuten können auch Aminosäuren am Energiestoffwechsel beteiligt werden.

Verzweigtkettige Aminosäuren können direkt durch die Beta-Oxydation in den muskulären Mitochondrien verwertet und C3-,

C4- und C5-Metaboliten können nach vorausgegangener Desaminierung in den Zitratzyklus eingeschleust werden. Darüber hinaus kommt der Alaninsynthese während Muskelarbeit eine wichtige Bedeutung bei der hepatischen Glukoneogenese zu (vgl. *Keul/Berg* 1986, 216).

Effekte einer kurzzeitigen, intensiven Belastung

Während einer kurzzeitigen, intensiven Belastung kommt es sowohl bei Stoffwechselgesunden als auch bei Diabetikern zu einer erhöhten Abgabe von Alanin aus der sich kontrahierenden Muskulatur und zu einem Anstieg der Alaninkonzentration im Blut (vgl. *Berger* et al. 1977, 362). Das Alanin kann durch Aminierung des Pyruvats in der Muskulatur gebildet werden, bei lang anhaltenden Fastenperioden und starker körperlicher Belastung können aber auch muskeleigene Aminosäuren in den Pyruvat-Alanin-Zyklus eingeschleust werden. Die Steigerung der intramuskulären Alaninproduktion ist unter anderem abhängig vom Glukoseinflux und der intrahepatischen Glukoneogenese. Besonders bei isometrischer Muskelarbeit besteht beim Diabetiker im Insulinmangel wegen des reduzierten Glukose-uptakes und der intensivier-

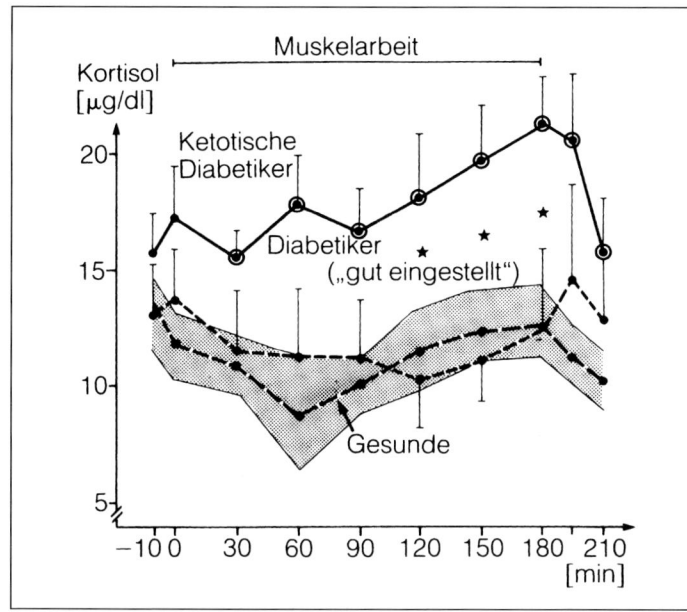

Abb. 26   Effekt einer 3-stündigen relativ milden Ergometerbelastung auf die Serumspiegel von Kortisol bei Stoffwechselgesunden und bei Patienten mit Typ-I-Diabetes. Die Kreise zeigen signifikante Unterschiede zu den Normalpersonen und die Sterne statistisch signifikante Unterschiede zwischen den beiden unterschiedlich eingestellten Kollektiven und Diabetikern an. Mittelwerte ± SEM (nach *Berger* et al. 1977, zit. nach *Berger* 1985, 32).

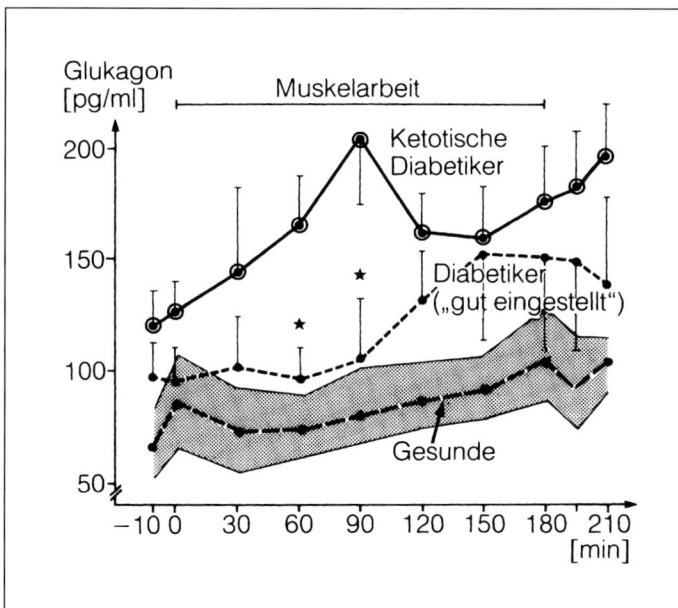

Abb. 27   Effekt einer 3-stündigen relativ milden Ergometerbelastung auf die Plasmaspiegel von Glukagon bei Stoffwechselgesunden und bei Patienten mit Typ-I-Diabetes. Die Kreise zeigen signifikante Unterschiede zu den Normalpersonen und die Sterne statistisch signifikante Unterschiede zwischen den beiden unterschiedlich eingestellten Kollektiven von Diabetikern an. Mittelwerte ± SEM (nach *Berger* et al. 1977, zit. nach *Berger* 1985, 31).

ten Glukoneogenese die Gefahr, dass der Pyruvat-Alanin-Zyklus so intensiviert ist, dass auch auf muskeleigene Aminosäuren zurückgegriffen wird, wodurch eine katabole Stoffwechsellage entstehen kann, die die Muskelkraft reduziert. Beim Stoffwechselgesunden beansprucht der Pyruvat-Alanin-Zyklus seltener körpereigene Aminosäuren als beim Diabetiker. Jedoch kann auch bei ihm durch eine anhaltende Überlastung eine derartige katabole Stoffwechsellage provoziert werden (vgl. *Weiker/Wirth/Spiel* 1976, 428/429).

Effekte einer länger dauernden Belastung mit geringer bis mittlerer Intensität

Die Auswirkungen einer 3-stündigen, relativ milden Ausdauerbelastung (30–40 % der maximalen Leistungsfähigkeit) auf den Eiweißstoffwechsel lassen sich bei befriedigend eingestellten Diabetikern, bei hyperglykämisch-ketotischen Diabetikern und bei Stoffwechselgesunden wie folgt darstellen (vgl. *Berger* et al. 1977, 359/360 und 362):

Unter Ruhebedingungen sind die Alaninkonzentrationen der drei Kollektive miteinander vergleichbar, die Plasmaspiegel der verzweigtkettigen Aminosäuren sind bei den schlecht eingestellten Diabetikern im Vergleich zu den beiden anderen Gruppen um das 1,5- bis 2fache erhöht.

Während der Belastung zeigt sich bei der Kontrollgruppe hinsichtlich der Alaninkonzentration keine Veränderung, jedoch gegen Ende der Belastung und in der sich anschließenden Erholungsphase findet sich ein signifikanter Abfall der Alaninkonzentration, verbunden mit erhöhten Glukagonspiegeln. Da das Glukagon die Glukoseneubildung aus Alanin stimuliert, kommt es entsprechend zu einem erhöhten Alanin-uptake[1] des Splanchnikusgebietes, womit der Abfall der Alaninkonzentration zu erklären ist. Dagegen ist bei beiden Diabetikergruppen während der Belastung, und zwar nach 60 Minuten und nach 120 Minuten, ein vorübergehender Anstieg der Alaninkonzentration festzustellen. Die gesteigerte Alaninproduktion ist möglicherweise auf die bei den Diabetikern intensivierte hepatische Glukoneogenese zurückzuführen und kann mit den Mechanismen erklärt werden, die bei einer kurzzeitigen intensiven Belastung zu erhöhten Alaninkonzentrationen führen (erhöhte Alaninabgabe aus dem arbeitenden Muskel).

Die Frage, ob bei den Diabetikern in dieser Phase bereits körpereigene Aminosäuren zur Alaninsynthese herangezogen werden, kann aus der Literatur nicht beantwortet werden.

Die Plasmaspiegel der verzweigtkettigen Aminosäuren bleiben bei den drei Kollektiven während der Belastung unverändert.

Zusammenfassende Beurteilung der akuten Effekte körperlicher Aktivität auf den diabetischen Stoffwechsel

Die akuten Effekte einer körperlichen Belastung auf den Muskelstoffwechsel des diabetischen Organismus sind nicht nur von der Belastungsintensität und -dauer und vom Trainingszustand abhängig, sondern entscheidend von der aktuellen Stoffwechsellage des Diabetikers, d.h. von seiner momentanen Versorgung mit Insulin zum Zeitpunkt der Belastung.

Beim Typ-I-Diabetiker in guter Stoffwechsellage sind die Auswirkungen einer körperlichen Belastung auf den Kohlenhydrat-, Fett- und Eiweißstoffwechsel durchaus mit denen des Stoffwechselgesunden vergleichbar. Eine Ausnahme jedoch stellt der Blutzuckerspiegel dar, der beim Diabetiker während und auch nach Belastung, insbesondere bei Ausdauerbelastungen mit einer Intensität von 50–60 % der maximalen Sauerstoffaufnahme, abfällt. Dadurch besteht die Gefahr, dass durch die körperliche Belastung eine *Hypoglykämie* induziert werden kann. Hinsichtlich der hormonellen Reaktion, insbesondere der insulinantagonistischen Hormone, sind zwischen gut eingestellten Diabetikern und Stoffwechselgesunden nur geringe Unterschiede zu erwarten. *Bei Typ-I-Diabetikern in hyperglykämisch-ketotischer Stoffwechsellage* wirkt sich dagegen

---

[1] Alanin-uptake = Alaninaufnahme

körperliche Belastung auf das gesamte Stoffwechselgeschehen negativ aus. Neben einem weiteren Blutglukoseanstieg kommt es zum Anstieg der FFS und besonders der Ketonkörper; körpereigene Aminosäuren werden vor allem bei intensiven Belastungen früher verwertet, wodurch eine katabole Stoffwechsellage ausgelöst werden kann. Die hormonelle Reaktion unterscheidet sich deutlich vom Hormonverhalten Stoffwechselgesunder und gut eingestellter Diabetiker, da die kontrainsulinären Hormone früher und stärker ansteigen. Dadurch wird die Stoffwechseldekompensation weiter verstärkt.

> Beim dekompensierten Diabetiker provoziert körperliche Aktivität die Entstehung einer Ketoazidose und kann sogar ein Coma diabeticum auslösen; deshalb muss unter diesen Bedingungen sportliche Betätigung untersagt werden.

Bei Typ-II-Diabetikern, unabhängig davon, ob sie rein diätetisch oder diätetisch und medikamentös behandelt werden, wirkt sich eine körperliche Belastung *blutzuckersenkend* aus. Abgesehen davon, dass der hypoglykämische Effekt der Sulfonylharnstoffe durch körperliche Aktivität verstärkt werden kann, wodurch für den medikamentös behandelten Patienten die Gefahr besteht, dass sich eine Hypoglykämie entwickelt, sind infolge einer akuten Belastung keine ungünstigen metabolischen und hormonellen Reaktionen für den Typ-II-Diabetiker zu erwarten.

Chronische Effekte körperlicher Aktivität auf den diabetischen Organismus

Wurden im vorangehenden Kapitel die akuten Effekte einer körperlichen Aktivität behandelt, so sollen nun die chronischen Effekte körperlicher Aktivität auf den diabetischen Organismus dargestellt werden, wobei darunter die Auswirkungen eines Trainings zu verstehen sind, das regelmäßig, über einen ausreichend langen Zeitraum und mit einer trainingswirksamen Intensität durchgeführt wird. Auch hier werden die Auswirkungen auf die Morphologie der Muskulatur, auf den Kohlenhydrat- und den Fettstoffwechsel betrachtet und die Ergebnisse mit denen stoffwechselgesunder Personen, sofern sich Unterschiede zeigen, verglichen. Aus diesen Betrachtungen können Rückschlüsse auf die Trainierbarkeit, die Leistungsfähigkeit und die Fähigkeit zur Leistungssteigerung des Diabetikers gezogen werden.
Der größte Teil der Ausführungen behandelt die Auswirkungen eines Ausdauertrainings bzw. eines Trainings, das auf die aerobe dynamische Ausdauer ausgerichtet ist, da dieses Trainingsprinzip nahezu allen Untersuchungen zu Grunde liegt.

Morphologische und enzymatische Anpassungen der Skelettmuskulatur an ein Ausdauertraining

Wallberg-Henriksson und Mitarbeiter (1984, 855) untersuchten die Auswirkungen eines 8-wöchigen Ausdauertrainings (3-mal wöchentlich 45 min Dauerlauf) hinsichtlich der Muskelfasertypen, des Kapillargefäßnetzes und der Aktivität einiger oxydativer und anoxydativer Enzyme bei Typ-I-Diabetikern und Stoffwechselgesunden.

Vor dem Training bestand bezüglich der Verteilung von ST- und FT-Fasern zwischen den beiden Gruppen kein Unterschied. Die Diabetiker zeigten nach dem 8-wöchigen Training keine Veränderung der Verteilung der Muskelfasern, wogegen bei den Kontrollpersonen der Anteil der FTa-Fasern deutlich anstieg und der Anteil der FTb-Fasern deutlich abnahm. Eine plausible Erklärung für diesen Vorgang gibt es bislang nicht.

Hinsichtlich des Kapillargefäßnetzes zeigte die eine Hälfte der Diabetiker eine Zunahme der Kapillaren pro Muskelfaser, während bei der anderen Hälfte eine Zunahme nicht zu erkennen war. Dagegen war bei den Stoffwechselgesunden immer eine entsprechende Zunahme zu beobachten. Da die Diabetiker, die keine Veränderungen zeigten, signifikant länger an Diabetes erkrankt waren, vermutet man, dass aufgrund bereits bestehender mikrovaskulärer Läsionen des Muskels (Verdickung der kapillären Basalmembran) die Kapazität zur Kapillarenneubildung vermindert ist, womit die Unterschiede innerhalb der Diabetikergruppe unter Umständen zu erklären sind. Andererseits besteht jedoch auch die Möglichkeit, dass bei Diabetikern, die bereits mikroangiopathische Veränderungen aufweisen, das Training nur über einen längeren Zeitraum durchgeführt werden müsste, um Neubildungen von Kapillaren am Skelettmuskel zu bewirken. Die Kapillarendichte (= Kapillaren pro mm^2 Muskel) war bei den Diabetikern vor dem Training höher als bei den Kontrollen. Dies scheint auf einen kompensatorischen Mechanismus zurückzuführen zu sein, über welchen die verminderte kapilläre Funktion ausgeglichen wird. Nach dem Training war die Kapillarendichte bei den Diabetikern unverändert, was sich damit erklären lässt, dass es parallel zur Zunahme der Kapillarenanzahl auch zu einer Vergrößerung der Muskelfasern kam. Bei den Stoffwechselgesunden war dagegen die Kapillarendichte nach der Trainingsperiode erhöht (vgl. *Wallberg-Henriksson* et al. 1984, 856).

Diese Untersuchungen geben zu der Vermutung Anlass, dass die Adaptation der muskulären Kapillaren bei Diabetikern nicht normal verläuft und dass die abnormale Kapillarisierung einen limitierenden Faktor für die Verbesserung der Ausdauerleistungsfähigkeit darstellen könnte. Da das Training bei den Diabetikern jedoch zu einer Vergrößerung der maximalen Sauerstoffaufnahme, dem Bruttokriterium der kardiopulmonalen Leistungsfähigkeit (vgl. *Hollmann/Hettinger* 1980,

364; *Weineck* 2000, 157), und zu einem Anstieg der Aktivität mitochondrialer Enzyme (s. Folgetext) führt, scheint in der Kapillarisierung jedoch nicht der leistungslimitierende Faktor zu liegen (*Horton* 1982, 192; *Wallberg-Henriksson* 1984, 857).

Bei einem Ausdauertraining wird vor allem die Aktivität der Enzyme der Mitochondrien[1], d. h. der Enzyme des Zitratzyklus und der Atmungskette, erhöht (vgl. *Weineck* 1988[6], 101/102). Dies trifft für Diabetiker gleichermaßen wie für Stoffwechselgesunde zu. Typ-I-Diabetiker zeigen die gleiche Aktivitätszunahme der Succinatdehydrogenase (SDH) und der Zitrat-Synthetase nach einem Ausdauertraining wie Stoffwechselgesunde (vgl. *Costill* et al. 1979, 820; *Wallberg-Henriksson* et al. 1984, 855).

Die glykolytischen Enzyme[2] zeigen dagegen nicht immer ein gleich gerichtetes Verhalten. Die Aktivität der Hexokinase (HK), die bei Diabetikern vor Trainingsbeginn deutlich erniedrigt war, konnte durch das Trainingsprogramm erhöht werden und erreichte das Niveau, das bei der Kontrollgruppe vorgefunden wurde. Bei diesen blieb die Aktivität der HK nahezu unverändert (vgl. *Wallberg-Henriksson* et al. 1984, 856). *Costill*, der keine Aktivitätsunterschiede der HK vor dem Training zwischen Diabetikern und Stoffwechselgesunden finden konnte, berichtet von der gleichen Aktivitätssteigerung infolge eines Trainings bei beiden Kollektiven (vgl. *Costill* et al. 1979, 820). Die erniedrigte HK-Aktivität bei Typ-I-Diabetikern im untrainierten Zustand könnte über einen relativen Insulinmangel zu erklären sein, durch den die HK-Synthese vermindert ist (vgl. *Costill* et al. 1979, 820; *Wallberg-Henriksson* et al. 1984, 856). Die Aktivität der Laktatdehydrogenase (LDH), die bei untrainierten Diabetikern deutlich erhöht war, konnte durch ein

---

[1] Mitochondrien = Ort der oxydativen (unter Sauerstoffverbrauch) Verbrennung = „Kraftwerk" der Zelle
[2] Glykolytische Enzyme = Enzyme der Glykolyse, d. h. der anaeroben (ohne Sauerstoff) Energiegewinnung

8-wöchiges Ausdauertraining reduziert werden, während sie bei Stoffwechselgesunden unverändert blieb. Die erhöhte LDH-Aktivität könnte die höheren Blutlaktatwerte, die bei Diabetikern gefunden werden (vgl. S. 74 f), erklären. Da die Aktivität der PDH[1] bei Diabetikern, besonders im Insulinmangel wegen erhöhter FFS- und Ketonkörperspiegel, erniedrigt ist, könnte der erhöhten LDH-Aktivität ein kompensatorischer Mechanismus zu Grunde liegen (vgl. *Wallberg-Henriksson* et al. 1984, 856/857).

Chronische Effekte eines Ausdauertrainings auf den Kohlenhydratstoffwechsel

Bei Typ-I-Diabetikern können durch ein regelmäßiges Ausdauertraining die Blutzuckerwerte gesenkt und die Blutzuckertagesprofile ausgeglichener werden. Nach einem 2-jährigen Training zeigte sich bei Typ-I-Diabetikern ein Abfall der Blutzuckerwerte um 20–30 % (vgl. *Weicker* 1979, 125).

Die Stabilisierung des Blutzuckers spiegelt sich in weniger starken Schwankungen des Blutzuckergehaltes wider. Im untrainierten Zustand führt eine Belastung zu einem stärkeren Abfall der Blutglukose als im trainierten Zustand und nach der Belastung bleibt der Blutzucker beim trainierten Diabetiker länger erniedrigt als beim Untrainierten. Diese Tendenz zur Stabilisierung der Stoffwechsellage zeigt sich auch deutlich im Verhalten des Wachstumshormons und des Kortisols. Beim trainierten Diabetiker sind die Blutspiegel beider Hormone niedriger. Während einer Belastung kommt es bei Trainierten zu einem geringeren Konzentrationsanstieg und nach der Belastung zu einem nachhaltigen Effekt eines Konzentrationsabfalls der Hormone (vgl. *Jung* 1984, 108–111).

Hinsichtlich des Laktatverhaltens führte ein einjähriges Training bei Typ-I-Diabetikern zu geringeren Anstiegen der Belastungslaktatwerte und nach Belastungsende besteht im trainierten Zustand die Tendenz zur schnelleren Normalisierung der Laktatspiegel (vgl. *Jung* 1984, 111). Verminderte Laktat- und Pyruvatanstiege während körperlicher Belastung konnten bereits nach einem 7-wöchigen Ausdauertraining bei Typ-I-Diabetikern festgestellt werden (vgl. *Drost* et al. 1982, 181). Der belastungsbedingte Laktatanstieg bei Diabetikern entsprach nach einem 2-jährigen Training der Verbesserung der Kondition und glich demjenigen von Stoffwechselgesunden. Die hepatischen und muskulären Kohlenhydratspeicher werden im trainierten Zustand ökonomischer mobilisiert, wodurch der Diabetiker eine größere Energiereserve behält und hypoglykämische Reaktionen auch bei stärkerer Arbeitsbelastung seltener werden (vgl. *Weicker* 1979, 123-126). Die trainingsbedingten Veränderungen der Laktat- und Pyruvatspiegel unter Belastung spiegeln deutlich eine Steigerung der körperlichen Leistungsfähigkeit bei Typ-I-Diabetikern wider, welche durchaus mit der Stoffwechselgesunder vergleichbar ist.

Im Gegensatz zu einigen Aussagen, aufgrund derer man auf eine trainingsbedingte Verbesserung der Blutzuckerkontrolle schließen könnte, stehen jedoch Ergebnisse anderer Untersuchungen. So konnte selbst durch ein 5-monatiges, intensives, tägliches Ausdauertraining bei Typ-I-Diabetikern keine verbesserte Blutzuckerkontrolle erreicht werden. Weder die durchschnittlichen Blutglukosewerte noch die Werte für das HbA_1 (s. S. 50 f) zeigten signifikante Unterschiede zwischen den trainierenden und den nicht trainierenden Patienten (vgl. *Wallberg-Henriksson* et al. 1986, 56) und auch ein 3-mal wöchentliches Ausdauertraining über sieben Wochen bewirkte keine Veränderungen der Blutzuckerwerte, der Blutglukosetagesprofile und der Harnzuckerausscheidung bei Typ-I-Diabetikern (vgl. *Drost* et al. 1982, 181).

---

[1] PDH = Pyruvatdehydrogenase

Durch ein 2-wöchiges intensives Training konnten zwar die HbA$_1$-Werte gesenkt werden, jedoch erreichten diese Werte nach weiteren vier Wochen mit reduzierter Trainingsintensität wieder die Ausgangswerte vor der Trainingsperiode (vgl. *Dahl-Jorgensen* et al. 1982, 178). Der eindeutige Beweis dafür, dass durch ein regelmäßiges körperliches Training die Stoffwechselkontrolle bei Typ-I-Diabetikern langfristig verbessert werden kann, muss also erst noch erbracht werden (vgl. *Kemmer/Berger* 1983, 81).

Ein weiterer Effekt eines regelmäßigen Trainings besteht darin, dass der Insulinbedarf gesenkt werden kann; das bedeutet, dass bei unverändert guter Diabeteseinstellung die täglich zuzuführende Insulinmenge reduziert werden kann (vgl. *Jung* 1984, 111). Dieser Insulin einsparende Effekt beruht auf einer gesteigerten Insulinempfindlichkeit des Glukosestoffwechsels beim Trainierten, welche auf das Muskelgewebe begrenzt zu sein scheint. Ob dieser Trainingseffekt auf eine gesteigerte Affinität des Insulins zu seinem Rezeptor oder auf eine erhöhte Anzahl von Insulinrezeptoren oder auf primär metabolische Faktoren zurückzuführen ist, kann noch nicht eindeutig geklärt werden (vgl. *Berger/Berchtold* 1980, 95). Der Insulin einsparende Effekt hält auch nur so lange an, wie regelmäßig trainiert wird (vgl. *Bar-Or* 1983, 173).

Eine trainingsbedingte Verbesserung der Glukosetoleranz[1] konnte bei Typ-I-Diabetikern bisher nicht nachgewiesen werden (vgl. *Vranic* et al. 1979, 158; *Berger/Berchtold* 1980, 95). Allerdings kann unmittelbar nach einer Belastung sowohl beim Gesunden als auch beim gut eingestellten Diabetiker die Glukosetoleranz kurzzeitig verbessert sein. Dieser Effekt beruht darauf, dass unmittelbar nach einer Belastung oral zugeführte Glukose für die Wiederauffüllung der entleerten Glykogenspeicher verwendet wird.

Dabei ist die kurzzeitige Verbesserung der Glukosetoleranz proportional zur Belastungsintensität (vgl. *Vranic* et al. 1983, 576).

Bei Typ-II-Diabetikern wirkt sich ein regelmäßiges Training blutzuckersenkend aus, was sich besonders bei adipösen Typ-II-Diabetikern nachweisen lässt (vgl. *Dietze/Standl/Wicklmayr* 1984, 299). In der Pathophysiologie des Typ-II-Diabetes mellitus ist die periphere Insulinresistenz verbunden mit einer verschlechterten Glukosetoleranz von besonderer Bedeutung (vgl. *Kemmer/Berger* 1983, 84). Durch ein regelmäßiges Training kann die Insulinwirkung auf die Glukoseutilisation verbessert bzw. erleichtert und die periphere Insulinresistenz vermindert werden. Dieser Effekt ist auf die Steigerung der Insulinempfindlichkeit infolge des Trainings zurückzuführen. Dadurch kann der Bedarf an blutzuckersenkenden Tabletten reduziert, u. U. sogar abgesetzt werden (vgl. *Eriksson* 1991, 891 ff, *Henrichs* 1977, 256; *Dietze/Standl/Wicklmayr* 1984, 299; *Standl/Wicklmayr* 1999, 278; *Vranic* et al. 1983, 581). Die bei übergewichtigen Typ-II-Diabetikern festzustellende Hyperinsulinämie kann durch körperliches Muskeltraining vermindert werden; dadurch wird die Glukosehomöostase von Seiten der Insulinsekretion ökonomischer gestaltet (vgl. *Dietze/Standl/Wicklmayr* 1984, 300). Die Frage, inwieweit die Glukosetoleranz von Typ-II-Diabetikern durch ein Training tatsächlich verbessert werden kann, wird in der Literatur noch nicht eindeutig beantwortet. Zwar konnte nach einem Trainingsprogramm eine verbesserte Glukosetoleranz nachgewiesen werden, jedoch hielt dieser Effekt nach Unterbrechung des Trainings nicht länger an. Bei untrainierten Patienten mit schlechter Glukosetoleranz war diese nach einem 6-monatigen Training leicht verbessert (vgl. *Kemmer/Berger* 1983, 85; *Vranic* et al. 1983, 581/582). In geeigneten Fällen erscheint es möglich, die Glukosetoleranz durch Training sogar völlig zu normalisieren (vgl. *Dietze/Standl/Wicklmayr* 1984, 299). Nach *Holloszy* (1982, 118) kann

---

[1] Glukosetoleranz = die Fähigkeit des Körpers zur Verwertung einer bestimmten Glukosemenge innerhalb einer bestimmten Zeit

eine Verbesserung oder Normalisierung der Glukosetoleranz bei Typ-II-Diabetikern durch wenigstens zwei Mechanismen erreicht werden:

1. Durch den insulinähnlichen Effekt körperlicher Aktivität, wodurch die Glukoseaufnahme des Muskels erhöht wird, die auch nach der Belastung über einen gewissen Zeitraum erhöht bleibt.
2. Durch die trainingsbedingte Reduzierung des Fettgewebes und der Fettzellengröße, was mit einer erhöhten Empfindlichkeit der Fettzellen gegenüber Insulin verbunden ist.

Andere Untersuchungen konnten nachweisen, dass eine Zunahme der Leistungsfähigkeit die Glukosetoleranz bei Typ-II-Diabetikern verbessert, während eine verminderte Leistungsfähigkeit die Glukosetoleranz verschlechtert (vgl. *Johansen* et al. 1982, 171). Entgegen diesen Untersuchungsergebnissen konnte *Henrichs* nach einem einjährigen Training mit Typ-II-Diabetikern keine Auswirkungen auf die Glukosetoleranz beobachten. Die trainierten Patienten benötigten jedoch zur Verarbeitung einer bestimmten Zuckermenge weniger Insulin als im untrainierten Zustand (vgl. *Henrichs* 1978, 19). Interessant ist in diesem Zusammenhang auch, dass bei Stoffwechselgesunden körperliche Inaktivität (z.B. mehrtägige Bettruhe) zu einer reversiblen Verschlechterung der Glukosetoleranz führt, eine normale Glukosetoleranz jedoch durch ein andauerndes Training nicht verändert wird (vgl. *Vranic* et al. 1983, 581).

Aufgrund von Studien der letzten Jahre ist davon auszugehen, dass in Abhängigkeit von der Dauer und Intensität sowie der Regelmäßigkeit eines körperlichen Trainings die Glukosetoleranz verbessert und die Insulinresistenz reduziert werden kann. Ein regelmäßiges Training wirkt Diabetes verhindernd im Sinne einer Prävention des Typ-II-Diabetes (vgl. *Eriksson* 1991, 891 ff; *Henrichs* 1992, 371; *Standl/Wicklmayr* 1999, 274).

Chronische Effekte eines Ausdauertrainings auf den Fettstoffwechsel

Durch ein regelmäßiges Ausdauertraining kommt es beim Stoffwechselgesunden hinsichtlich des Fettstoffwechsels zu einer prozentualen Zunahme der Verbrennung freier Fettsäuren auf gegebenen submaximalen Belastungsstufen unter gleichzeitiger Schonung der Glykogendepots. Weiterhin findet man beim Trainierten gegenüber dem Untrainierten erniedrigte Triglyzerid- und Cholesterinspiegel im Serum vor. Innerhalb der einzelnen Lipidfraktionen kommt es durch das Training zu einer Verschiebung, wobei der LDL-Cholesterinanteil (low-density-Lipoprotein) und der VLDL-Cholesterinanteil (very-low-density-Lipoprotein) abnehmen und der HDL-Cholesterinanteil (high-density-Lipoprotein) zunimmt. Der trainingsbedingten Zunahme der HDL-Fraktion wird eine protektive Bedeutung hinsichtlich der Entstehung atherosklerotischer Läsionen zugeschrieben (vgl. *Koivisto* 1979, 94/95; *Dufaux* et al. 1980, 44; *Koivisto* et al. 1982, 122/123 und 126/127; *Vranic* et al. 1983, 580/581; *Hollmann* 1986, 11–14).

Die Adaptation des Fettstoffwechsels an ein Ausdauertraining scheint bei Diabetikern normal zu verlaufen. Es zeigen sich die gleichen Veränderungen des Triglyzerid- und Cholesterinstoffwechsels wie beim Gesunden: Die Serumtriglyzeride und das Serumcholesterin sind nach einer Trainingsperiode deutlich reduziert; auch die trainingsbedingte Erhöhung der HDL-Cholesterinfraktion konnte sowohl für Typ-I- als auch für Typ-II-Diabetiker nachgewiesen werden. Die FFS-Aufnahme und die Verwertung der FFS werden durch ein Training verbessert (vgl. *Costill* et al. 1979, 819 und 821; *Horton* 1982, 192; *Vranic* et al. 1983, 528; *Dietze* et al. 1984, 298 und 300).

Bemerkenswert ist, dass es bei insulinabhängigen diabetischen Frauen nach einem 5-monatigen Ausdauertraining nicht zu dem erwarteten Anstieg der HDL-Cholesterinfraktion kam. Dies wird jedoch damit erklärt, dass bei den Patienten bereits vor Trainingsbeginn das HDL-Cholesterin erhöht war. Insgesamt bewirkte das Training bei diesen Diabetikerinnen nur sehr geringe Veränderungen des Lipoproteinmusters (vgl. *Wallberg-Henriksson* et al. 1986, 57).

Zusammenfassende Beurteilung der chronischen Effekte körperlicher Aktivität bei Diabetikern

Die morphologischen und enzymatischen Trainingsanpassungen von Diabetikern und Stoffwechselgesunden sind teilweise unterschiedlich, teilweise aber auch vergleichbar. Bezüglich der Verteilung der Muskelfasern scheint der diabetische Muskel nicht die gleichen Anpassungsreaktionen zu zeigen wie der Muskel des Gesunden. Allerdings liegt dieser Feststellung nur eine Untersuchung aus der vorliegenden Literatur zu Grunde.

Hinsichtlich der trainingsbedingten Kapillarisierung können zwischen Diabetikern und Stoffwechselgesunden Unterschiede auftreten. Einer schlechteren Kapillarisierung bei Diabetikern könnten bereits bestehende mikroangiopathische Veränderungen als Ursache zu Grunde liegen. Jedoch scheint die reduzierte Kapillarisierung kein limitierender Faktor für die Verbesserung der Leistungsfähigkeit zu sein.

Die Anpassung der Aktivität oxydativer und anoxydativer Enzyme beim Diabetiker ist mit der beim Stoffwechselgesunden zu vergleichen. Unterschiede hinsichtlich der Aktivität einiger anoxydativer Enzyme (HK, LDH) zwischen Diabetikern und Gesunden im untrainierten Zustand können durch Training vermindert oder sogar ausgeglichen werden.

Bezüglich des Kohlenhydratstoffwechsels ist mit verschiedenen Effekten zu rechnen:

Beim Typ-I-Diabetiker kann es zu einem blutzuckersenkenden Effekt und zur Stabilisierung des Stoffwechsels kommen. Andererseits kann sich unregelmäßig durchgeführte körperliche Belastung auch destabilisierend im Sinne von vermehrten Blutzuckerschwankungen auswirken. Eine langfristige Verbesserung der Blutzuckerkontrolle ist nicht nachzuweisen. Die trainingsbedingte Verbesserung der körperlichen Leistungsfähigkeit spiegelt sich einerseits in geringeren Laktat- und Pyruvatanstiegen bei vorgegebener Belastung und andererseits in einer ökonomischeren Mobilisierung der hepatischen und muskulären Kohlenhydratspeicher wider. Wegen der höheren Insulinempfindlichkeit des Trainierten kann u. U. der Insulinbedarf reduziert werden. Die langfristige Verbesserung der Glukosetoleranz durch körperliches Training konnte bisher noch nicht sicher nachgewiesen werden.

Bei Typ-II-Diabetikern, insbesondere beim adipösen Typ, ist ein nachhaltiger blutzuckersenkender Effekt aufgrund eines Trainings zu erwarten. Infolge der Steigerung der Insulinempfindlichkeit und des Abbaus der peripheren Insulinresistenz kann damit gerechnet werden, dass der Medikamentenbedarf reduziert, u. U. abgesetzt werden kann. Die beim adipösen Typ häufig zu beobachtende Hyperinsulinämie kann vermindert werden. Eine Verbesserung der Glukosetoleranz, die im direkten Zusammenhang mit der Verbesserung der körperlichen Leistungsfähigkeit zu stehen scheint, darf beim Typ-II-Diabetiker erwartet werden. Ein regelmäßiges Training wirkt Diabetes verhindernd im Sinne einer Prävention des Typ-II-Diabetes.

Hinsichtlich des Fettstoffwechsels kann bei Diabetikern mit den gleichen Anpassungserscheinungen wie bei Stoffwechselgesunden gerechnet werden. Sowohl die trainingsbedingte Verlagerung von der Kohlenhydratoxydation zur Oxydation von FFS als auch die Veränderungen des Triglyzerid- und Cholesterinstoffwechsels, wie sie bei Stoffwechselgesunden auftreten, lassen sich bei Diabetikern nachweisen.

Diese Trainingseffekte auf den Stoffwechsel des Diabetikers und die Anpassungserscheinungen des Herz-Kreislauf-Systems, die in allen Untersuchungen denen von Stoffwechselgesunden entsprechen, deuten darauf hin, dass der gut kontrollierte Diabetiker ebenso trainierbar ist wie der Stoffwechselgesunde.

> Ein reibungsloser und erfolgversprechender Trainingsablauf ist natürlich nur möglich, wenn der diabetische Sportler (und auch sein Trainer und Betreuer) die akuten Effekte körperlicher Belastung auf den diabetischen Organismus kennt, sich über mögliche Gefahren, die bei sportlicher Aktivität auftreten können, bewusst ist und gelernt hat, Gefahrenmomente zu erkennen und diesen mit geeigneten Maßnahmen, wenn möglich präventiv, entgegenzuwirken.

Die Gefahren einer Stoffwechselentgleisung unter körperlicher Belastung sollen deshalb im nächsten Kapitel ausführlich besprochen werden.

Teil III:

Gefahren einer Stoffwechselentgleisung unter Muskelarbeit

In den vorausgegangenen Ausführungen (s. S. 67 ff, 71 ff, 75 ff) wurden bereits die zwei wichtigsten Komplikationen angesprochen, die beim Diabetiker auftreten können, und die metabolischen und hormonellen Hintergründe aufgezeigt. Es handelt sich um die durch Muskelarbeit induzierte hyperglykämisch-ketotische Entgleisung und um die Hypoglykämie. Hier sollen Ursachen sowie Symptome und mögliche Gegenmaßnahmen – akute und präventive – derartiger Stoffwechselentgleisungen behandelt werden.

1. Hyperglykämisch-ketotische Entgleisung unter körperlicher Aktivität

> Eine hyperglykämisch-ketotische Stoffwechselentgleisung entwickelt sich unter körperlicher Belastung dann, *wenn bereits vor Beginn der Muskelarbeit* eine relativ schwere Stoffwechselentgleisung vorliegt. Dabei liegt die kritische Grenze bei einem Blutzuckerspiegel von etwa 330 mg/dl und einem Blutketonkörperspiegel von etwa 2 mmol/l.

Die *Ursache* verbirgt sich in einem fast vollständigen Insulinmangel, der einen weiteren Blutglukoseanstieg, einen übermäßigen Anstieg der kontrainsulinären Hormone und einen starken Anstieg der FFS und Ketonkörper zur Folge hat. Eine körperliche Belastung führt unter den entsprechenden Ausgangsbedingungen zu einer weiteren Verschlechterung der gesamten Stoffwechsellage und kann eine Ketoazidose und u.U. ein Coma diabeticum auslösen. Bei Diabetikern, die erst kürzere Zeit oder kurzfristig hohe Blutglukosewerte haben, können Symptome wie Sehstörungen, Druckgefühl im Kopf oder Abgeschlagenheit auftreten.

> Gegen diese Komplikation der Muskelarbeit kann sich der Diabetiker schützen, indem er regelmäßig und vor einer sportlichen Betätigung seinen Stoffwechsel kontrolliert und sich so über seine Stoffwechsellage informiert.

Zeigt die Stoffwechselkontrolle Blutzuckerwerte von über 300 mg/dl an bzw. liegt eine ausgeprägte Glukosurie vor und ist die Urin-Aceton-Probe 2fach positiv oder größer, so deutet dies auf den Zustand des Insulinmangels hin und es darf auf keinen Fall Sport betrieben werden, bevor die Stoffwechsellage nicht durch zusätzliche Gabe von Normalinsulin und durch vermehrte Flüssigkeitszufuhr (kalorienfreie Getränke) ausgeglichen ist (vgl. *Berger/Jörgens* 1983, 16; *Berger* 1985, 27 und 33; *Dietze* et al. 1984, 300/301; *Kemmer/Berger* 1983, 877/878). Die Gefahr einer derartigen Stoffwechselentgleisung ist auf den insulinabhängigen Diabetiker, der seine Insulininjektion vergessen hat, oder auf den metabolisch völlig unkontrollierten Patienten beschränkt (vgl. *Bar-Or* 1983, 180). Aufgrund der noch vorhandenen endogenen Restinsulinproduktion muss der Typ-II-Diabetiker kaum mit einer hyperglykämisch-ketotischen Stoffwechselentgleisung rechnen (vgl. *Henrichs*, 1977, 258).

Hier wird deutlich, wie wichtig eine gründliche Schulung des diabetischen Patienten ist, in der er die verschiedenen Techniken der Stoffwechselselbstkontrolle, die Interpretation der Ergebnisse und mögliche abzuleitende Konsequenzen bezüglich der Behandlung erlernt.

2. Hypoglykämie unter Muskelarbeit

Der blutzuckersenkende Effekt einer Muskelarbeit (vgl. S. 67 ff) birgt insbesondere für den Typ-I-Diabetiker die Gefahr in sich, dass sich während oder nach der Belastung eine Hypoglykämie entwickelt. Diese durch Muskelarbeit induzierte Unterzuckerungsreaktion ist die wesentlich häufigere und klinisch relevantere Komplikation der Muskelarbeit und wird von vielen Diabetikern so gefürchtet, dass sie es vermeiden, körperlich zu arbeiten oder gar Sport zu treiben (vgl. *Kemmer/Berger* 1983, 81; *Berger* 1985, 36). In der Folge sollen die Ursachen (im Überblick) und die Symptome einer arbeitsinduzierten Hypoglykämie aufgezeigt und mögliche akute und präventive Gegenmaßnahmen dargestellt werden. Dem sportinteressierten Diabetiker soll gezeigt werden, wie er sich vor einer Hypoglykämie schützen kann und dass er nicht aus Angst vor einer Unterzuckerung den Sport meiden muss, sondern dass er aktiv am Sport seiner Wahl teilnehmen kann.

Ursachen und Symptome der arbeitsinduzierten[1] Hypoglykämie

Die hauptsächliche Ursache der durch Muskelarbeit induzierten Hypoglykämie liegt darin, dass der mit Insulin behandelte Diabetiker nicht in der Lage ist, seine im Blut zirkulierende Insulinmenge zu reduzieren, was

einen Hyperinsulinismus im peripheren Blut und wahrscheinlich auch im Pfortaderblut zur Folge hat. Dadurch kommt es unter körperlicher Belastung zu einer gesteigerten peripheren Glukoseutilisation und einer mangelhaften hepatischen Glukoseproduktion. Infolge dieses Missverhältnisses kann eine Hypoglykämie entstehen (vgl. *Kemmer/Berger* 1983, 81/82; *Berger* 1985, 36–39). Dieser Mechanismus kann durch einige andere Faktoren beeinflusst und verstärkt werden:
– Die Absorption der Nahrung, also auch der Kohlenhydrate, ist möglicherweise unter körperlicher Belastung vermindert; dies könnte ein zusätzlicher Faktor für den Blutzuckerabfall während und nach einer Belastung sein.
– Die erhöhte Empfindlichkeit der Insulinrezeptoren, die unter Belastung und bei Trainierten zu beobachten ist, kann ebenso eine zusätzliche Rolle spielen.
– Die Insulinabsorption von der Injektionsstelle kann durch Muskelarbeit beschleunigt werden, wenn die Injektion unmittelbar vor Beginn der Muskelarbeit in eine Körperregion erfolgt, die direkt an der Muskelarbeit beteiligt ist, z.B. in den Oberschenkel vor Beginn einer Radtour. Dies kann zu einem Anstieg der Insulinkonzentration führen, wodurch der hypoglykämische Effekt der Muskelarbeit verstärkt werden kann. Aufgrund dieser Erkenntnisse wurde eine Methode zur Verhütung der arbeitsinduzierten Hypoglykämie – Wechsel der Injektionsstelle – propagiert, die sich jedoch als völlig unzweckmäßig erwies (s. S. 96) (vgl. *Kemmer/Berger* 1983, 879/880; *Vranic* et al. 1983, 579).

[1] Arbeitsinduziert = durch die Arbeit in Gang gebracht, ausgelöst

> Die *Hypoglykämie* stellt eine ernst zu nehmende Komplikation dar, da sie zur Bewusstlosigkeit – was besonders bei Wassersportarten gefährlich ist – und u. U. zu zerebralen[1] Dauerschäden führen kann.

Um eine Hypoglykämie frühzeitig zu erkennen und behandeln zu können, ist es deshalb erforderlich, die Symptome dieser Erscheinung zu kennen.

> Mögliche *Symptome* einer *Hypoglykämie*:
> Unruhe, Angst, Zittern, Mattigkeit, Schweißausbrüche; feuchte, kalte, blasse Haut; Kopfschmerzen, Leibschmerzen, Gummiknie, Ringe um die Augen, Sehstörungen, Konzentrations- und Koordinationsstörungen, Gleichgewichtsstörungen, Adynamie, Schlaflosigkeit; Bewusstseinstrübung bis zu Krampfanfällen, Bewusstlosigkeit.
> Weiterhin können Verhaltensänderungen, wie unbegründetes Lachen oder Weinen, Aufsässigkeit, Disziplinlosigkeit, Störungen im sozialen Verhalten u. Ä. und Schwierigkeiten beim Sprechen, Schreiben und Rechnen, auftreten (vgl. *Maidorn* 1983, 93/94; *Binkowski* 1984, 33; *Klimt* 1985, 538).

Da nicht bei jedem Diabetiker die gleichen Symptome in Erscheinung treten und die individuellen Anzeichen sich im Lauf der Zeit verändern können, ist es notwendig, dass jeder Patient sich und seinen Körper selbst erfährt und fortlaufend beobachtet. Außerdem ist zu beachten, dass die einzelnen Symptome unter körperlicher Anstrengung verdeckt auf-

treten und nicht immer bemerkt bzw. falsch gedeutet werden. Deshalb kann es nur von Vorteil sein, wenn nicht nur der Diabetiker selbst, sondern auch Begleitpersonen, wie Trainer, Mannschaftskameraden, Lehrer, Freunde, Eltern, die Unterzuckerungssymptome kennen und auf ihr eventuelles Auftreten achten. So können auch Außenstehende einen Beitrag zur Vermeidung einer starken *Hypoglykämie* unter körperlicher Belastung beim Diabetiker leisten. Auf folgende Symptome als möglicher Hinweis auf eine Unterzuckerung ist während des Sporttreibens besonders zu achten:
– Ringe um die Augen und Sehstörungen (z. B. verschwommenes Sehen, Doppelbilder);
– Koordinations- und Gleichgewichtsstörungen;
– Bewegungsverlangsamung;
– Wesensveränderungen (z. B. inadäquate Aggressivität oder ungewöhnliche Lethargie);
– gut beherrschte Übungen werden plötzlich nicht mehr beherrscht.

Zur Überprüfung der Stoffwechsellage ist für viele Diabetiker das „Fingerzittern" ein gutes subjektives Zeichen. Bei ausgestreckten Fingern ist normalerweise in guter Stoffwechsellage kein Fingerzittern vorhanden; liegt jedoch eine Hypoglykämie vor, dann zeigen die Finger häufig feinschlägige Zitterbewegungen (vgl. *Maidorn* 1983, 93/94).

> Eine exakte Angabe über das Ausmaß einer *Hypoglykämie* ist jedoch nur durch die Blutzuckerselbstkontrolle zu erhalten, die mit den heutigen Bestimmungsmethoden innerhalb kürzester Zeit (etwa 30 Sekunden) auch auf dem Sportplatz oder der Skipiste durchführbar ist.

In diesem Zusammenhang wird in der Literatur vereinzelt darauf hingewiesen, dass bei der Verwendung von Humaninsulin Hypogly-

---

[1] Zerebral = das Gehirn betreffend

kämiesymptome in schwächerer Form auftreten können als bei der Verwendung von tierischen Insulinen (Rinder-, Schweineinsulin), wodurch eine Unterzuckerung schwieriger und später zu erkennen ist (vgl. *Berger/Althaus* 1986, 14).

Dieses abgeschwächte Auftreten von Hypoglykämiesymptomen ist jedoch *nicht* (!) die Folge der Verwendung von Humaninsulin, sondern die Folge einer besseren und strafferen Blutzuckereinstellung im normoglykämischen Bereich, welches das Hauptziel der Diabetestherapie ist. Erklären lässt sich dieses Phänomen folgendermaßen: Die Intensität der Hypoglykämiesymptome ist stark von der Geschwindigkeit des Blutzuckerabfalls abhängig. Bei durchschnittlichen Blutzuckerwerten von 160–200 mg/dl (dies entspricht häufig den BZ-Werten von Patienten, die mit tierischem Insulin eingestellt waren) ist der Blutzuckerabfall unter körperlicher Belastung schneller und massiver und führt zu verstärkten Hypoglykämiesymptomen.

Wird mit Hilfe von Humaninsulin der durchschnittliche Blutzucker im normoglykämischen Bereich erzielt (d. h. zwischen 80–120 mg/dl), so ist der Blutzuckerabfall aus dieser ausgeglichenen Stoffwechsellage heraus weniger massiv und auch die Symptome sind nicht so stark ausgeprägt.

Weder der Arzt noch der Patient sollten sich bezüglich der Verwendung vom Humaninsulin verunsichern lassen, vielmehr sollte man froh sein, Humaninsulin mit all seinen Vorteilen nutzen zu können (nach Professor *Sailer*, Vortrag 26. 7. 89, Ausschuss Insulin der Deutschen Diabetesgesellschaft [1992, 160]). Der mit Humaninsulin normoglykämisch eingestellte Diabetiker wird weniger häufig massive Blutzuckerschwankungen erfahren. Er sollte aber sensibel auf leichte Hypoglykämiesymptome achten, um rechtzeitig auf eine Unterzuckerung reagieren zu können.

Akute Gegenmaßnahmen zur arbeitsinduzierten Hypoglykämie

Befindet sich ein Diabetiker im akuten Zustand einer *Hypoglykämie*, so muss er, damit der Blutzucker wieder ansteigt, rasch resorbierbare Kohlenhydrate zu sich nehmen, wie z. B. Brot, Obst, Plätzchen, Rosinen, Schokolade, Coca Cola, Würfelzucker, Traubenzucker oder Ähnliches.

> Während man einer leichten Unterzuckerung besser mit Brot, Obst oder Fruchtsäften begegnet (der reaktive Blutzuckeranstieg ist nicht zu steil), wird eine akute schwere *Hypoglykämie* durch die Einnahme von Zucker (Trauben- oder Würfelzucker) bekämpft.

Nach der Einnahme von Zucker ist es im Allgemeinen ratsam, noch ein langsam resorbierbares Kohlenhydrat (z. B. Brot) zu sich zu nehmen, um einem wiederholten Blutzuckerabfall entgegenzuwirken und eine Blutzuckerkontrolle nach etwa 15–20 Minuten durchzuführen.

> Ist das Ausmaß der Unterzuckerung so schwer, dass der Diabetiker das Bewusstsein verloren hat, so muss ihm das Hormon *Glukagon* intramuskulär oder subkutan gespritzt werden, was auch von einem geschulten Laien (z. B. Eltern, Sportlehrer, Trainer) durchgeführt werden kann. Wegen der möglichen Erstickungsgefahr sollte dem bewusstlosen Diabetiker nichts eingeflößt werden.

War die Verwendung von Glukagon indiziert, so muss der Diabetiker, sobald er das Bewusstsein wieder erlangt hat, etwas Traubenzucker bzw. Brot oder Obst zu sich nehmen, um ein erneutes Absinken des Blutzuckers zu vermeiden. Steht kein Glukagon zur Verfügung, so kann dem Patienten Würfelzucker in die Backentaschen geschoben werden und es ist dringend ein Arzt zu verständigen, der eine Traubenzuckerlösung injiziert. Nach einer Unterzuckerung mit Bewusstseinsverlust sollte der Diabetiker immer seinen betreuenden Arzt aufsuchen. Um eine akut auftretende *Hypoglykämie* bekämpfen zu können, sollte der Diabetiker insbesondere beim Sport immer (!) Traubenzucker mit sich führen; ebenso sollte das Glukagon seinen festen Platz in der Sporttasche des Diabetikers finden.

Es ist wichtig, dass eine Unterzuckerung bei den ersten Anzeichen sofort behandelt wird (vgl. *Berger/Jörgens* 1983, 84; *Jörgens* 1983, 32–35; *Klimt* 1986, 77; *Frank* 1987, 10.)

Für Typ-II-Diabetiker, die mit Alphaglukosidasehemmern (vgl. S. 46) behandelt werden, kann nur (!) Trauben- oder Würfelzucker gegen eine Hypoglykämie eingesetzt werden, da längerkettige Kohlenhydrate vom Darm nicht oder nur verzögert resorbiert werden.

Möglichkeiten der Prävention der arbeitsinduzierten Hypoglykämie

> Besser als eine *Hypoglykämie* akut behandeln zu müssen, ist es, durch geeignete Maßnahmen einer durch Muskelarbeit induzierten Hypoglykämie präventiv entgegenzuwirken.

Für die Prävention einer Hypoglykämie stehen zwei Möglichkeiten zur Verfügung, die auch miteinander kombiniert angewendet werden können:

– Reduzierung der Insulindosis vor und möglicherweise auch nach der körperlichen Belastung (diese Maßnahme entspricht dem physiologischen Insulinspiegelabfall beim Stoffwechselgesunden unter körperlicher Belastung).

– Zufuhr von rasch resorbierbaren Kohlenhydraten vor, nach oder sogar während der Belastung (diese Maßnahme kompensiert die mangelhafte hepatische Glukoseproduktion durch die perorale Zufuhr von Kohlenhydraten) (vgl. *Kemmer/Berger* 1983, 82; *Berger* 1985, 39).

Aufgrund der rascheren Absorption von subkutan injiziertem Insulin aus Körperregionen, die im Anschluss an die Injektion aktiv bewegt werden, wurde häufig zur Prävention der arbeitsinduzierten Hypoglykämie vorgeschlagen, die Insulininjektion in einen Körperteil zu verlegen, der nicht oder nur wenig an der geplanten Muskelarbeit beteiligt ist (z. B. Injektion in die Bauchregion oder in den Oberarm anstatt in den Oberschenkel vor einem Langstreckenlauf oder einer Fahrradtour). Diese Empfehlung erwies sich aus verschiedenen Gründen als wenig sinnvoll und zweckmäßig (vgl. *Berger/Jörgens* 1983, 45–48; *Kemmer/Berger* 1983, 82; *Dietze* et al. 1984, 303).

– Nur wenige sportliche bzw. körperliche Aktivitäten lassen sich auf ganz bestimmte Körperteile bzw. -regionen beschränken.

– Die Insulinabsorption erfolgt aus der Bauchregion und auch aus dem Oberarm von vornherein schneller als aus dem Oberschenkel.

– Eine Beschleunigung der Insulinabsorption spielt nur dann eine Rolle, wenn die körperliche Aktivität innerhalb einer halben Stunde nach Injektion von Normalinsulin erfolgt.

– Durch den Wechsel der Injektionsstelle kommt ein weiterer variabler Faktor zu der ohnehin schon großen Anzahl blutzuckerbeeinflussender Faktoren hinzu. Außerdem konnte nachgewiesen werden, dass durch den Wechsel der Injektionsstelle von Normalinsulin vor einer Fahrradbelastung vom Oberschenkel zum Oberarm eine arbeitsinduzierte Hypoglykämie nicht (!) zu verhindern war. Der Wechsel der Insulin-Injektionsstelle vor einer Muskelarbeit stellt daher keine Methode zur Prävention einer hypoglykämischen Reaktion dar (vgl. *Berger* 1985, 40).

> Die Zufuhr von zusätzlichen Kohlenhydraten (Zusatz-BE)[1] und/oder die Verringerung der Insulindosis bzw. der Tablettendosis bei Typ-II-Diabetikern bleiben die einzigen geeigneten und praktikablen Möglichkeiten zur Prävention einer durch körperliche Aktivität induzierten *Hypoglykämie*.

Zwangsläufig stellt sich natürlich für den insulinabhängigen Diabetiker die Frage, um wie viele Einheiten die Insulindosis reduziert werden muss oder wie viele Zusatz-BE gegessen werden müssen, um eine Hypoglykämie zu vermeiden. Wie das Blutzuckerverhalten so hängt auch das Ausmaß der Präventivmaßnahmen von einer Vielzahl von Faktoren ab; dazu zählen die Intensität und Dauer der Muskelarbeit, ihr zeitlicher Abstand zur letzten Nahrungsaufnahme und Insulininjektion, die Behandlungsstrategie (Konventionelle Therapie, ICT, Pumpentherapie, orale Tablettentherapie), die aktuelle Stoffwechsellage und der Ernährungs- und Trainingszustand des Diabetikers. Eine präzise Angabe über das Ausmaß der jeweiligen Maßnahme lässt sich wegen dieser Vielzahl von Variablen kaum machen (vgl. *Kemmer/Berger* 1983, 880; *Berger* 1985, 40–42). Trotzdem können gewisse Faustregeln zur Vermeidung von Hypoglykämien aufgestellt werden, die dem Diabetiker als Anhaltspunkte dienen können. In Abhängigkeit von der Intensität und Dauer der zu erwartenden Belastung kann der zusätzliche Kohlenhydratbedarf im Allgemeinen mit 1–4 Broteinheiten angegeben

> *Bei einer relativ kurzzeitigen Muskelarbeit*, wie z. B. einem 1000- bis 3000-m-Lauf oder einer 0,5- bis 1-stündigen Fahrradtour, und bei unvorhersehbaren körperlichen Aktivitäten stellt die zusätzliche Gabe von Kohlenhydraten eine sinnvolle Maßnahme dar (Vgl. *Kemmer/Berger* 1983, 83; *Berger* 1985, 42).

werden, die etwa eine 1/2 bis 3/4 Stunde vor Sportbeginn in Form von Brot, Zwieback, Knäckebrot oder Obst eingenommen werden sollten (vgl. *Klimt* 1986, 77). Bisweilen wird vor Aufnahme der sportlichen Betätigung auch die Einnahme von leicht aufschließbaren Kohlenhydraten, wie z. B. Coca-Cola, Fruchtsäften, Schokolade und Traubenzucker u. Ä., erlaubt, da diese Kohlenhydrate den Magen weniger stark belasten (vgl. *Kemmer* 1985, 23). Im Einzelfall besteht auch die Möglichkeit, die Insulindosis um 2–6 Einheiten pro Sportstunde zu verringern (vgl. *de Marees* 1981, 509). Hierzu zwei Beispiele:
– Eine Turnstunde über 45 Minuten oder eine 1/2 Stunde Schwimmen erfordern vorher die Einnahme von 2 Extra-BE. Nicht vergessen, Traubenzucker in der Sporttasche oder der Turnhose zu deponieren!
– Vor einem 1000-m-Lauf kann ein Riegel normale Schokolade gegessen werden; besonders *nach dem Lauf* ist mit einer hypoglykämischen Reaktion zu rechnen (vgl. *Jörgens* 1983, 102).

Etwas detailliertere Richtwerte für die Menge der Zusatz-BEs bei unveränderter (!) Insulindosis nennt *Frank* (1987, 11):
– Bei ausgeprägter, intensiver Muskelarbeit und bei einer hohen (niedrigen) Insulinwirkung werden pro 60 Minuten 2–3 (1–2) Sport-BE gegessen.
– Bei mäßiger Muskelarbeit mit geringer Intensität kann diese Empfehlung halbiert werden.

---

[1] BE = Broteinheit

Das exaktere Vorgehen richtet sich dann nach dem Blutzuckermessergebnis, also der aktuellen Stoffwechsellage vor dem Sport:
– Blutzuckerwert 200–250 mg/dl, Aceton negativ: Reduktion der errechneten Sport-BE um 1–2 BE.

Dabei kann bei noch hoher Insulinwirkung Wettkampfsport erlaubt werden; bei geringer Insulinwirkung sollte jedoch kein Wettkampf-sport wegen der Gefahr eines Blutzuckeran-stieges betrieben werden.
– Blutzuckerwert 160–200 mg/dl: Reduktion der errechneten Sport-BE um 0,5-1 BE.
– Blutzuckerwert kleiner als 160 mg/dl: Ein-nahme der regulären Sport-BE.

> Bei *einer länger dauernden körper-lichen Belastung*, wie z. B. einer mehr-stündigen Radtour, einem Skilanglauf oder einer Bergwanderung, muss der Typ-I-Diabetiker seine Insulindosis vor der Belastung und möglicherweise auch danach drastisch reduzieren.

Die wiederholte Aufnahme von zusätzlichen Kohlenhydraten ist bei solchen Belastungen nicht ausreichend und häufig nicht praktika-bel (vgl. *Kemmer/Berger* 1983, 880; *Berger*, 1985, 42). Selbst eine sehr hohe Zufuhr von Kohlenhydraten vermag vor einer Hypogly-kämie nicht zu schützen, wenn die Belastung länger als 90 Minuten andauert (vgl. *Vranic* et al. 1983, 580).

Für die Reduktion der Insulindosis vor lang dauernden sportlichen Betätigungen gilt die Devise: „Nicht kleckern, sondern klotzen" (*Berger* 1984, 24). Damit soll zum Ausdruck gebracht werden, dass es völlig unzureichend ist, vor mehrstündigen Belastungen die Insu-lindosis nur um 2–6 Einheiten zu reduzieren, sondern dass es erforderlich ist, die Dosis um die Hälfte bis 2 Drittel zu vermindern.

2 Praxisbeispiele:
– Während eines Skiurlaubes kann die Insu-lindosis um ein Drittel bis um die Hälfte, u. U. sogar um mehr, reduziert werden (vgl. *Dietze* et al. 1984, 303; *Regling* 1986, 56).
– Diabetische Marathonläufer müssen vor dem Wettkampf die morgendliche Insulin-dosis um 80–90 % vermindern. Auch nach dem Wettkampf muss das Insulin reduziert werden, um nächtliche Hypoglykämien zu vermeiden.

> Beachte:
> Es wäre vollkommen falsch, ganz auf das Insulin zu verzichten, da sich sonst eine hyperglykämisch-ketotische Stoff-wechselentgleisung einstellt (vgl. *Ber-ger* 1985, 42/43).

Des Weiteren ist zu beachten, den Blutzucker auch nach der Belastung zu kontrollieren und eventuell zusätzliche Kohlenhydrate einzu-nehmen, da nach körperlicher Aktivität ver-mehrt Glukose in den Muskel aufgenommen wird, um die Glykogendepots aufzufüllen.

> Wird Sport am späten Nachmittag oder am Abend getrieben, so ist es ratsam, anschließend die Abenddosis des Insu-lins zu vermindern, um nächtliche Hy-poglykämien zu vermeiden.

Treibt ein Diabetiker am Wochenende inten-siv Sport, so kann es erforderlich werden, die Insulindosis selbst zu Beginn der darauf fol-genden Wochen reduzieren zu müssen; man spricht vom so genannten Monday-Effekt (vgl. *Kemmer/Berger* 1983, 880; *Berger/Jör-gens* 1983, 86).
Kommt es 2–3 Stunden nach dem Sport zu unerwarteten Blutzuckeranstiegen, so deutet dies auf ein Insulindefizit hin. Diese Blut-zuckeranstiege können nach der „Dreißiger-Regel" behandelt werden. Danach senkt eine

Einheit Normalinsulin den Nüchtern-Blutzucker um 30 mg/dl (vgl. *Frank* 1987, 11). Zur Beurteilung der Auswirkungen der sportlichen Aktivität und der durchgeführten präventiven Maßnahmen sowie zum Erlernen der eigenen Körperreaktion auf ungewohnte Bewegung umfasst die ideale Blutzuckerselbstkontrolle folgende Werte:
– den Ausgangswert vor der sportlichen Aktivität
– Zwischenwerte bei mehrstündigen Belastungen und Tagestouren während der körperlichen Belastung
– den Endwert unmittelbar nach der Belastung
– den 2- bis 3-Stunden-Wert nach der Belastung zur Beurteilung der Blutzuckerentwicklung
– evtl. 3-Uhr-Wert nachts zum Vermeiden bzw. Erkennen einer nächtlichen Hypoglykämie.

Für Typ-I-Diabetiker, die sich mit der intensivierten konventionellen Therapie (ICT) bzw. mit dem Basis/Bolus-Insulinkonzept[1] behandeln, stellt sich häufig das Problem, welches der verwendeten Insuline zu reduzieren ist. Diese Frage ist relativ einfach zu beantworten: Es sollte das Insulin vermindert werden, in dessen Wirkungsbereich die körperliche Aktivität erfolgt. Dies macht die Kenntnis über das Wirkungsprofil der verwendeten Insulinpräparate erforderlich. Faustregeln zur Anpassung der Insulintherapie an körperliche Aktivität unter dem Basis/Bolus-Insulinkonzept (vgl. *Daikeler/Manzl* 1987, 9):
1. Bei länger dauernder Aktivität und dadurch längerfristig vermindertem Insulinbedarf eignet sich die Reduktion des Verzögerungsinsulinanteils und u. U. des Bolusanteils.
2. Bei geplanter sportlicher Aktivität, die nicht länger als zwei Stunden von der letzten Mahlzeit entfernt ist, eignet sich die Reduktion des Insulinbolus für die der körperlichen Aktivität vorangehenden Mahlzeit.
3. Bei nicht eingeplanten körperlichen Aktivitäten sowie Aktivitäten, die länger als zwei Stunden nach der letzten Mahlzeit stattfinden, eignet sich insbesondere die zusätzliche Zufuhr von Kohlenhydraten.

Hierzu zwei Beispiele:
– Ist die körperliche Belastung im Lauf des Vormittags geplant, z. B. ein 2-stündiger Dauerlauf nach dem Frühstück, so muss das morgendliche Normalinsulin etwa um die Hälfte reduziert werden.
– Erfolgt der Start zu einer ganztägigen Radtour nach dem Frühstück, so sind beide Insulinpräparate zu vermindern, da sowohl während der Wirkungsdauer des Normalinsulins (Insulinbolus) als auch des Verzögerungsinsulins die körperliche Aktivität geplant ist (vgl. *Jörgens* 1983, 100–102; *Sauer* 1984, 353).

Spezielle Probleme ergeben sich für Diabetiker, die mit einer *Insulinpumpe* behandelt werden. Sollten sie bei sportlicher Aktivität die Basalrate oder die Zusatzrate reduzieren oder die Pumpe während Belastung ganz abnehmen? Allgemein lässt sich festhalten:

> Während einer intensiven, erschöpfenden Belastung kann die Insulinpumpe vollständig abgeschaltet werden; dagegen ist es bei einer Belastung mit geringer Intensität ausreichend, die Basalrate oder die Zusatzrate zu reduzieren (vgl. *Kemmer/Berger* 1983, 83).

Faustregeln zur Anpassung der Insulintherapie an körperliche Aktivität bei der Insulinpumpentherapie (vgl. *Kemmer* 1986, 48 ff; *Frank* 1987, 11):

1. Bei relativ kurzzeitigen Belastungen (bis etwa 60 Minuten) und *geringer* Intensität eignet sich:

---

[1] Basis: Basalinsulin; Bolus = kurzfristig verabreichtes Normalinsulin (vgl. S. 48 f)

– Reduktion der Basalrate auf die Hälfte während der Belastung (die Pumpe kann während der Bewegung getragen werden).
– Einnahme von Zusatz-BEs, falls dies erforderlich wird.
– Verminderung der Zusatzrate vor dem Sport und Reduktion der Basalrate danach sind nicht erforderlich.
– Wichtig ist die Blutzuckerkontrolle vor und nach dem Sport!

Zu dieser Belastungsform gehören z. B. eine 0,5- bis 1-stündige Spazierfahrt mit dem Fahrrad oder 45 Minuten Schulsport mit relativ wenig Bewegung wie Weitsprung, 100-m-Wettlauf und Ähnliches, da hier ein relativ großer Stundenanteil mit Steh- und Wartezeiten verloren geht.

2. Bei relativ kurzzeitigen Belastungen (bis etwa 60 Minuten) und *mittlerer* Intensität eignet sich:

– Abstellen bzw. Ablegen der Pumpe während der Belastung.
– Nach dem Sport: Pumpe wieder anlegen, Reduktion der Basalrate um 25 % für die folgenden 4–6 Stunden; dann wieder die übliche Basalrate einschalten.
– Zusatz-BEs (Traubenzucker) für den Notfall einstecken.
– Wichtig ist die Blutzuckerkontrolle vor und nach dem Sport!

Zu dieser Belastungsform gehören z. B. ein Waldlauf, eine Radtour, eine Stunde Schwimmen oder 45 Minuten Schulsport mit einem größeren Bewegungsanteil wie beim Fußball, Handball, Basketball, Ausdauertraining, Training des 100-m-Laufs u. Ä.

3. Bei Belastungen von ein bis zwei Stunden und sehr hoher Intensität oder bei mehrstündigen Belastungen (bis etwa vier Stunden) mit mittlerer Intensität eignet sich:

– Reduktion der Zusatzrate auf die Hälfte bei der dem Sport vorausgehenden Mahlzeit. Diese sollte höchstens eine Stunde vor dem Sport liegen.

– Mit dem Beginn der Belastung: Abstellen oder Ablegen der Pumpe während der Belastung (bei sehr hoher Intensität) oder Reduktion der Basalrate auf die Hälfte (bei mittlerer Intensität).
– Nach der Belastung: Pumpe wieder anlegen und anstellen; Reduktion der üblichen Basalrate um 25 % für die folgenden vier bis sechs Stunden; danach wieder die übliche Basalrate einschalten.
– Bei Mahlzeiten nach der Belastung die übliche Zusatzrate abrufen.
– Zusatz-BEs (Traubenzucker) für den Notfall einstecken!
– Wichtig ist die Blutzuckerkontrolle vor und nach dem Sport und unter Umständen auch während der sportlichen Betätigung!

Zu dieser Belastungsform gehören z. B. ein hartes Konditionstraining, Skigymnastik, ein 2-stündiges intensives Fußballtraining, ein intensives mehrstündiges Fahrradtraining, eine mehrstündige Bergwanderung u. Ä.

4. Bei sehr lang dauernden Belastungen über mehr als vier Stunden und damit geringerer Intensität eignet sich:

– Reduktion der Zusatzrate auf die Hälfte bei der dem Sport vorausgehenden Mahlzeit. Diese sollte höchstens eine Stunde vor dem Sport liegen.
– Mit Beginn der Belastung: Reduktion der Basalrate auf die Hälfte bis ein Drittel während der Belastung.
– Nach der Belastung: Reduktion der üblichen Basalrate um 25 % für die folgenden vier bis sechs Stunden; danach wieder die übliche Basalrate einschalten.
– Bei Mahlzeiten nach der Belastung die übliche Zusatzrate abrufen.
– Zusatz-BEs für den Notfall einstecken!
– Wichtig ist die Blutzuckerkontrolle vor, während und nach der Belastung!

5. Soll die Insulinpumpe über mehrere Stunden abgelegt werden, z. B. tagsüber am Strand, so macht dies die Injektion von Normalinsulin-Boli im 4- bis 5-Stunden-Rhyth-

mus erforderlich bzw. bei Verwendung von Insulinanaloga (s. S. 47) im 2- bis 4-Stunden-Rhythmus.

An dieser Stelle muss noch auf folgendes Problem hingewiesen werden: Wie kann sich ein Diabetiker verhalten, der seine Insulindosis vermindert hat und danach den geplanten Sport abbrechen muss? Dies kann zum Beispiel der Fall sein, wenn der Sportlehrer in der Schule erkrankt ist, wenn eine geplante Ski- oder Bergtour wegen widriger Wetterbedingungen plötzlich nicht stattfinden kann oder ein geplanter Windsurftag wegen Flaute ausfällt u. Ä. Um unter diesen Bedingungen ein Ansteigen des Blutzuckers zu vermeiden, kann vor der nächsten Mahlzeit Normalinsulin nachgespritzt werden. Unter Umständen ist es auch ratsam, die Kohlenhydratmenge einer Mahlzeit (z. B. das 2. Frühstück) zu halbieren. Wichtig ist die Blutzuckerkontrolle vor der zusätzlichen Insulininjektion, weil sich die Insulindosis nach der aktuellen Stoffwechsellage und der entsprechenden Mahlzeit zu richten hat (vgl. Beispiel S. 186).

Auch *Typ-II-Diabetiker* sollten einige Richtlinien zur Vermeidung einer Hypoglykämie unter Muskelarbeit beachten. Jedoch gilt dies nur für Patienten, die diätetisch und medikamentös – insbesondere mit Sulfonylharnstoffen – behandelt werden, da rein diätetisch behandelte Typ-II-Diabetiker unter Belastung keine Hypoglykämie zu befürchten haben:

– Bei relativ kurz dauernder körperlicher Aktivität (ca. ein bis zwei Stunden) können Typ-II-Diabetiker, ebenso wie Typ-I-Diabetiker, einer Hypoglykämie durch die zusätzliche Gabe von Kohlenhydraten entgegenwirken, ggf. Weglassen der Glinidine.
– Bei sportlichen Aktivitäten von zwei bis drei Stunden Dauer eignet sich das Weglassen kurz wirksamer Sulfonylharnstoffe (z. B. Tolbutamid) oder der Glinidine und die Reduktion der Tagesdosis lang wirksamer Sulfonylharnstoffe (z. B. Glibenclamid) auf die Hälfte.

– Bei lang dauernden Aktivitäten von drei bis sechs Stunden und länger (z. B. eine Tageswanderung oder Tagesradtour) kann auf die gesamte Tagesdosis verzichtet werden.

Der Patient sollte jedoch wissen, dass aufgrund der Langzeitwirkung (bis 36 Stunden und länger) einiger oraler Antidiabetika eine Hypoglykämie trotz der Tablettenreduktion bzw. trotz des Verzichts auf die Medikamente auftreten kann; er sollte deshalb unter körperlicher Belastung immer mit dem Auftreten einer hypoglykämischen Reaktion rechnen und einige Extra-Broteinheiten oder Traubenzucker mit sich führen (vgl. *Berger* 1984, 24-26; *Sauer* 1984, 350-351; *Frank* 1987, 10). Unter der Anwendung von Biguaniden, Alphaglukosidasehemmern, Glitazonen und Gliniden (vgl. S. 46 f) ist die Gefahr einer Hypoglykämie geringer einzuschätzen.

Da diese Richtlinien über das Ausmaß der erforderlichen Präventivmaßnahmen letztlich noch vage und unpräzise sind, ist es erforderlich, dass der Diabetiker eine detaillierte Unterrichtung über die Pathophysiologie der Muskelarbeit erfährt. Auf diesen Informationen aufbauend kann er mit Hilfe von regelmäßigen und relativ häufigen Blutzuckerselbstkontrollen vor, während und nach sportlicher Betätigung lernen, wie er auf körperliche Aktivität unter verschiedenen Bedingungen individuell reagiert und welche Präventivmaßnahme zur Verhütung einer Hypoglykämie für ihn am rationellsten ist.

Der Diabetiker wird nicht umhin kommen, eigene Erfahrungen zu machen. Es empfiehlt sich, ein Protokollheft zu führen, in dem die Blut- und Harnzuckerwerte, der Zeitpunkt, die Dauer und die Intensität der Muskelarbeit, die Insulin-/Tablettendosis und die Zusatzkohlenhydrate und das subjektive Empfinden (z. B. Unterzuckerungssymptome) notiert werden.

Der Arzt wird in diesem Zusammenhang immer mehr die Aufgabe eines Trainers und Beraters übernehmen, der dem Patienten die notwendigen Kenntnisse vermittelt und gegebenenfalls auffrischt, damit dieser lernt, seinen Stoffwechsel situativ in eigener Verantwortung selbst einzustellen. Auf dieser Grundlage kann der Sport für den Diabetiker zum integralen Bestandteil seines Lebens werden (vgl. *Kemmer/Berger* 1983, 880/881; *Berger* 1985, 43).

Weitere Faktoren, die eine hypoglykämische Reaktion verstärken können

Eine Steigerung der Mobilisation des Insulins aus dem subkutanen Depot kann zu erhöhten Insulinspiegeln und – als Folge davon – zu Hypoglykämien führen. Wie bereits erläutert (s. S. 93, 96) kann die Absorption von Insulin durch Muskelarbeit beschleunigt werden; ebenso besteht eine Abhängigkeit der Absorptionskinetik von der Injektionsstelle. Als wichtige weitere Faktoren, die die hypoglykämische Wirkung des Insulins verstärken können, sollen in der Folge vor allem Umstände beschrieben werden, die insbesondere für den sportlich aktiven Diabetiker von Bedeutung sein können, wie erhöhte Hauttemperatur, Saunaaufenthalt, Massage und medikamentöse Begleittherapie.

Eine *Erhöhung der Hauttemperatur* im Bereich der Injektionsstelle, z. B. durch ein heißes Bad, eine Wärmflasche oder auch durch pralle Sonneneinwirkung, führt zu einer massiven Beschleunigung der Insulinabsorption und kann sich damit verstärkend hypoglykämisch auswirken. Durch eine Temperatursenkung (z. B. ein kühles Bad) wird dagegen die Insulinabsorption verzögert (vgl. *Berger* 1982, 49/50; *Berger/ Jörgens* 1983, 42–44).

Bei einem *Saunaaufenthalt* kann sich bei Diabetikern eine Hypoglykämie entwickeln.

Die Ursache kann in einer erhöhten Glukoseutilisation, einer erhöhten Insulinabsorption (besonders dann, wenn der Saunabesuch kurz nach der Insulininjektion erfolgt) und möglicherweise auch in einer verminderten Resorption der Nahrung wegen Überhitzung des Organismus liegen. Es ist aber nicht erforderlich, dass der Diabetiker die Sauna meidet, es sei denn, andere Kontraindikationen, wie z. B. ein Herzinfarkt, eine akute fieberhafte Infektion u. Ä., liegen vor. Um jedoch einer hypoglykämischen Reaktion entgegenzuwirken, sollte der Stoffwechsel kontrolliert und vor dem Saunabesuch eine kleine kohlenhydrathaltige Mahlzeit (1–2 Extra-BE) eingenommen werden (vgl. *Ditschuneit* 1985, 24/25).

Eine lokale leichte *Massage* der Injektionsstelle unmittelbar nach der Insulinapplikation bewirkt eine extreme Verstärkung der Insulinabsorption und der hypoglykämischen Wirkung subkutan injizierten Insulins (vgl. *Berger* 1982, 50; *Berger/Jörgens* 1983, 45). Kommt beim Diabetiker eine Massage, wie z. B. eine Sportmassage, zur Anwendung, so muss auf diesen Effekt unbedingt geachtet werden.

Eine große Zahl insulinbehandelter Diabetiker wird heute wegen einer Hypertonie, einer koronaren Herzkrankheit oder wegen anderer Erkrankungen mit *Betarezeptorenblockern* behandelt; bei diesen Medikamenten unterscheidet man kardioselektive von nichtkardioselektiven Betablockern.

> Bei insulinabhängigen Diabetikern können *nichtkardioselektive Betablocker* eine insulininduzierte Hypoglykämie verstärken, die Symptome einer drohenden Hypoglykämie verändern, den spontanen Wiederanstieg des Blutzuckerspiegels nach der Unterzuckerung verzögern und während der Unterzuckerung zu deutlichen Blutdruckanstiegen führen.

Diese negativen Nebenwirkungen treten bei der Verwendung von kardioselektiven Betarezeptorenblockern nicht auf (vgl. *Berger* 1983, 180).

Unter körperlicher Belastung haben die verschiedenen *Betarezeptorenblocker* unterschiedliche Auswirkungen auf den Kohlenhydratstoffwechsel. Bei ausdauerbelasteten Typ-I-Diabetikern, die zusätzlich mit *Betarezeptorenblockern* behandelt werden, wird der belastungsbedingte Blutzuckerabfall durch nichtkardioselektive Blocker weitaus mehr verstärkt als bei Verwendung von kardioselektiven Blockern, d. h., die Gefahr einer arbeitsinduzierten Hypoglykämie ist unter der Verwendung von nichtkardioselektiven Medikamenten zusätzlich erhöht. Aus diesen Gründen sollte der Typ-I-Diabetiker – insbesondere der körperlich aktive – falls erforderlich nur mit kardioselektiven *Betarezeptorenblockern* behandelt werden, dabei aber trotzdem nicht vergessen, dass auch unter diesen Bedingungen eine hypoglykämische Reaktion verstärkt werden kann (vgl. *De Rose/ Romanowsky/Rost* 1982, 386–388; *Schwartzkopff/Hartmann* 1985, 4409/4410).

Teil IV:

Stellenwert körperlicher Aktivität für den Diabetiker im Rahmen der Therapie

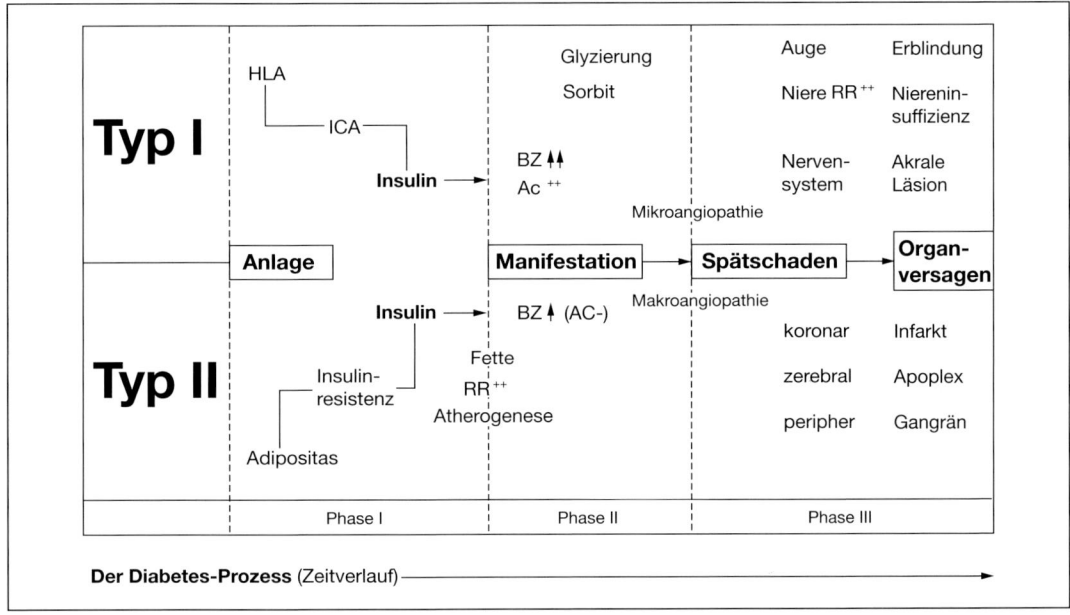

Abb. 28   Die drei Phasen der Diabeteskrankheit bei Typ-I- und Typ-II-Diabetes (*Henrichs* 1992, 368)

In diesem Kapitel soll dargestellt werden, welchen Stellenwert der Sport für den Diabetiker einnehmen kann. Zum einen wird gezeigt, was der Sport in der Therapie des Diabetes mellitus leisten kann und inwieweit es sinnvoll ist, den Sport als ein Therapeutikum einzusetzen. Weiterhin werden Einschränkungen und Kontraindikationen für den Diabetikersport sowie Beurteilungskriterien für Sportprogramme dargestellt.

Sowohl vor der Entdeckung des Insulins als auch danach wurde die Muskelarbeit als eine bedeutende Therapieform des Diabetes melitus propagiert, und zwar mit dem Ziel, die Stoffwechsellage und die Blutzuckerkontrolle zu verbessern. Neben der Behandlung mit Diät und Insulin stellte körperliche Aktivität die dritte Hauptsäule der Diabetestherapie dar.

Will man den Stellenwert sportlicher Betätigung innerhalb der Diabetestherapie beurteilen, so muss zwischen den beiden Diabetestypen und den zeitlichen Ablaufphasen der Diabeteserkrankung unterschieden werden. Nur die differenzierte Betrachtung eröffnet dem

Sport qualifizierte Einsatzmöglichkeiten unter genauer Beachtung möglicher Risikofaktoren.

Der Krankheitsverlauf kann in drei Phasen eingeteilt werden:

– Phase I ist die so genannte prädiabetische Phase. Sie umfasst den Zeitraum von der genetischen Anlage bis zur Manifestation der Blutzuckererkrankung. Die ätiologischen Hintergründe wurden in Kapitel 4 (s. S. 21 ff) ausführlich besprochen. Für den Typ-II-Diabetes ist dies die Phase des metabolischen Syndroms, bevor es zur Diabetesmanifestation kommt.

– Phase II ist die Manifestationsphase, in der die Blutzuckerentgleisung auftritt.

– Phase III ist die Phase des diabetischen Spätsyndroms. Hier treten die diabetischen Folgeerkrankungen auf, an deren Ende auch ein Organversagen (z. B. Nierenversagen) stehen kann.

Abbildung 28 gibt einen Überblick über die zeitlichen Ablaufphasen der Diabeteserkrankung für den Typ-I- und Typ-II-Diabetes (vgl. *Henrichs* 1992, 366 ff).

1. Körperliche Aktivität als Therapiemöglichkeit des Typ-I-Diabetikers

Das Hauptziel der Diabetestherapie besteht heute darin, eine dauerhafte Normoglykämie zur Verhütung von diabetischen Spätkomplikationen bei größtmöglicher Lebensqualität des Patienten zu erreichen. In der prädiabetischen Phase (Phase I) spielt der Sport weder eine ursächliche noch eine präventive[1] Rolle. Der genetisch bedingte Autoimmunprozess lässt sich durch Sport nicht beeinflussen. In der Phase der Diabetesmanifestation (Phase II) dagegen ist Sport beim Typ-I-Diabetiker wirksam. Die akuten Effekte der Muskelarbeit auf den Blutzuckerspiegel mit der Möglichkeit der Blutzuckersenkung, aber auch der Blutzuckeranstieg in Abhängigkeit von der aktuellen Insulinversorgung wurden ausführlich diskutiert (s. S. 63 ff und 89 ff). Seit der Einführung des Insulins kommt der Muskelarbeit zur Realisierung der dauerhaften Normoglykämie als Hauptziel der Therapie keine (!) wesentliche Bedeutung mehr zu. Diese möglicherweise unverständlich erscheinende Aussage soll näher erläutert werden.

Prinzipiell kann die akute blutzuckersenkende Wirkung der Muskelarbeit beim Typ-I-Diabetiker, der sich nicht im absoluten Insulinmangel befindet (also Blutzuckerwerte unter 300 mg/dl und kein Aceton im Urin) mit dem Ziel eingesetzt werden, unbefriedigende Blutzuckerprofile zu glätten. Das heißt, Blutzuckererhöhungen, z.B. erhöhte Nüchternwerte am Morgen oder erhöhte postprandiale[2] Blutzuckerwerte, können durch den kurzzeitigen, gezielten und genau dosierten Einsatz körperlicher Aktivität bis zu einem gewissen Grade ausgeglichen werden (vgl. hierzu Abb. 29, S. 110).

Um diesen Effekt der Muskelarbeit für eine kontinuierliche Verbesserung der Blutzuckereinstellung zu nutzen, müsste der Diabetiker seine körperliche Tätigkeit täglich, zur gleichen Zeit und in gleicher Weise mit identischer Intensität und Dauer ausüben, nämlich immer dann, wenn im Blutzuckertagesprofil die Blutzuckerspitzen auftreten. Dies scheint die einzige Möglichkeit zu sein, körperliche Aktivität konkret als Therapeutikum im Rahmen der Blutzuckerfeineinstellung bei Typ-I-Diabetikern einzusetzen, denn eine generelle Verbesserung der Stoffwechsellage von längerer Dauer und eine anhaltende Reduktion der Insulindosis durch den Einsatz von Muskelarbeit konnte bisher nicht nachgewiesen werden.

Diese Behandlungsmethode erscheint jedoch deshalb kaum praktikabel und vom Diabetiker wenig akzeptabel, weil ein derartig strikter Einsatz der Muskelarbeit als Therapeutikum eine zusätzliche Reglementierung des ohnehin schon durch festgelegte Insulininjektionen und Mahlzeiten stark reglementierten Tagesablaufs für den Diabetiker bedeuten und zu einer zusätzlichen Einschränkung der Lebensqualität des Diabetikers führen würde. Zudem kann der Ausgleich hyperglykämischer Phasen im Tagesablauf mit weniger aufwendigen Mitteln, wie z.B. einer flexiblen Anpassung der Insulintherapie an den Tages- und Mahlzeitenablauf des Patienten, erreicht werden.

[1] präventiv = vorbeugend, die Prävention betreffend
[2] Postprandial = nach der Mahlzeit

Kein Sport-Effekt möglich	Sport möglich und empfehlenswert	Keine generelle Empfehlung möglich
	kein Einsatz zur BZ-Steuerung bzw. -Stabilisierung Vorsicht: (Verzögerte) Hypoglykämie; Ketoazidose bei schlechter Stoffwechselausgangslage	kein Einsatz zur BZ-Steuerung bzw. -Stabilisierung Vorsicht: Mikroangiopathische (!) und makroangiopathische Komplikationen als Einschränkungen und Kontraindikationen
Phase I = Prädiabetische Phase	Phase II = Manifestationsphase	Phase III = Diabetisches Spätsyndrom

Tab. 6   Bedeutung des Sports im Rahmen der Therapie für den Typ-I-Diabetes in Abhängigkeit vom Krankheitsverlauf (nach *Henrichs* 1992, 371)

Entgegen früheren Empfehlungen ist der therapeutische Einsatz von körperlicher Aktivität zur planmäßigen Verbesserung der Blutzuckereinstellung bei Typ-I-Diabetikern heute nicht mehr gerechtfertigt (vgl. *Berger* 1985, 21–26; *Kemmer/Berger* 1983, 878/879; *Henrichs* 1992, 368 f; *Kemmer* 1996, 174 f).

In der Phase III kommt es infolge von mikroangiopathischen und makroangiopathischen Störungen zum Auftreten von Erkrankungen des diabetischen Spätsyndroms. Aufgrund von Erkrankungen an den Augen, den Nieren, den Nerven, dem Blutgefäßsystem des Herzens, der Beine oder des Zentralen Nervensystems können relative oder absolute Kontraindikationen zur Ausübung von Sport bestehen (vgl. S. 118 ff), sodass keine generelle Empfehlung zum Sporttreiben möglich ist. Tabelle 6 fasst die Bedeutung des Sports

für den Typ-I-Diabetes in Abhängigkeit vom Krankheitsverlauf zusammen.

Hiermit soll (und darf) natürlich nicht zum Ausdruck kommen, dass die sportliche Betätigung für den Diabetiker prinzipiell ohne Bedeutung ist. Im Gegenteil, der Diabetiker sollte zum Sporttreiben – im Sinne des Freizeit- und Breitensports – angehalten und motiviert werden; er sollte sich immer dann sportlich betätigen, wenn es ihm Freude und Spaß bereitet, also in seiner Freizeit, am Abend, am Wochenende, in den Ferien, so wie es die übrige Bevölkerung auch tut (vgl. *Berger* 1985, 26). Denn neben metabolischen und hormonellen Auswirkungen treten beim Diabetiker infolge eines regelmäßigen Trainings hinsichtlich des Herz-Kreislauf-Systems die gleichen Anpassungserscheinungen wie beim Stoffwechselgesunden auf und führen so zu einer deutlichen Verbesserung der kardiopulmonalen[1] Leistungsfähigkeit (vgl. *Dietze* et al. 1984, 298/299; *Jung* 1984, 109). Zudem ist zu erwarten, dass das vorzeitige Auftreten diabetischer Spätschäden (degenerative Gefäßerkrankungen) durch den frühzeitigen und regelmäßigen Einsatz des

---
[1] Kardiopulmonal = Herz und Lunge betreffend

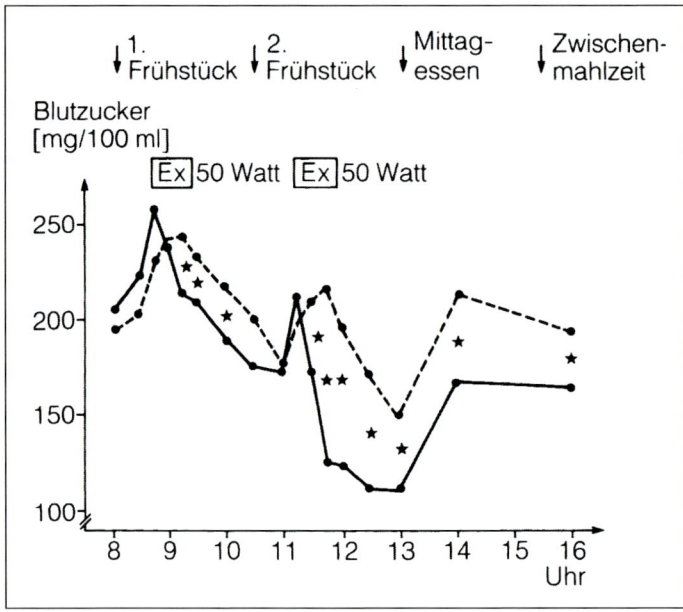

Abb. 29   Einfluss von 2-maliger Ergometerbelastung auf den Blutglukosespiegel bei juvenilen Diabetikern. •—• mit Ergometerbelastung, •– –• ohne Ergometerbelastung, * = p < 0,05 (nach *Drost* 1977, in *Berger* 1985, 25)

Sports, z.B. durch ein auf die allgemeine aerobe dynamische Ausdauer ausgerichtetes Training, hinausgezögert werden kann (vgl. *Henrichs* 1992, 368 f; *Jung* 1984, 111; *Maidorn* 1983, 94/95). Die Phase III, das diabetische Spätsyndrom, ließe sich im zeitlichen Krankheitsverlauf hinauszögern oder vermeiden.

Häufig ziehen sich Diabetiker aufgrund ihrer Erkrankung in eine soziale Isolation zurück und fühlen sich gegenüber ihren gesunden Mitmenschen unsicher und minderwertig.

> Die Teilnahme am Sport, der, besonders in der Gruppe oder im Verein, Freude und Spaß macht, kann dazu beitragen, die psychosoziale Gesamtsituation, die emotionale Stabilität sowie die sozialen Bindungen und Kontakte des Diabetikers zu verbessern (vgl. *Berger/Berchtold* 1980, 91; *Kemmer/Berger* 1983, 879).

Oftmals erleben Diabetiker durch die Teilnahme am Sport eine gesteigerte Leistungsfähig-

keit, einen Rückgang der vorher beobachteten schnellen Ermüdbarkeit, eine verbesserte berufliche Stresstoleranz mit erhöhter Leistungsbereitschaft und erkennen, dass sie durch Eigeninitiative ihre Krankheit günstig beeinflussen können; weiterhin entwickeln sie ein geringeres Krankheitsgefühl bei einer verminderten Infektanfälligkeit, gewinnen an Selbstvertrauen und Selbstwertgefühl und verbessern ihre gesellschaftliche Zugehörigkeit und ihre Beziehung zur Umwelt (vgl. *Biegerl/Jung* 1978, 336/337; *Weicker* 1979, 124; *Jung* 1982, 78; *Jung* 1984, 108/109; *Maidorn* 1983, 91–94).

> Fazit: Ein freudbetontes, regelmäßiges Sporttreiben kann dazu beitragen, die körperliche Leistungsfähigkeit und die gesamte Lebensqualität des Diabetikers zu verbessern.

Zusammenfassend lässt sich feststellen, dass der sportlichen Betätigung als Therapeutikum zur Normalisierung der Blutzuckereinstellung keine Bedeutung zukommt; aufgrund allgemeiner Gesundheitsaspekte, psychosozialer Gründe und allgemeiner Aspekte der Lebensqualität ist dem Sport ein hoher Stellenwert für den Typ-I-Diabetiker zuzuschreiben.

Treibt ein Diabetiker in seiner Freizeit Sport, also dann, wenn es ihm Spaß und Freude bereitet, so kann, entgegen früherer Forderungen, nicht immer sichergestellt sein, dass die körperliche Betätigung regelmäßig und zur gleichen Tageszeit durchgeführt wird.

Auch die Dauer und die Intensität der Muskelarbeit sowie der Abstand zur letzten Mahlzeit und Insulininjektion werden variabel sein. Der Diabetiker wird dementsprechend jedes Mal neu vor die Aufgabe gestellt sein, geeignete Maßnahmen zur Vermeidung von Stoffwechselentgleisungen zu ergreifen (vgl. S. 89 ff.). Die Aufgabe des Arztes und der Diabetesschulung muss es daher sein, dem Patienten die entsprechenden Kenntnisse zu vermitteln, sodass ihm die gefahrlose Ausübung von Freizeit- und Breitensport ermöglicht wird.

2. Körperliche Aktivität als Therapiemöglichkeit des Typ-II-Diabetikers

Der Typ-II-Diabetiker, bei dem die periphere Insulinresistenz durch Störung der Insulin-Rezeptor-Interaktion oder ein Postrezeptordefekt an Muskel-, Fett- und Leberzellen im Mittelpunkt seiner Stoffwechselerkrankung steht, ist häufig übergewichtig und weist in vielen Fällen kardiovaskuläre Risikofaktoren im Rahmen des metabolischen Syndroms (vgl. S. 23 ff), wie zum Beispiel Hypertonie[1], Hypertriglyzeridämie[2], Hypercholesterinämie[3] oder Ähnliches vor. Neben einer hypokalorischen[4] Diät kommt bei diesem Diabetestyp der Muskelarbeit in der Therapie eine weitaus größere Bedeutung zu als beim Typ-I-Diabetes mellitus (vgl. *Henrichs* 1992, 362; *Sachse* 2000, 200; *Kemmer/Berger* 1983, 881). In der prädiabetischen Phase (Phase I) können bereits Erkrankungen des metabolischen Syndroms in unterschiedlicher Ausprägung vorliegen. Zu diesem Zeitpunkt wirkt eine regelmäßige sportliche Aktivität eindeutig diabetesverhindernd im Sinne einer Primärprävention (s. S. 113), da es hierdurch zu einer deutlichen Abnahme der Insulinresistenz, die ursächlich im Zentrum der Erkrankung steht, kommt (*Henrichs* 1992, 371; *Kellerer/Häring* 1999, 58; *Gudat* 1995, 185). Die körperliche Aktivität greift damit ursächlich in den Teufelskreis der Pathogenese des metabolischen Syndroms und des Typ-II-Diabetes ein (vgl. S. 23 ff).

In der Phase II kommt es zur Manifestation der Hyperglykämie. Die bis dahin bereits bestehenden Erkrankungen des metabolischen Syndroms (Fettsucht, Hyperlipidämie, Hypertonie, Arteriosklerose) aus der Phase I kennzeichnen auch diesen Abschnitt. Neben der Möglichkeit, akut den Blutzucker durch körperliche Aktivität zu senken (vgl. Ausführungen S. 69 f), wie dies beim kompensierten Typ-I-Diabetiker auch der Fall ist, kann beim Typ-II-Diabetiker durch ein regelmäßiges Training auch längerfristig ein blutzuckersenkender Effekt erwartet werden (vgl. *Dietze/Standl/Wicklmayr* 1984, 299). Weiterhin ist anzunehmen, dass ein mildes, körperliches Training die periphere Insulinempfindlichkeit und damit auch die Glukosetoleranz verbessern, u. U. sogar normalisieren kann. Auch ist damit zu rechnen, dass der Medikamentenverbrauch eingeschränkt werden kann, die Medikamente möglicherweise sogar abgesetzt werden können (vgl. *Kemmer/Berger* 1983, 881; *Dietze/Standl/ Wicklmayr* 1984, 299). Bisher nicht eindeutig zu beantworten ist die Frage, wie lange diese Effekte nach der körperlichen Aktivität anhalten. Möglicherweise sind diese Effekte nur wenige Tage nach der letzten Trainingseinheit, in der die Glykogenspeicher wieder aufgefüllt werden, wirksam (vgl. *Gudat* 1995, 116 f). Dies würde den Sinn eines **regelmäßigen** Sporttreibens unterstreichen. Eindeutige und vergleichbare Studien fehlen hier jedoch. Trotzdem bleibt festzuhalten: zum einen wirkt die sportliche Aktivität endokrin-metabolisch durch eine Verbesserung der Stoffwechselsituation; zum anderen sind durch körperliches Training präventiv güns-

---

[1] Hypertonie = Bluthochdruck
[2] Hypertriglyzeridämie = erhöhte Neutralfettwerte im Blut
[3] Hypercholesterinämie = erhöhte Cholesterinwerte im Blut
[4] Hypokalorisch = unterkalorisch

Primärprävention durch Sport möglich	Sekundärprävention durch Sport (endokrin-metabolisch, kardiovaskulär);	Keine generelle Empfehlung Sekundär- und Tertiärprävention möglich;
	Indikation begrenzt durch – Adipositas – Frühsymptome des diab. Spätsyndroms – Hypertonie	Makroangiopathische (!) und mikroangiopathische Komplikationen als Einschränkungen und Kontraindikationen wie bei Phase III des Typ-I-Diabetes
Phase I = Prädiabetische Phase	Phase II = Manifestationsphase	Phase III = Diabetisches Spätsyndrom

Tab. 7   Bedeutung des Sports im Rahmen der Therapie für den Typ-II-Diabetes in Abhängigkeit vom Krankheitsverlauf (nach *Henrichs* 1992, 371)

tige Anpassungsmechanismen bei den kardiovaskulären Parametern (siehe unten) zu erwarten im Sinne einer Sekundärprävention[1] bezüglich der zusätzlichen Erkrankungen. Gleichzeitig können jedoch die zusätzlichen Erkrankungen, insbesondere die koronare Herzkrankheit, die periphere Neuropathie und die arterielle Hypertonie, Einschränkungen bei den sportlichen Aktivitäten fordern (vgl. S. 118 f).

Die Phase III umfasst den Zeitraum vom Auftreten von Organschäden bis hin zum Organversagen. Sie unterscheidet sich nicht grundsätzlich von deren Gegebenheiten des Typ-I-Diabetes bzw. vom Endstadium einer nichtdiabetischen Gefäßerkrankung. Hier kann keine generelle Empfehlung zum Sporttreiben gegeben werden. Der Sport wird hier im Sinne einer sekundären oder tertiären Prävention[1] eingesetzt (vgl. *Gudat* 1995, 186 f; *Henrichs* 1992, 369 ff; *Sachse* 2000, 200 ff; *Standl/Wicklmayr* 1999, 277 ff). Tabelle 7 fasst die Bedeutung des Sports für den Typ-II-Diabetes in Abhängigkeit vom Krankheitsverlauf zusammen.

Interessant sind an dieser Stelle auch die Erfahrungen über die Auswirkungen von *Joga* in der Therapie des Diabetes mellitus. Durch regelmäßige, tägliche Jogaübungen, verbunden mit diätetischer und medikamentöser Behandlung, konnte der diabetische Stoffwechsel positiv beeinflusst werden. Infolge der Jogatherapie waren die Blutzuckerwerte erniedrigt und der Medikamentenverbrauch konnte reduziert werden; die exakte Wirkungsweise der Jogatherapie auf den Stoffwechsel ist noch nicht bekannt (vgl. *Divekar* 1982, 179/180).

> Der Typ-II-Diabetiker, der ein vielfach erhöhtes Risiko für arteriosklerotische Gefäßerkrankungen aufweist, kann durch ein regelmäßiges, körperliches Training verschiedene kardiovaskuläre Risikofaktoren günstig beeinflussen.

---

[1] Prävention = Vorkehrungen zur Verhinderung von Krankheiten. Man unterscheidet:
– Primärprävention = Vermeidung und Ausschaltung von Krankheitsursachen; Gesundheitsförderung
– Sekundärprävention = Krankheitsfrüherkennung; geht davon aus, dass Frühsymptome erkennbar sind und dass durch Intervention (z.B. therapeutische Maßnahmen) das Krankheitsgeschehen positiv beeinflusst werden kann.
– Tertiärprävention = Rehabilitation mit der Aufgabe, ein Fortschreiten einer Erkrankung zu verhüten.

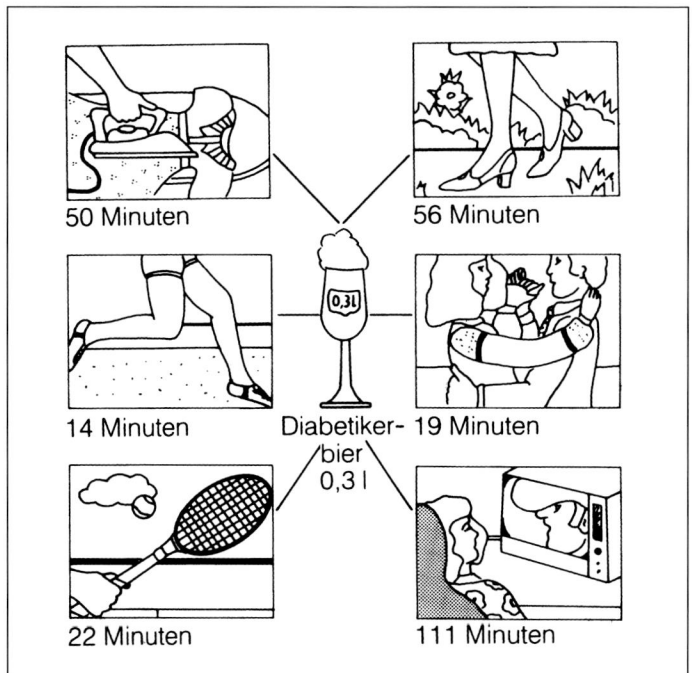

50 Minuten

56 Minuten

14 Minuten

Diabetiker- 19 Minuten
bier
0,3 l

22 Minuten

111 Minuten

Abb. 30   Diese körperlichen Leistungen sind notwendig, um ein zusätzliches Glas Diabetikerbier (5 % Alkohol) abzuarbeiten (nach *Mehnert* 1984, 203, aus *Schöffling* 1971).

Gerade beim übergewichtigen Patienten geht ein regelmäßiges Muskeltraining mit einer deutlichen Verminderung der basalen und glukosestimulierten Seruminsulinspiegel einher; das bedeutet, dass die bei diesen Patienten häufig vorliegende Hyperinsulinämie verringert werden kann. Einerseits wird dadurch die körpereigene Insulinsekretion geschützt, andererseits wird diesem Effekt eine Schutzfunktion hinsichtlich der Arterioskleroseentstehung zugeschrieben, da inadäquat hohe Insulinkonzentrationen im Blut selbst Ursache der Arteriosklerose sein können (vgl. *Vranic* et al. 1983, 580/581; *Dietze/Standl/Wicklmayr* 1984, 300; *Sachse* 2000, 198 f).

Auch die trainingsbedingten Effekte auf den Fettstoffwechsel beeinflussen kardiovaskuläre Risikofaktoren positiv. Zum einen nehmen erhöhte Serumtriglyzerid- und Serumcholesterinspiegel z. B. durch ein Ausdauertraining ab, zum anderen nimmt die HDL-Cholesterinfraktion zu, die einen direkten Schutzfaktor gegen die Arterioskleroseentstehung darstellt (vgl. *Kemmer/Berger* 1983, 881; *Vranic*

et al. 1983, 581; *Dietze/Standl/Wicklmayr* 1984, 300; *Standl/Wicklmayr* 1999, 278).

Für den häufig übergewichtigen, adipösen Patienten besteht in der Gewichtsreduktion ein sehr wichtiges therapeutisches Ziel (vgl. S. 21 ff, 26 f, 42 ff). Der erhöhte Energieverbrauch unter Muskelarbeit kann dazu beitragen, eine gewünschte Gewichtsreduktion zu erreichen. Da jedoch der Energiemehrverbrauch durch körperliche Bewegung vom Patienten häufig überschätzt wird und die körperliche Aktivität bei vielen Patienten auch eine appetitanregende Wirkung besitzt, wird die therapeutisch gewünschte Gewichtsreduktion durch gesteigerte körperliche Betätigung häufig nicht erreicht, wenn nicht gleichzeitig auf eine entsprechende hypokalorische Diät geachtet wird (vgl. *Dietze/Standl/Wicklmayr* 1984, 299/300; *Hollmann/Hettinger* 2000, 591) Abbildung 30 zeigt beispielhaft, welche körperlichen Leistungen notwendig sind, um ein zusätzliches Glas Diabetikerbier (5 % Alkohol) abzuarbeiten (s. auch S. 115).

Nahrungsmittel	Zeitbedarf zum „Abwandern" der aufgenommenen Kalorien [min]
1 Glas Wein	13
1 Ei	18
1 Flasche Bier	44
1 Eisbecher mit Sahne	75
1 Schweinshaxe	95

Tab. 8   Zeitbedarf zum Kalorienausgleich mittels Bewegung (Wandern)

Es muss dem Sport treibenden Diabetiker daher deutlich gemacht werden, dass körperliche Aktivität zwar nützlich für einen gesteigerten Kalorienverbrauch und eine allgemeine Stoffwechselanregung ist, aber ohne adäquates Essverhalten nicht ausreichend ist. Tabelle 8 macht deutlich, welch beträchtlichen Zeitaufwandes es bedarf, um die über die Nahrung aufgenommenen Kalorien ausschließlich über Bewegung zu eliminieren. Bei einem einstündigen Dauerlauf mittlerer Geschwindigkeit (5 km/h) werden kaum mehr als 600 kcal „abgelaufen" (vgl. auch *Weineck*[11] 2000, 529). Für eine Gewichtsreduktion ist nicht nur der akute belastungsbedingte Kalorienmehrverbrauch, sondern auch der trainingsbedingte, optimierte oxydative Ruhestoffwechsel, in dem Fette verbrannt werden, verantwortlich (vgl. *Weicker* 1983, 89/90).

Die regelmäßige Teilnahme am Sport kann beim Patienten zu einem gesteigerten Leistungs- und Gesundheitsbewusstsein führen, was sich in einer gesünderen Lebens- und Ernährungsweise widerspiegeln kann. Auch die Beeinflussung der Überernährung über das vegetative Nervensystem, über eine Änderung des Appetit- und Essverhaltens sowie über eine veränderte Resorptionsquote im Magen-Darm-Trakt infolge eines regelmäßigen Trainierens wird heute diskutiert (vgl. *Jung* 1982, 80).

Da eine Gewichtsabnahme äußerlich leicht feststellbar ist, kann sie als gute Kontrollmöglichkeit für den Behandlungserfolg dienen und vermag den Patienten zu motivieren, neue Lebens- und Ernährungsweisen beizubehalten. Macht sich eine Gewichtsabnahme nicht deutlich bemerkbar, so kann die Ursache darin liegen, dass die Fettabnahme durch einen entsprechenden Muskelzuwachs im Gesamtgewicht kompensiert wird. In solchen Fällen können zum Beispiel Hautfaltenmessungen über den Behandlungserfolg Aufschluss geben. Ein Vorteil der unterstützenden Sporttherapie gegenüber der rein diätetischen Gewichtsreduktion ist auch in der harmonischen Proportionierung des Körpers, die auch von kosmetischer Bedeutung ist, zu sehen. Dies trägt auch zur Motivation des Patienten bei, eingeleitete Maßnahmen fortzusetzen (vgl. *Weicker* 1983, 93).

Ein weiterer positiver Effekt der regelmäßigen therapeutischen Muskelarbeit ist in der allgemeinen Herz-Kreislauf-Prophylaxe durch die Ökonomisierung der Herz- und Kreislaufarbeit zu sehen. Die positiven Auswirkungen z. B. eines Ausdauertrainings auf die Herzfrequenz, das Herzschlagvolumen, den kardialen Sauerstoffverbrauch, die maximale Sauerstoffaufnahme usw. ermöglichen eine gewisse Primär- und Sekundärprävention bei kardiovaskulären Krankheiten, insbesondere bei der koronaren Herzkrankheit. Selbst bei bereits bestehenden Angiopathien[1] kann sich ein geeignetes Training, das jedoch nur unter ärztlicher Anleitung (!) und Überwachung (!) durchgeführt werden darf, günstig auswirken.

---

[1] Angiopathien = Gefäßleiden

So können die Kollateralisierung von Gefäß-
stenosen und -obliterationen gefördert, Angi-
na-pectoris-Beschwerden unter Belastung ge-
bessert, die schmerzfreie Wegstrecke bei arterieller Verschlusskrankheit der Beine verlän-
gert und die Häufigkeit von Herzinfarkten
und des plötzlichen Herztodes bei Herzin-
farktpatienten gesenkt werden (vgl. *Dietze/
Standl/Wicklmayr* 1984, 299/300). In Anbe-
tracht der kardiovaskulären Gefährdung dieses Patientenkreises müssen bei der Auswahl
der Patienten für entsprechende Trainingspro-
gramme die Vorsichtsmaßnahmen der kardiovaskulären Präventions- und Rehabilitations-
programme berücksichtigt werden (vgl. *Ber-
ger/Berchtold* 1980, 95/96).
Natürlich ist auch bei Typ-II-Diabetikern, wie
bei Typ-I-Patienten, durch die regelmäßige
Teilnahme am Sport mit den gleichen positiven Auswirkungen auf die psychosoziale Ge-
samtsituation zu rechnen, deren Bedeutung
nicht hoch genug einzuschätzen ist.

Dass einem körperlichen Training ein
prophylaktischer Effekt hinsichtlich der
Diabetesmanifestation zukommt, konnte beim Menschen nachgewiesen werden. Zuvor gaben bereits tierexperimen-
telle Untersuchungen zu der Vermutung
Anlass, dass durch ein in früher Jugend
beginnendes Training die Ausbildung
eines Stoffwechselsyndroms, das dem
des Typ-II-Diabetes sehr ähnlich ist, insbesondere aber die Insulinresistenz und
Glukoseintoleranz teilweise verhindert
werden kann (vgl. *Henrichs* 1992; 371;
Keljerer/Häring 1999, 57 f; *Standl/
Wicklmayr* 1999, 279 ff; *Kemmer/Ber-
ger* 1983, 881; *Klimt* 1985, 506).

Der Stellenwert sportlicher Aktivität in der
Therapie des Typ-II-Diabetes lässt sich trotz
der gemachten Einschränkungen wie folgt zu-
sammenfassen (vgl. *Kemmer/Berger* 1983,
882; *Henrichs* 1992, 371 f; *Sachse* 2000, 200;
Standl/Wicklmayr 1999, 274 ff):

Die Muskelarbeit in der Form eines
Trainingsprogramms mit dem Ziel der
Steigerung der peripheren Insulinempfindlichkeit und der Glukosetoleranz
sowie der günstigen Beeinflussung der
anderen kardiovaskulären Risikofaktoren ist parallel zu einer auf die Normalisierung des Körpergewichts ausge-
richteten Diät als primärer Ansatzpunkt
einer jeden rationalen Therapie des
Typ-II-Diabetes anzusehen.

Abbildung 31 zeigt den rehabilitierten, normalgewichtigen und körperlich aktiven Typ-
II-Diabetiker im Überblick. Körperliche Aktivität kann auf die verschiedenen Erkrankungen, mit denen der polymorbide, übergewichtige Typ-II-Diabetiker (vgl. S. 28) konfrontiert ist, positive Auswirkungen haben.

Die zu erwartenden therapeutischen Auswirkungen körperlichen Trainings bei Diabetikern sind abhängig von der Dauer und der Intensität der erbrachten Arbeit und der Regelmäßigkeit der Teilnahme am entsprechenden
Trainingsprogramm. Bei der Auswahl der Patienten für ein therapeutisches Trainingsprogramm ist auf das Vorliegen von Einschränkungen und Kontraindikationen zu achten.
Sie sollen in den Folgeausführungen dargestellt werden.

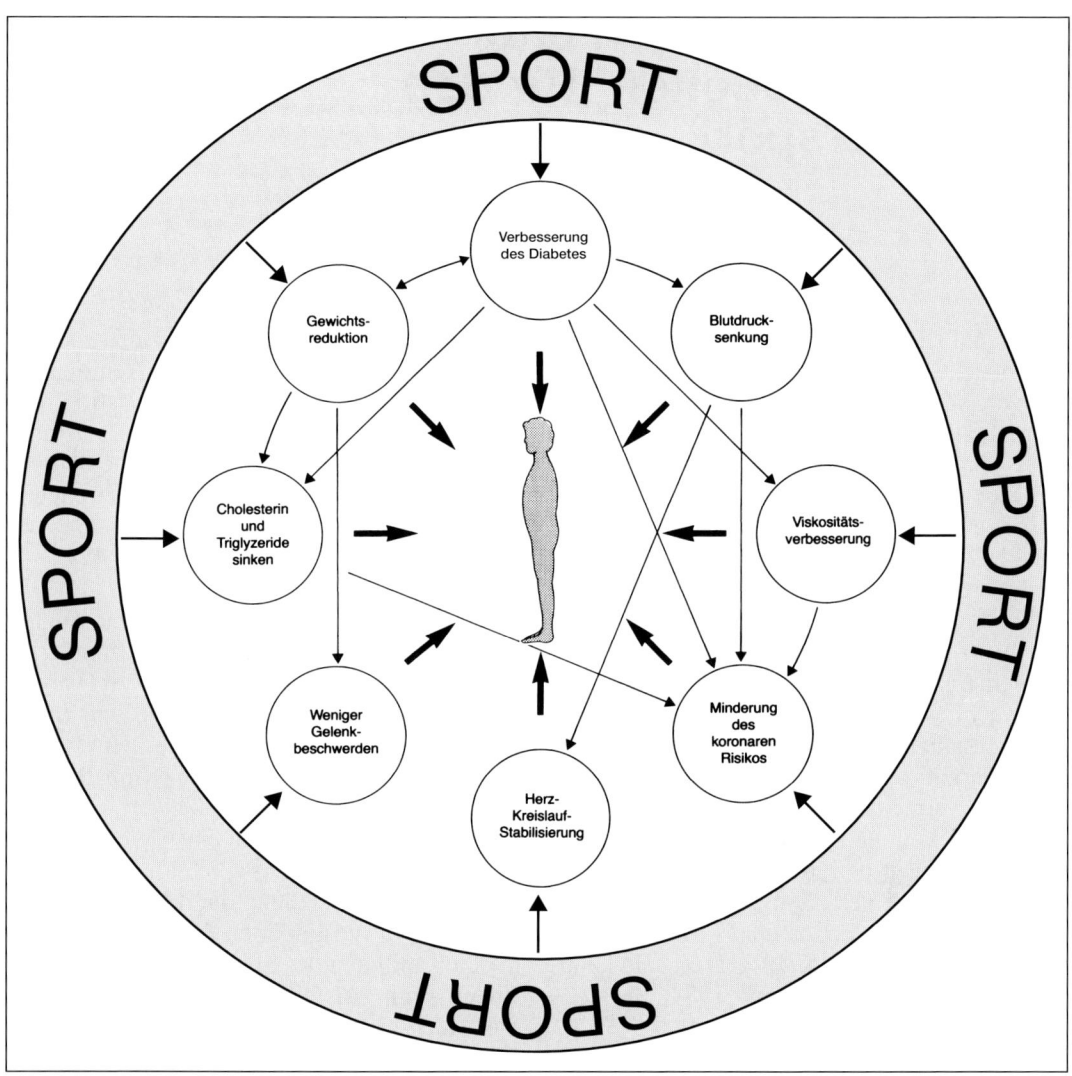

Abb. 31 Der rehabilitierte, normalgewichtige und körperlich aktive Typ-II-Diabetiker (in Anlehnung an *Hasche*, 1990, 15)

3. Einschränkungen und Kontraindikationen[1] für den Diabetikersport

Liegen bei Diabetikern Gefäßkomplikationen (diabetische Mikro- oder Makroangiopathien) vor, so kann der therapeutische Einsatz körperlicher Aktivität nur bedingt möglich, unter Umständen sogar kontraindiziert sein. Bei koronarer Herzkrankheit, Herzrhythmusstörungen, Hypertonie, arterieller Verschlusskrankheit der Beine und zerebrovaskulären[2] Veränderungen kann ein entsprechendes körperliches Training als Gefäßtraining durchaus positive Auswirkungen haben, es muss jedoch von einem erfahrenen Arzt angeleitet und überwacht werden. Patienten mit arterieller Verschlusskrankheit der Beine müssen unbedingt darauf achten, Verletzungen an den Füßen zu vermeiden, da es zu einer Gangrän[3] (s. S. 40 f) kommen kann. Liegt gleichzeitig auch noch eine periphere Polyneuropathie[4] vor, so kann eine Verletzung u. U. vom Patient nicht bemerkt werden, da der Warnmechanismus „Schmerz" außer Kraft gesetzt sein kann (vgl. *Dietze/Standl/Wicklmayr* 1984, 301).

Patienten mit autonomer Neuropathie sind deshalb gefährdet, weil unter körperlicher Belastung kardiovaskuläre Dysregulationen[5] auftreten können. Dies betrifft zum einen die Symptomatik bei einer eventuell vorhandenen koronaren Herzkrankheit (Problem des

sog. stummen Herzinfarkts), zum anderen zeigen Patienten mit kardialer Neuropathie einen wesentlich geringeren Anstieg der Herzfrequenz unter vergleichbarer Belastung, wodurch Probleme entstehen können, wenn die Trainingsarbeit anhand der Herzfrequenz dosiert werden muss (vgl. *Dietze/Standl/Wicklmayr* 1984, 301; *Berger* 1985, 45).

Diabetiker mit autonomer Neuropathie zeigten während einer Belastung ein vermindertes Herzminutenvolumen im Vergleich zu Diabetikern ohne autonome Neuropathie und Stoffwechselgesunden; die Ursache liegt wahrscheinlich in einem reduzierten Sympathikotonus. Ebenso war bei den Diabetikern mit autonomer Neuropathie anstatt eines leichten Blutdruckanstiegs ein Blutdruckabfall während der Belastung festzustellen; die Ursache hierfür war in einem verminderten Widerstandsanstieg in den Kapillaren des Splanchnikusgebietes zu finden (vgl. *Hilsted/Galbo* 1982, 93). Beim Stoffwechselgesunden wird ein relativ stabiler Blutdruck unter Belastung dadurch bewerkstelligt, dass die Kapillargefäße im Splanchnikus-, Leber- und Nierenbereich sowie in der nicht arbeitenden Muskulatur und der Haut verengt werden, wodurch der Gefäßwiderstand in diesen Bereichen stark ansteigt (vgl. *Dietze/Standl/Wicklmayr* 1984, 294).

Kontraindiziert ist Sport für Diabetiker mit proliferativer Retinopathie[6], da durch die belastungsbedingte Blutdruckerhöhung die Gefahr einer präretinalen oder Glaskörperblutung besteht und dadurch die retinale Situation weiterhin verschlechtert wird.

Wegen der Blutumverteilung unter körperlicher Belastung – besonders die Durchblutung

---

[1] Kontraindikation = Gegenanzeige
[2] Zerebrovaskulär = die Gehirngefäße betreffend
[3] Gangrän = durch Minderdurchblutung hervorgerufener Gewebsuntergang mit Gewebserweichung, Schrumpfung, Vertrocknung und Schwarzfärbung
[4] Neuropathie = Nervenleiden
[5] Dysregulation = Fehlregulation (kardiovaskulär = die Herzgefäße betreffend)
[6] Retinopathie = Erkrankung der Netzhaut (proliferativ = mit Gewebswucherung einhergehend)

des Splanchnikusgebietes und der Nieren wird reduziert (vgl. *Hollmann/Hettinger*, 1980, 353) – kann es zur Unterversorgung der Nieren kommen, sodass sich eine bereits bestehende Nephropathie[1] verschlimmern kann. Bei Diabetikern mit Proteinurie[2] ist deshalb Sport kontraindiziert (vgl. *Dietze/Standl/Wicklmayr* 1984, 301; *Berger* 1985, 45).

Ebenfalls kontraindiziert ist eine sportliche Betätigung natürlich bei schlechter, d. h. hyperglykämisch-ketotischer Stoffwechsellage, und zwar zum einen aus metabolischen Gründen (vgl. S. 75 ff, 92) und zum anderen, weil möglicherweise Muskelarbeit bei schlechter Diabeteseinstellung der Entstehung von mikroangiopathischen Veränderungen Vorschub leisten könnte. Einerseits steigen die kontrainsulinären Hormone STH, Kortisol, Adrenalin und Glukagon bei schlechter Diabeteseinstellung unter Belastung höher an. Diesen Hormonen, besonders dem STH, wird eine pathogenetische Rolle für die diabetische Mikroangiopathie zugeschrieben. Andererseits ist bei hyperglykämischen Diabetikern die Plasmapermeation durch die Gefäßwand in der Mikrozirkulation erhöht, wodurch es zu Ablagerungen, z. B. von Plasmaproteinen, in und um die Gefäße kommen kann. Weiterhin ist bei hyperglykämischer Stoffwechsellage die Sauerstoffversorgung peripherer Gewebe vermindert; eine Gewebshypoxie ist möglicherweise für die Entstehung mikroangiopathischer Veränderungen von Bedeutung (vgl. *Dietze/Standl/Wicklmayr* 1984, 301; *Janka/Haupt/Standl* 1984, 419–421).

Kontraindiziert ist jede sportliche Aktivität bei einem akuten Infekt. Neben der Beeinflussung der Belastbarkeit der Organe und der Organsysteme wie beim Stoffwechselgesunden, kann beim Diabetiker ein akuter Infekt zu einer Stoffwechselentgleisung führen (vgl. *Klimt* 1985, 536).

Zusammenfassung der Kontraindikationen und Einschränkungen zum Diabetikersport:

Absolutes Sportverbot:
– Hyperglykämische Stoffwechsellage (BZ > 300 mg/dl, Aceton ++, HZ ++)
– Akuter Infekt
– Diabetische Nephropathie
– Diabetische Retinopathie (v. a. proliferative)

Eingeschränkte Sporterlaubnis:
1. Diabetische Gefäßkomplikationen
   – Koronare Herzkrankheit
   – Bluthochdruck
   – Arterielle Verschlusskrankheit der Beine (Vorsicht: diabetischer Fuß)
2. Diabetische Neuropathie
   – Kardiovaskuläre Dysregulation
   – Inadäquater Blutdruckanstieg
   – Periphere Polyneuropathie (Vorsicht: diabetischer Fuß)

Die Sporttauglichkeit ist immer abhängig vom Ausmaß der diabetischen Folge- und Zusatzerkrankungen und muss individuell beurteilt werden.

Um die Sporttauglichkeit des Diabetikers beurteilen zu können, sollten folgende Fragestellungen abgeklärt werden, bevor Muskelarbeit praktisch zur Anwendung kommen kann (vgl. *Dietze*/Standl/Wicklmayr 1984, 302; *Standl/Wicklmayr* 1999, 274):

Wichtige Fragestellungen zur Beurteilung der Sporttauglichkeit des Diabetikers:
1. Allgemeine Gefäßsituation? (Belastungs-)EKG? Blutdruck?
2. Neuropathie der Füße oder des Herzens?
3. Augenhintergrund?
4. Nierenfunktion, insbesondere (Mikro-)Albuminurie?
5. Metabolische Kontrolle? (Anhand der Harnkontrolle auf Azeton und Glukose und der Blutzuckerkontrolle (!); vom Patienten jeweils vorher zusätzlich zu überprüfen).

---

[1] Nephropathie = Nierenleiden(erkrankung)
[2] Proteinurie = Auftreten von Eiweiß im Urin

4. Beurteilungskriterien für Sportprogramme in der Diabetestherapie – geeignete und ungeeignete Sportarten für den Diabetiker

Sportprogramme im Rahmen der Diabetestherapie sollten mehrere Ziele verfolgen: Zum einen ist eine Verbesserung der Hämodynamik und des Metabolismus und damit der Diabeteseinstellung anzustreben, zum anderen besteht das Ziel in der Verbesserung der leider häufig niedrigen Leistungsfähigkeit des Diabetikers. Neben der günstigen Beeinflussung der psychosozialen Situation des Diabetikers muss es aber auch Ziel eines Sportprogramms sein, den Patienten dahingehend zu motivieren und zu befähigen, dass er auch am „außertherapeutischen" Sportgeschehen – alleine, mit der Familie, mit Freunden, im Verein, im Urlaub usw. – teilnehmen kann. Aus diesen Zielsetzungen heraus ergibt sich eine Reihe von Kriterien, die an ein therapeutisch genutztes Sportprogramm zu stellen sind.

Bereits bei der Auswahl der Patienten für ein Trainingsprogramm muss auf das Vorliegen kardiovaskulärer Erkrankungen, Mikro- und Makroangiopathien, Retinopathien und Neuropathien geachtet werden, also auf Faktoren, die möglicherweise Einschränkungen oder Kontraindikationen für den Diabetikersport darstellen. Es wird sich hierbei meist um Patienten handeln, bei denen die Erkrankung bereits seit längerer Zeit besteht (häufig erwachsene Typ-I- oder Typ-II-Diabetiker). In vielen Fällen wird die Teilnahme an einem Trainingsprogramm vom Alter, von degenerativen Veränderungen an den Gelenken und von der Motivation des Patienten abhängig sein. Im Rahmen notwendiger Untersuchungen ist es sinnvoll, die individuelle Leistungsgrenze eines jeden Patienten zu ermitteln, da-

mit mögliche Überbelastungen beim Sport vermieden werden können. Die Sportgruppe sollte immer unter der Aufsicht und Überwachung eines Arztes stehen und von einem qualifizierten Übungsleiter (z. B. einem Sportlehrer) angeleitet werden (vgl. *Kemmer/Berger* 1983, 882; *Weicker* 1983, 90).

Für ein Sportprogramm, das – wie für Stoffwechselgesunde auch – systematisch aufgebaut und auf den einzelnen Probanden abgestimmt sein muss, stellt sich die Frage nach geeigneten Sportarten, nach der richtigen Belastungsintensität, -dauer und -häufigkeit.

> Zumindest zu *Beginn einer Sporttherapie* sollten Sportarten gewählt werden, die exakt dosierbar sind, deren Belastungsintensität reproduzierbar ist und die zu einem konstanten Zeitpunkt im Tagesablauf durchgeführt werden können.

Der Grund für diese Forderungen liegt darin, dass das Blutzuckerverhalten unter Belastung einschätzbar wird und sich so die Diät und die Medikamente entsprechend modifizieren lassen. Für die Praxis bieten sich im Wesentlichen Individualsportarten des *Ausdauertyps* an. Jedoch verbirgt sich hinter der strikten Einhaltung der hier genannten Richtlinien eine weitere Reglementierung des diabetischen Tagesablaufs, die sich auf die Motivation zur Teilnahme am Sport ungünstig auswirken kann (vgl. *Binkowski* 1984, 34).

Im weiteren Verlauf ist es deshalb entscheidend, dem Diabetiker im Rahmen der Sport-

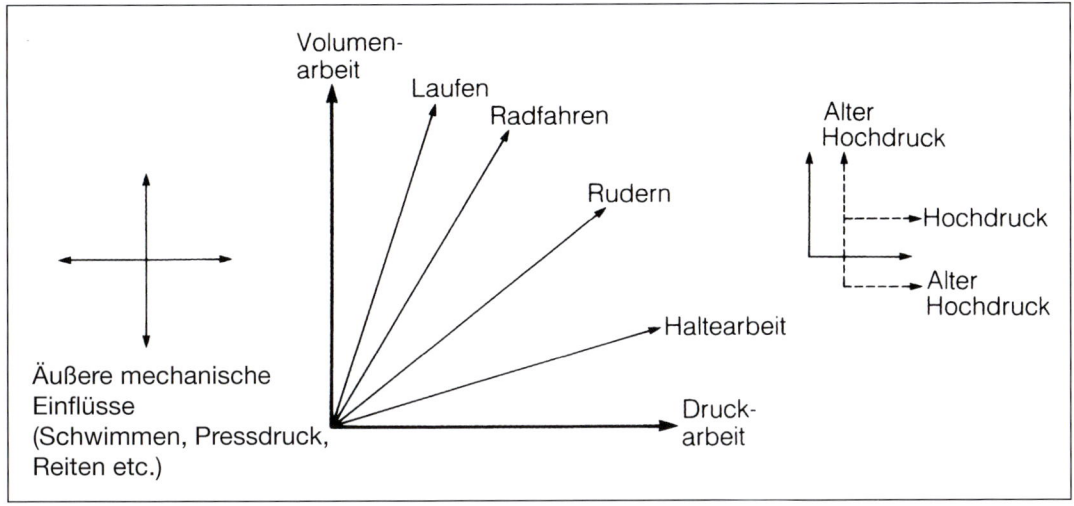

Abb. 32 Schematische Darstellung des Verhaltens von Volumen- und Druckarbeit des Kreislaufs bei unterschiedlichen Belastungsformen. Das Diagramm soll den Anteil dieser beiden Arbeitsformen aufzeigen. Je stärker der dynamische Anteil im Vordergrund steht, desto stärker ist die Volumenbelastung des Kreislaufs ausgeprägt; je stärker der Kraftanteil ist, umso mehr steht die Drucksteigerung im Vordergrund. Dieser Rahmen wird durch endogene Faktoren (rechts) bzw. durch äußere mechanische Einflüsse (links) verschoben (*Rost* 1984, 32).

stunden unter Anleitung einen Raum für Eigenerfahrungen in verschiedenen Situationen anzubieten, sodass dieser lernen kann, sich auch außerhalb des Diabetikersports dann dem Sport zuzuwenden, wenn es ihm Spaß und Freude macht.

> Von besonderem gesundheitlichem Wert ist für den Diabetiker das Training der allgemeinen aeroben dynamischen Ausdauer, da es hierbei sowohl zu günstigen hämodynamischen und metabolischen Adaptationen als auch zu positiven Anpassungen des Herz-Kreislauf-Systems kommt (vgl. *Maidorn* 1983, 94; *Weicker* 1983, 94, *Weineck* 1988 a, 103 f.).

Unter der allgemeinen aeroben Ausdauer sind dabei aerobe Ausdauerbelastungen mittels dynamischer Arbeit unter Einsatz von mehr als 1/7–1/6 der gesamten Skelettmuskulatur

zu verstehen (*Hollmann/Hettinger* 1980, 347). Es eignen sich hier alle Sportarten, die das Herz-Kreislauf-System und die respiratorische Funktion in Anspruch nehmen.

> Als besonders geeignete Sportarten gelten Dauerlauf (Jogging), zügiges Spazierengehen (Walking), Bergwandern, Skilanglauf, Schwimmen, Radfahren und Rudern.

Dabei ist zu beachten, dass diejenigen Ausdauersportarten von besonderer Wertigkeit sind, die das Herz-Kreislauf-System mit überwiegender Volumenarbeit belasten (vgl. Abb. 32). Druckarbeit bedeutet immer Mehrarbeit für das Herz und ist daher weniger günstig.

Daneben eignen sich auch Sportarten wie Tanzen, Gymnastik, Ergometertraining, Fußball und andere Mannschaftssportarten (vgl.

Dietze/Standl/Wicklmayr 1984, 302; *Jung* 1984, 104; *Weineck* 1988 b, 419).

Als weniger geeignet bzw. ungeeignet gelten sowohl für den Typ-I- als auch für den Typ-II-Diabetiker Sportarten mit vorwiegend anaerober Belastungsstruktur wie Schnelligkeit- und Kraftsportarten (z. B. Kurzstreckenlauf oder Gewichtheben) bzw. technische Sportdisziplinen ohne Ausdauercharakter (Gerätturnen, Golf) und Zweikampfsportarten (Boxen, Ringen) (vgl. *Jung* 1984, 104; *Bieger* 1983, 116–120).

> Ausgesprochene Kraftübungen sollten vermieden werden, da diese Trainingsform zum einen nicht durchblutungsfördernd wirkt und zum anderen die Leistungsgrenze des Patienten sehr schnell übersteigen kann (vgl. *Weicker* 1979, 125).

Wichtig ist vor allem auch die Frage nach der richtigen Intensität, Dauer und Häufigkeit der Belastung. Grundsätzlich kann hier gelten (vgl. auch *Weineck* 1988 b, 417 f):
– Der Diabetiker sollte nicht plötzlich mit ungewöhnlicher Aktivität beginnen.
– Die Belastung sollte langsam gesteigert werden.
– Der Diabetiker sollte sich regelmäßig belasten; am besten täglich, möglichst zu den gleichen Tageszeiten und in Phasen, in denen ein Blutzuckeranstieg zu erwarten ist (aber: diese Forderung ist realitätsfern, hat den Nachteil einer zu starken Reglementierung und wirkt auf Dauer demotivierend)!
– Der Diabetiker sollte sein regelmäßiges Training nicht abrupt abbrechen, da der Stoffwechsel nach oben entgleisen könnte.

Für die Verbesserung der Ausdauerleistungsfähigkeit sind submaximale Belastungen mit 50–60 % der maximalen Leistungsfähigkeit geeignet. Die Belastungsintensität kann auch nach der Pulsfrequenz ausgerichtet werden;

dann sollte bei Älteren die Pulsfrequenz ca. „180 minus dem Lebensalter in Jahren", bei jungen Patienten ca. „200 minus dem Lebensalter in Jahren" betragen (vgl. *Weineck* 2000, 523). Empfehlenswert ist die tägliche Belastung über eine Dauer von mindestens 10 Minuten. Um einen vergleichbaren Effekt auf das Herz-Kreislauf-System zu erzielen, genügt zwar auch ein 2- bis 3-maliges Training pro Woche jeweils mit einer Belastungsdauer von mindestens 20 Minuten, jedoch ist die Anpassung der Diabetestherapie bei täglichem Training leichter möglich (vgl. *Dietze/ Standl/Wicklmayr* 1984, 300-303; *Weineck* 2000, 534). Auch hier zeigt sich wieder der Vorteil für den gut geschulten Patienten, der seinen Tages- und Wochenablauf durch die entsprechende Anpassung seiner therapeutischen Maßnahmen freier gestalten kann.

Dem untrainierten Patienten können zu Beginn eines Trainings grobe Richtlinien für die Belastungsdauer und -intensität zu bestimmten Sportarten an die Hand gegeben werden.

> *Belastungsrichtwerte* für den diabetischen Trainingsanfänger:
> – Laufen: 3 km Dauerlauf in 15–18 Minuten
> – Fahrradergometer: 1 Watt/kg Körpergewicht beginnend mit 10 Minuten
> – Schwimmen: 500 m in 12–18 Minuten
> (vgl. *Pfeiffer/Laube* 1977, 333/334; *Dietze/Standl/Wicklmayr* 1984, 302)

Mit Kindern und Jugendlichen ist ein derartig programmiertes Training kaum durchzuführen und auch beim Erwachsenen ist die Motivation in der Regel nicht ausreichend, regelmäßig am Trainingsprogramm teilzunehmen. Deshalb ist es sinnvoll, ein Sportprogramm abwechslungsreich, spielerisch und freudvoll zu gestalten. Besonders die Sportspiele sind aus motivationaler Sicht wegen ihres hohen Aufforderungscharakters gut geeignet; jedoch ist eine genaue Belastungsdosierung beim Spiel nicht immer möglich. Ein abwechslungsreiches Training unter Verwendung von Spielen vermag neben der Ausdauer auch andere motorische Hauptbeanspruchungsformen wie Koordination, Flexibilität, Kraft und in gewissem Maße auch Schnelligkeit zu verbessern.

Durch die Einbeziehung der gesunden Familienmitglieder in die Sportgruppe kann eine regelmäßige Teilnahme am Sport erreicht werden; das Interesse am Sport verankert sich auf diese Weise in der Familie, sodass der Sport seinen festen Platz auch im privaten Bereich (Freizeit, Urlaub etc.) einnehmen kann (vgl. *Weicker* 1979, 124; *Weicker* 1983, 91/94; *Maidorn* 1983, 92).

Die in der Literatur oftmals etwas rigide Einteilung der Sportarten nach „geeignet" bzw. „nicht geeignet" – zur Beurteilung werden meist ausschließlich therapeutische Gesichtspunkte zu Grunde gelegt – sollte im Einzelfall und in Abhängigkeit von der augenblicklichen individuellen Situation stets personenadäquat neu beurteilt werden.

Für den *Typ-I-Diabetiker*, der keine zusätzlichen Komplikationen aufweist und der aufgrund entsprechender Schulung und Erfahrung in der Lage ist, seinen Stoffwechsel in eigener Verantwortung einzustellen und die therapeutischen Maßnahmen aufeinander abzustimmen, können die früher häufig gemachten Einschränkungen bezüglich der für ihn geeigneten Sportarten weitgehend verlassen werden, sodass ihm praktisch jede Sportart erlaubt ist. Wichtig ist, dass die jeweilige Sportart dem Patienten Freude und Spaß macht (vgl. *Berger* 1985, 44/46).

Für insulinpflichtige Kinder und Jugendliche ist es wegen einer möglichen Hypoglykämie sinnvoll, bei Wassersportarten wie Schwimmen oder Surfen nicht ohne Aufsicht bzw. Begleitung zu sein (vgl. *Klimt* 1985, 509).

Als für den Diabetiker weniger geeignete Sportdisziplinen (neben den bereits genannten, s. S. 122) gelten auch Sportarten, die ein nicht einkalkulierbares Risiko für den Diabetiker selbst und/oder andere Personen beinhalten; d. h. Soportarten, bei denen bereits eine kurzzeitige Konzentrationsschwäche durch eine leichte Unterzuckerung zu folgenschweren Unfällen (Selbst- und/oder Fremdgefährdung) führen kann, wie zum Beispiel Motor- oder Flugsport, extremer Alpinismus, Fallschirmspringen, Tauchen, Radrennen und Hochseeregatten (vgl. *Berger* 1985, 44; *Klimt* 1985, 509).

Aber selbst diese Einschränkungen lassen sich relativieren, wenn man feststellt, dass es auch beim Stoffwechselgesunden kaum eine populäre Sportart gibt, bei der nicht Verletzungs- und Unfallgefahren in Kauf genommen werden müssen (vgl. *Berger* 1985, 44).

Dem geschulten und verantwortungsbewussten Typ-I-Diabetiker, bei dem keine Folgeschäden (mikro- und makroangiopathische Komplikationen) vorliegen, sollten demnach heute keine allzu großen Einschränkungen bezüglich der Wahl seiner Sportart gemacht werden.

Ebenso ist festzustellen, dass es auch für Typ-II-Diabetiker keine speziellen Sportarten gibt, sodass im Prinzip jede Sportart betrieben werden darf, die kein zusätzliches Risiko für den Patienten darstellt. So sollten zum Beispiel Diabetiker mit Bluthochdruck starke Kraftbelastungen meiden; auch ist der Schwimmsport für diese Patienten nicht unbedingt geeignet, da es hierbei durch den Kältereiz zu einer starken Sympathikotonie und damit zu einem Blutdruckanstieg kommen kann. Dies kann bei einer diabetischen Retinopathie zu einer Verschlechterung der retinalen Situation führen. Dagegen ist dem übergewichtigen Patienten z. B. das Radfahren, Rudern oder auch das Schwimmen besonders zu empfehlen, da er sein Körpergewicht nicht selbst tragen muss und die Gelenkbelastung besonders der unteren Extremitäten geringer ist (Entlastung des passiven Bewegungsapparates). Besonders geeignet sind alle Spielsportarten, die gleichzeitig einen kommunikativen Charakter haben.

Sicherlich ist eine Ausdauerbelastung mit komplexer Gymnastik und vielen kräftigenden Elementen für die Gruppe der Typ-II-Diabetiker am günstigsten (vgl. *Schreiber-Popovic* 1985, 12).

Die Frage nach der Sporteignung ist demnach vor allem unter dem Aspekt der Risikominimierung und der Gesundheitsoptimierung zu sehen, weniger unter dem der strengen Ausschlussreglementierung. Der Sport treibende Diabetiker soll ebenso wie der Stoffwechselgesunde mit Hilfe entsprechender Informationen dazu befähigt werden, die Wertigkeiten und Risiken der verschiedenen Sportarten richtig einzuschätzen und unter diesem Gesichtspunkt seine Auswahl zu treffen.

> Welche Sportart für den Typ-II-Diabetiker letztlich geeignet oder ungeeignet ist, lässt sich pauschal nicht festlegen.

> Dies wird immer individuell unterschiedlich sein und vom Vorhandensein anderer Risikofaktoren abhängen.

Teil V:

Stellenwert des Schulsports bzw. des Leistungs- und Hochleistungssports für den Zucker-kranken

1. Stellenwert des Schulsports für den jugendlichen Diabetiker

Es gibt heute in der Welt ungefähr eine Million diabetische Kinder. In der Bundesrepublik Deutschland sind etwa 20 000 bis 30 000 Kinder und Jugendliche bis zu einem Alter von 18 Jahren an Diabetes mellitus erkrankt. Zumeist haben Kinder und Jugendliche die klassische Form des Insulinmangeldiabetes, also den Typ-I-Diabetes mellitus. Gelegentlich kann aber auch ein anderer Diabetestyp auftreten, der dem des Erwachsenen, nicht insulinabhängigen Typ-II-Diabetes gleicht, und als so genannter MODY-Typ bezeichnet wird (MODY = maturity onset diabetes of young people). Diese Patienten weisen zumeist ein relativ stabiles Blutzuckerverhalten auf und sind fast immer übergewichtig, sollen jedoch im Rahmen dieser Arbeit nicht näher behandelt werden (vgl. *Mehnert* 1979, 89/90; *Neubauer/Petzold/Schöffling* 1984, 307/308).

Obwohl der Anteil diabetischer Kinder und Jugendlicher an der Gesamtbevölkerung relativ gering ist, so ist eine Anzahl von 20 000 bis 30 000 Kindern und Jugendlichen allein in der BRD absolut gesehen eine große Zahl. Jeder (Sport-)Lehrer muss damit rechnen, im Laufe seiner Lehrtätigkeit einen diabetischen Schüler im (Sport-)Unterricht betreuen zu müssen. Damit sind neben pädagogischen und psychologischen auch einige medizinische Probleme verbunden (vgl. *Maidorn* 1983, 82).

Medizinische und psychosoziale Besonderheiten für den Diabetiker im Kindes- und Jugendalter

Das diabetische Kind kann dank der heutigen Behandlungsmöglichkeiten als „bedingt gesund" angesehen werden. Weder in ihrer körperlichen (z. B. Längenwachstum, Sexualentwicklung) noch in ihrer intellektuellen Entwicklung unterscheiden sich zuckerkranke Kinder und Jugendliche von ihren gleichaltrigen Geschlechtsgenossen (vgl. *Struwe* 1980, 91; *Neubauer/Petzold/Schöffling* 1984, 324).

> Der juvenile Diabetes mellitus ist charakterisiert durch einen phasenweisen Verlauf. Er manifestiert sich meist sehr turbulent mit den typischen Symptomen wie enorme Gewichtsabnahme, Mattigkeit, Abgeschlagenheit, Durst und verstärktem Wasserlassen.

Dieser Manifestationsperiode folgt nach der Erstbehandlung häufig eine zeitlich begrenzte *Remissionsphase*[1], in der der Insulinbedarf gering ist, unter Umständen sogar kein Insulin benötigt wird. Diese Remissionsphase kann über einige Wochen bis zu 1–2 Jahren dauern, endet jedoch in der Regel zwischen dem 6. und 12. Monat nach der Manifestation. Trotz der meist ausgezeichneten Stoffwechsellage sollte in dieser Phase die Insulinbehandlung nicht unterbrochen werden,

---

[1] Remission = das vorübergehende Nachlassen chronischer Krankheitszeichen, jedoch ohne Erreichen der Genesung

selbst wenn nur minimale Dosen verabreicht werden, da beim Kind und auch bei den Eltern der fälschliche Eindruck entstehen könnte, der Diabetes wäre geheilt.

Dieser Phase der Remission schließt sich eine Periode der Verschlimmerung an, in der der Insulinbedarf allmählich wieder ansteigt.

> Besonders mit dem Beginn der Pubertät (erste puberale Phase oder Pubeszenz) und des puberalen Wachstums, also während der Entwicklungs- und Reifungszeit, setzt eine Phase mit starker Instabilität des Stoffwechsels und mit starken Blutzuckerschwankungen ein, häufig gekennzeichnet durch hochgradige Insulinempfindlichkeit mit Hypoglykämieneigung und der Tendenz zu rascher Entwicklung einer Ketoazidose. Auch das vegetative Nervensystem verhält sich in dieser Phase labiler.

Ursächlich scheint das Wachstumshormon die in dieser Entwicklungsphase besonders labile Stoffwechsellage zu beeinflussen.
In der sich anschließenden zweiten puberalen Phase oder Adoleszenz stabilisiert sich die Stoffwechselsituation bei den meisten Patienten wieder, wobei der Energiebedarf und gelegentlich auch der Insulinbedarf zurückgeht (vgl. *Mehnert* 1979, 89–91; *Neubauer/Petzold/Schöffling* 1984, 308/318 f; *Klimt* 1985, 507 f).

Neben den soeben aufgezeigten medizinischen Besonderheiten ist in dieser Altersgruppe auch mit Besonderheiten der psychischen Entwicklung zu rechnen, die durch die Einschränkungen, Belastungen, Sorgen und Ängste, die die Stoffwechselerkrankung mit sich bringt, beeinflusst werden kann. Es gibt zwar kein diabetestypisches Persönlichkeitsbild, jedoch können immer wieder gewisse Retardierungen in verschiedenen Teilberei-

chen der seelisch-charakterlichen Entwicklung auftreten; insbesondere kommen bei den Jugendlichen psychosoziale Probleme vermehrt vor.
Dass bei diabetischen Adoleszenten häufiger Ängste, Depressionen, Anpassungsschwierigkeiten, geringeres Selbstwertgefühl und eine schlechtere Selbsteinschätzung vorzufinden sind, ist nicht diabetesspezifischer Natur; es handelt sich vielmehr um Erscheinungen, welche als Konsequenz einer chronischen Erkrankung zu betrachten sind, die das Gefühl einer Unterlegenheit bzw. Minderwertigkeit aufkommen lässt. Dieses Unterlegenheitsgefühl trägt dazu bei, den juvenilen Diabetiker in eine Außenseiterrolle zu drängen, wodurch soziale Probleme verstärkt werden können (vgl. *Neubauer/Petzold/Schöffling* 1984, 324).

Ein weiteres Problem bei jugendlichen Diabetikern liegt häufig auch darin, dass sie ihre Stoffwechselerkrankung nicht ernst genug nehmen und die Ernährung, die notwendigerweise reglementiert sein muss, nicht genau einhalten; auch hierin kann eine Ursache für starke Stoffwechselschwankungen liegen (vgl. *Klimt* 1985, 507 f).

Beiträge des Schulsports zur positiven Beeinflussung der Situation des juvenilen Diabetikers

Dem Schulsport kommt eine Reihe von Aufgaben zu, und zwar in medizinischer, psychologischer und pädagogischer Hinsicht, die besonders für den juvenilen Diabetiker, aber natürlich auch für alle anderen Schüler, von Bedeutung sind.

Auf der einen Seite hat der Schulsport die Verbesserung der physischen Entwicklung als Zielsetzung. Die Entwicklung, Ausbildung und der Erhalt der Motorik sind für die allgemeine normale Entwicklung, für die Gesundheit und Leistungsfähigkeit sowie zur Vermeidung von Bewegungsmangelerkrankungen von Bedeutung (vgl. *Weineck* 2000, 384). Der metabolischen Labilität in der Wachstumsperiode (Pubeszenz) kann – durch körperliche Aktivität – entgegengewirkt werden. Dies konnte an juvenilen Diabetikern, die an einem 3-Etappen-Vasa-Lauf (30 km Skilauf an drei hintereinanderfolgenden Tagen) teilnahmen, nachgewiesen werden (vgl. *Klimt* 1985, 507 f.).

Auf der anderen Seite vermag der Sport, die psychische Entwicklung günstig zu beeinflussen. Psychische Spannungen wie Angst und Frustrationen können abgebaut werden, Erfolgserlebnisse im Schulsport steigern das Selbstwertgefühl und das Selbstvertrauen, der jugendliche Diabetiker lernt, seine Belastbarkeit und Leistungsfähigkeit besser einzuschätzen.

> Gerade der Schulsport kann dazu beitragen, das diabetische Kind aus seiner Außenseiterrolle zu lösen, es in den Klassenverband zu integrieren und seine psychosoziale Situation zu verbessern. Der Sportunterricht, in dem unter anderem neben sozialem Verhalten auch Selbstdisziplin erlernt werden soll und kann, vermag sich auf die Persönlichkeitsentwicklung nicht nur beim diabetischen Kind und Jugendlichen positiv auszuwirken (vgl. *Maidorn* 1983, 86; *Klimt* 1985, 508 f.).

Eine wichtige pädagogische Zielsetzung des Schulsports besteht in einer sinnvollen Vorbereitung auf sportliche *Freizeitnutzung*. Das heißt, dass im Schulsport schon möglichst frühzeitig vielfältige Spiel- und Sportarten angeboten werden sollten, aus denen dann der später erwachsene Diabetiker jederzeit eine ihm zusagende und dauernd praktikable körperliche Betätigung aussuchen kann. Der Schulsport ist somit in der Lage, dem Diabetiker auch den Bereich des außerschulischen

Sports im Verein und in der Freizeit zu eröffnen, insbesondere dadurch, dass Interesse, Freude und Begeisterung für die so genannten Lifetime-Sportarten geschaffen werden. Unter Lifetime-Sportarten sind Sportarten zu verstehen, die für Kinder, Jugendliche und Erwachsene gleich attraktiv sind und bis ins hohe Alter mit Freude und persönlichem Gewinn ausgeübt werden können. Je früher sie erlernt werden, desto stabiler wird dabei die Motivation (vgl. *Röthig*[5] 1983, 235). Zu diesen Sportarten zählen unter anderem Schwimmen, Wandern, Bergsteigen, Joggen, Radfahren, Skifahren, Skilanglauf, Eislaufen, Segeln, Tennis, Tischtennis, Federball, Prellball, Faust- und Volleyball, Reiten, Tanzen, Frisby usw., also viele Sportarten, die als besonders wertvoll einzustufen sind (vgl. *Winkler/Proetzsch/Heinze* 1978, 331 f.; *Röthig*[5] 1983, 236, *Klimt* 1985, 508, 511).

> Die Erziehung des Schülers zu lebenslanger sportlicher Aktivität und gesunder Lebensführung ist ein wichtiges Ziel des Sportunterrichts in der Schule und für den jugendlichen Diabetiker besonders bedeutungsvoll.

Aus diesen Ausführungen wird deutlich, dass dem Schulsport sowohl für die physische als auch für die psychische Entwicklung des jugendlichen Diabetikers ein hoher Stellenwert zukommt.

Eine *Befreiung des diabetischen Schülers vom Sportunterricht* ist in der Regel weder erforderlich noch wünschenswert. Vielmehr würde eine derartige Maßnahme dem diabetischen Kind einerseits die Gelegenheit zu einer sinnvollen körperlichen Betätigung und zum Gewinn von Erfolgserlebnissen nehmen, andererseits das Gefühl einer krankheitsbedingten Ausnahmesituation entstehen lassen. Eine derartige Entwicklung sollte aber auf jeden Fall vermieden werden (vgl. *Neubauer/Petzold/Schöffling* 1984,

322). Nur wenn zwingende Gründe vorliegen, wie z. B. bei besonders labiler Stoffwechsellage und Neigung zu ausgeprägten
Hypoglykämien, kann eine (Teil-)Befreiung
vom Schulsport angezeigt sein (vgl. *Klimt*
1980, 63).

Grundregeln zur Schulsportbefreiung
(*Klimt* 1984, 223):
– Zeitliche Begrenzung
– Möglichst keine Vollfreistellung
– Selten eine Teilfreistellung
– Eltern und Kinder lieber beraten als
  freistellen.

Wegen der Gefahr einer hypoglykämischen Reaktion ist es von besonderer
Wichtigkeit, dass auch der *Sportlehrer*
über die Notwendigkeit einer zusätzlichen Nahrungszufuhr orientiert ist; er
sollte nicht nur um die Gefahr einer arbeitsinduzierten Unterzuckerung wissen, sondern auch die Symptome einer
Hypoglykämie kennen und erkennen,
sowie, falls erforderlich, entsprechende
Hilfe leisten können.

Für die Praxis erscheint es sinnvoll, Traubenzucker und u. U. Glukagon im Lehrerzimmer
zu deponieren. Da hypoglykämische Reaktionen auch verspätet nach sportlichen Belastungen auftreten können, sollten auch die Lehr-
kräfte im Anschluss an eine Sportstunde an
die Möglichkeit einer verspätet einsetzenden
Hypoglykämie denken, die sich zum Beispiel
durch Müdigkeit, Unkonzentriertheit, Interes-
senlosigkeit, Disziplinlosigkeit und dergleichen bemerkbar macht und durch die sofortige Verabreichung von Kohlenhydraten besei-
tigt werden kann (vgl. auch S. 95 f) (vgl. *Maidorn* 1983, 94; *Neubauer/Petzol&/Schöffling*
1984, 322).
Wie sich anhand von Umfrageaktionen he-
rausstellte, scheint der Wissens- und Informa-

tionsstand bei Lehrern sowohl hinsichtlich
der Symptomatik einer Hypoglykämie als
auch bezüglich der Ersten-Hilfe-Maßnahmen
zur Beseitigung einer Unterzuckerungsreaktion häufig ungenügend zu sein (vgl. *Koepp*
1985, 413; *Schleppinghoff/Kemmer* 1986,
53). Um diesem defizitären Zustand entgegenzuwirken, wurde das Informationsblatt
„Orientierungshilfe für Lehrpersonen über
das diabetische Kind" (*Stahl*, 1984) herausgegeben, das Lehrpersonen über die wichtigsten
Aspekte im Umgang mit diabetischen Kindern und Jugendlichen informiert. Diese Bro-
schüre (s. S. 189 ff) wird von der Firma
Hoechst herausgegeben und kann dort kos-
tenlos angefordert werden. Es wäre wünschenswert, wenn auf diesem Weg möglichst
viele Lehrpersonen die wichtigsten Kenntnisse für den Umgang mit diabetischen Schülern
erhalten könnten.

Zusammenfassend ist festzustellen, dass juvenile Diabetiker am Schulsport teilnehmen und
nur bei zwingenden Gründen vom Sportunterricht (teil-)befreit werden sollten. Die
Beurteilung der Sporttauglichkeit ist vom
Sport- oder Facharzt vorzunehmen. Grundsätzlich ist die Ausübung der meisten Sportarten für jugendliche Diabetiker möglich und
auch die Teilnahme an Sportveranstaltungen
(z. B. Schulsportfesten) wünschenswert. Das
früher übliche Verbot – häufig per ärztlichem
Attest – für diabetische Kinder und Jugendliche, am Sportunterricht oder an Klassen-
fahrten teilzunehmen, hat viele diabetische
Jugendliche grundlos zu „Behinderten" gemacht. Dies ist heute keinesfalls mehr gerechtfertigt.

Voraussetzung für die gefahrlose und erfolgreiche Teilnahme am Schulsport ist einerseits
die entsprechende Schulung des diabetischen
Kindes und andererseits die Kenntnis und In-
formation des Sportlehrers, unter Umständen
auch einiger Mitschüler, über die mögliche
Gefahr von hypoglykämiebedingten Zwi-
schenfällen und über entsprechende Hilfe-
maßnahmen.

Wie *Berger* (1985, 6) treffend feststellt, sollte es nicht mehr vorkommen, dass diabetische Schulkinder von Sport und Spiel ausgeschlossen werden – und damit in ihrer psychosozialen Entwicklung auf das Ernsteste gefährdet werden – nur weil sie Diabetiker sind und betreuende Ärzte, Eltern, Lehrer, Trainer und Jugendgruppenleiter zu wenig mit den erforderlichen Kenntnissen zu „Diabetes und Sport" vertraut sind.

2. Stellenwert des Leistungs- und Hochleistungssports für den Diabetiker

Nach den bisherigen Ausführungen kann der Sport in seinen verschiedenen Bereichen als Breiten-, Freizeit- und Lifetime-Sport sowie als Gesundheits- oder therapeutischer Sport und als Schulsport dem Diabetiker prinzipiell empfohlen werden, wenn nicht besondere Kontraindikationen vorliegen.

Die Frage nach dem Leistungs- oder Hochleistungssport wird sich in der Praxis für den Diabetiker insgesamt eher selten stellen. Die Zunahme des Diabetes auch in den jüngeren Altersgruppen, in der Regel Typ-I-Diabetiker (vgl. S. 19 f), die zunehmend bessere Versorgung und Schulung der Diabetiker, die Motivation junger Menschen, sich sportlich zu behaupten oder auch zu messen, und der nicht zu unterschätzende Stellenwert des Leistungssports in der Gesellschaft wird dazu führen, dass die Frage des Leistungs- oder Hochleistungssports auch für den Diabetiker kein Tabuthema sein wird. Aus diesen Gründen soll dieser Bereich des Sports in diesem Kapitel betrachtet werden.

Unter *Leistungssport* wird dabei der Sport verstanden, der mit dem Ziel betrieben wird, eine persönliche Höchstleistung zu erreichen (vgl. *Röthig* 1983, 229). Unter dem *Hochleistungs- oder Spitzensport* wird der auf regionaler, nationaler und internationaler Ebene betriebene Wettkampfsport mit dem

Ziel der absoluten Höchstleistung (*Röthig* 1983, 337) verstanden.

Sowohl der Leistungs- als auch der Hochleistungssport setzen eine Spezialisierung sowie ein systematisches und intensives Training voraus; im engeren Sinn kann Leistungssport zum Hochleistungssport werden, weshalb in der folgenden Darstellung diese Bereiche nicht weiter unterschieden werden. Zuerst werden neben den mit der sportlichen Aktivität verbundenen Problemen auch die Vorteile für den diabetischen (Hoch-)Leistungssportler dargestellt; in der Folge werden besondere Verhaltensweisen für das Training und den Wettkampf des diabetischen Langstreckenläufers als Beispiel für einen insulinabhängigen Leistungssportler aufgezeigt.

Problematische und günstige Einflüsse des Leistungssports für den Diabetiker

Für *Typ-II-Diabetiker*, bei denen sich ein höheres Durchschnittsalter und eine höhere Komplikationsrate im Sinne von Adipositas, Hypertonie, Hyperlipidämie und Arteriosklerose finden lassen, kommen Leistungs- und Hochleistungssport grundsätzlich nicht in Betracht (vgl. *Bieger* 1983, 119).

Dagegen ist der *juvenile Typ-I-Diabetiker*, bei dem keine anderweitigen Komplikationen vorliegen, grundsätzlich zu hochleistungssportlichen Aktivitäten befähigt. Prinzipiell ist deshalb für den insulinpflichtigen Diabetiker Leistungs- und Hochleistungssport möglich. Hinweise in der Literatur über diabetische Hochleistungssportler von nationalem und internationalem Rang, z. B. Weltklassetennisspieler, Mittelstürmer im Hockeyteam der deutschen Nationalmannschaft, Ultramarathonläufer, Triathleten u. a., belegen, dass insulinabhängige Diabetiker auch im Spitzensport erfolgreich bestehen können und dass auch Superlative dieser Art bei einer guten Diabeteseinstellung kein Problem sind (vgl. *Bieger* 1983, 116; *Klimt* 1985, 511; *Berger* et al. 1978, 441; *Dietze/Standl/Wicklmayr* 1984, 301; *Neubauer/Petzold/Schöffling* 1984, 323).

Nicht immer lassen sich die Belastungen im Hochleistungssport, vor allem im Wettkampf, hinsichtlich ihrer Dauer und Intensität vorausberechnen. So sind zum Beispiel bei individuellen Sportarten, wie beim Tennis, Ringen oder Boxen, zeitliche Begrenzungen nicht vorhersehbar, wodurch sich das Risiko unerwünschter Stoffwechselschwankungen relativ vergrößern kann. Wegen dieser erhöhten Gefahr einer möglichen Hypoglykämie und unter Umständen auch einer Hyperglykämie wurde Diabetikern verschiedentlich vom Hochleistungssport abgeraten.

Für Sportarten, die für den Diabetiker im Falle einer leichten Unterzuckerung bereits ein lebensgefährliches Risiko in sich bergen (z. B. extremer Alpinismus, Auto- und Fahrradrennen) gilt ein – sicherlich berechtigtes – Teilnahmeverbot (vgl. *Dietze/Standl/Wicklmayr* 1984, 301; *Klimt* 1985, 511).

Zurückhaltung gebührt auch Sportarten, die mit einem hohen Aufwand an Krafttraining

verbunden sind (vgl. *Maidorn* 1983, 88). Dagegen sollte man für weniger risikoreiche Sportarten aus einem Verbot kein Prinzip machen, denn wie die Beispiele diabetischer Weltklassesportler zeigen, kann der intelligente und entsprechend geschulte Diabetiker, der gelernt hat, Stoffwechselentgleisungen präventiv zu vermeiden, im Hochleistungssport durchaus erfolgreich sein. Geeignet sind Mannschaftssportarten wie Hockey, Fußball, Handball, Basketball u. a., wo zum einen eine zeitliche Begrenzung gegeben ist und zum anderen im Falle einer Verlängerung der diabetische Spieler, falls erforderlich, ausgewechselt werden kann. Ebenso eignen sich für den Leistungssport Ausdauersportarten und gymnastische Sportarten (vgl. *Bieger* 1983, 120; *Dietze/Standl/Wicklmayr* 1984, 301; *Klimt* 1985, 511).

Ein bedeutender Vorteil des Leistungs- und Hochleistungssports kann vor allem darin gesehen werden, dass sich der Athlet einem regelmäßigen und genau geplanten Trainingsprogramm unterwirft.

Diese Regelmäßigkeit und die genaue Dosierung des Trainings kommen dem planmäßigen Tagesablauf des Diabetikers zugute; für den diabetischen Leistungssportler wird die täglich geforderte Muskelarbeit kalkulierbarer und damit die notwendigen Therapieanpassungen überschaubarer, als dies für den reinen Hobby- und Freizeitsportler, der sich meist unregelmäßiger belastet und häufig seine Leistungsgrenzen nicht kennt, der Fall ist (vgl. *Koepp* 1977, 810; *Dietze/Standl/Wicklmayr* 1984, 301). Wie bereits erwähnt (s. S. 65 f), sollte bedacht werden, dass insbesondere bei kurzzeitigen Maximalbelastungen die Gefahr einer hypoglykämischen Reaktion nicht sehr groß sein muss, da es hierbei meist sogar zum Blutzuckeranstieg kommen kann.

> Die größte Hypoglykämiegefahr besteht bei Ausdauerbelastungen mit 50-70 % der maximalen Leistungsfähigkeit (vgl. S. 67 ff).

Wegen häufig hoher Belastungsdauer und -intensität beim (Hoch-)Leistungssport können zur Prävention einer Hypoglykämie sehr große Diätzulagen erforderlich werden. Hier können sich aufgrund des großen Volumens der zusätzlichen Nahrung Probleme ergeben, die man jedoch dadurch lösen kann, indem man auf Nahrungskonzentrate auf Trockenmilch- und Fruchtzuckerbasis ausweicht (vgl. *Dietze/Standl/Wicklmayr* 1984, 303) bzw. die Insulintherapie (Reduktion der Insulindosis) entsprechend anpasst. Der diabetische Leistungssportler sollte versuchen, die totale Verausgabung aller Reserven nicht als erstrebenswertes Ziel zu betrachten; dies sollte eher die seltenere Ausnahme bleiben (vgl. *Klimt* 1985, 511).

> Fazit: Typ-II-Diabetiker kommen für den Leistungs- und Hochleistungssport generell nicht in Betracht. Hingegen sind insulinpflichtige Diabetiker, insbesondere juvenile Patienten ohne zusätzliche Erkrankungen, durchaus zu sportlichen Höchstleistungen in der Lage.

Bei entsprechender Intelligenz, Schulung und adäquaten Präventivmaßnahmen zur Verhütung von Stoffwechselentgleisungen kann der Typ-I-Diabetiker ohne Gefahr für seinen Stoffwechsel Leistungs- oder Hochleistungssport betreiben. Dabei ist die Zusammenarbeit des Athleten sowie seiner Eltern und des Trainers mit dem behandelnden Arzt oder Sportarzt anzuraten und es sollte eine intensivere sportärztliche Betreuung erfolgen.

Der diabetische Langstreckenläufer als Beispiel eines insulinpflichtigen Leistungssportlers

Am Beispiel des insulinpflichtigen diabetischen Langstreckenläufers – als Leistungssport treibendem Diabetiker – sollen einige besondere Verhaltensweisen für das Training und den Wettkampf dargestellt werden, die zeigen, auf welche Weise der Typ-I-Diabetiker diesen Sport betreiben kann. Gleichzeitig können diese Ratschläge aber auch diabetischen Leistungssportlern aus anderen Sportarten und -disziplinen hilfreich sein und Anhaltspunkte für ihre Trainings- und Wettkampfgestaltung liefern.

Es wird auf Besonderheiten innerhalb des Trainings- und Wettkampfgeschehens eingegangen. Die sich täglich wiederholende Trainingsarbeit muss in den geplanten Tagesablauf des Diabetikers integriert und die Behandlungsmaßnahmen hinsichtlich Diät- und Insulinbehandlung müssen entsprechend angepasst sein.

Grundsätzlich muss festgestellt werden, dass eine hohe Leistungsfähigkeit und Trainingseffektivität nur dann erzielt werden kann, wenn der Diabetiker eine möglichst gute Stoffwechsellage nahe der Normoglykämie über längere Perioden aufweist. Dies macht häufige Blut- und Harnzuckerkontrollen und die regelmäßige Bestimmung der HbA1$_C$-Werte erforderlich (vgl. *Berg* 1979, 71 f).

> Sowohl im Training als auch im Wettkampf ist es ideal, wenn der diabetische Läufer seinen Lauf mit dem gleichen Stoffwechselprofil beginnt wie der Stoffwechselgesunde; d.h., sein Blutzuckerspiegel sollte zu Beginn des Laufs zwischen 80 und 120 mg/dl liegen (vgl. *Kaminsky* 1983, 111).

Bezüglich der Insulinbehandlung ist es günstig, täglich mehrfach Normalinsulin zu injizieren und nur relativ geringe Dosen lang wirkenden Insulins zu verwenden, also die Anwendung der ICT (siehe S. 48 f) (vgl. *Kaminsky* 1983, 111; *Berger* 1985, 44).

Langstreckenläufer reduzieren einige Tage vor einem Wettkampf die Trainingsintensität und den Trainingsumfang, behalten jedoch die Nahrungszufuhr bei bzw. erhöhen diese sogar. Für den diabetischen Sportler entstehen dadurch Probleme, da er eine hyperglykämische Stoffwechsellage provoziert, wenn er nicht in dieser Trainingsphase die Insulindosis entsprechend erhöht, um den Stoffwechsel normoglykämisch zu halten (vgl. *Berg* 1979, 73).

Um für einen Wettkampf eine möglichst hohe Konzentration an Glykogen in der Muskulatur und der Leber zu erzielen, bedienen sich Langstreckenläufer häufig folgender Trainingsmethode: Durch ein sehr intensives Training bei gleichzeitig kohlenhydratarmer sowie eiweiß- und fettreicher Kost werden zuerst die hepatischen und muskulären Glykogenspeicher entleert; anschließend versucht man einige Tage vor dem Wettkampf die Glykogenspeicher bei stark reduziertem Training und gleichzeitiger kohlenhydratreicher Ernährung über das ursprüngliche Maß hinaus wieder aufzufüllen – so genanntes „Carbohydrate Loading" (vgl. *Berg* 1979, 73; *deMarees* 1981, 491; *Kaminsky* 1983, 103).

> Stark reduziertes Training, verbunden mit „Kohlenhydratmast", ist dem Diabetiker nicht zu empfehlen, da durch die *gleichzeitige Veränderung von zwei Variablen*, nämlich der *Trainingsbelastung* und der *Nahrungszufuhr*, die Insulinanpassung schwierig ist und der Stoffwechsel leicht „nach oben" entgleisen kann. Um den gleichen Effekt

> zu erzielen, sollte der Diabetiker nur seine Trainingsbelastung verändern und die übliche Diät beibehalten: zuerst mehrere Tage mit sehr intensivem Training, um die Glykogenspeicher zu entleeren, gefolgt von einigen Tagen vor dem Wettkampf mit reduzierter Trainingsbelastung, um die Speicher wieder entsprechend aufzufüllen und zu vergrößern. Bei konstanter Diät ist die Anpassung der Insulindosis leichter möglich (vgl. *Berg* 1979, 73, 79).

Heute ist unter der Verwendung der modernen kurz wirkenden Insulinarten, den Insulinanaloga, der Ausgleich unterschiedlicher Kohlenhydratmengen leichter möglich. Dem motivierten und verantwortungsbewussten diabetischen Leistungssportler wird hier zunehmend ein Spielraum gegeben.

Insbesondere *am Wettkampftag* können aufgrund von nervösen Anspannungen (Vorstartnervosität) Symptome, wie z. B. erhöhte Reizbarkeit, Nervosität oder Muskelschwäche, auftreten, die auf eine hypoglykämische Reaktion hindeuten und den Diabetiker dazu veranlassen, zusätzlich Kohlenhydrate zu essen. Handelt es sich hierbei jedoch nur um scheinbare Unterzuckerungssymptome, so kann sich infolge der zusätzlichen Nahrungszufuhr eine hyperglykämische, unter Umständen auch eine ketotische Stoffwechsellage entwickeln, die die Teilnahme am Wettkampf verbieten würde. Deshalb ist in solchen Situationen eine zusätzliche Blutzuckerkontrolle erforderlich, um die Symptome richtig einschätzen und beurteilen zu können (vgl. *Berg* 1979, 73).

Dennoch stellt eine hypoglykämische Reaktion während des Wettkampfes die weitaus größere Gefahr dar. Um eine Hypoglykämie zu vermeiden, sind vom diabetischen Ausdauersportler verschiedene Richtlinien einzuhalten.

Beachte:
- Entsprechen sich Wettkampf- und Trainingsdistanz, so ist eine Veränderung der Insulindosis nicht erforderlich.
- Ist die bevorstehende Wettkampfstrecke deutlich länger als die gewohnte Trainingsstrecke (z. B. Wettkampfstrecke 25 km, gewohnte Trainingsstrecke 10 km), so muss die Insulindosis unbedingt reduziert werden.
- Behandelt sich der diabetische Langstreckenläufer mit einer freien Mischung von Normal- und Verzögerungsinsulin, so sollte die Normalinsulindosis vermindert werden, wenn der Wettkampf im Laufe des Vormittags stattfindet (vgl. *Berg* 1979). Eine andere Methode der Insulinanpassung für Wettkämpfe in den frühen Morgenstunden besteht darin, zumindest einen Teil der morgendlichen Insulindosis als Verzögerungsinsulin am Abend vor dem Wettkampf zu verabreichen (vgl. *Costill/Miller/Fink* 1980, 71).

In diesem Zusammenhang sei an Berichte über diabetische Marathonläufer erinnert, die vor dem Lauf nur 10 % ihrer sonst üblichen, morgendlichen Insulindosis injizieren und so diese lange Distanz erfolgreich zurücklegen konnten (vgl. *Berger* 1984, 24).
- Etwa drei bis vier Stunden vor dem Start sollte der Läufer auf jeden Fall eine leichte kohlenhydrathaltige Mahlzeit zu sich nehmen; in Abhängigkeit vom Zeitpunkt des Wettkampfes und der Streckenlänge kann auch noch eine weitere kleine Kohlenhydratzufuhr notwendig werden.
- Wenn möglich, sollte der Wettkampf nicht zum Zeitpunkt des Wirkungsmaximums des Insulins stattfinden; kann dies nicht umgangen werden, so sollten etwa 30 Minuten vor dem Eintritt des Wirkungsmaximums Extra-Kohlenhydrate eingenommen bzw. die Insulindosis entsprechend reduziert werden (vgl. *Berg* 1979, 79; *Costill/Miller/Fink* 1980, 71).
- Um eine vollständige Erschöpfung der Glykogendepots und eine hypoglykämische Reaktion zu vermeiden, können während des Wettkampfes alle 15-20 Minuten zusätzlich Kohlenhydrate eingenommen werden. Hierzu eignet sich Zucker, z. B. Kandiszucker, aber auch die Aufnahme von Wasser, welches mit einem leichten Glukosezusatz versehen ist. Durch die Aufnahme von Wasser kann gleichzeitig einem Hitzekollaps vorgebeugt und der Dehydrierung verbunden mit einem Elektrolytverlust entgegengewirkt werden (vgl. *Berg* 1979, 79, *Costill/Miller/Fink* 1980, 71; *Kaminsky* 1983, 111).
- Nach einem Wettkampf muss immer mit einer verzögert auftretenden Hypoglykämie gerechnet werden, worauf die Insulindosis bzw. die Diät entsprechend abzustimmen ist (vgl. *Berg* 1979, 79).
Viele Marathonläufer injizieren am Abend nach dem Marathonlauf überhaupt kein Insulin und am darauffolgenden Tag nur 30 % der sonst üblichen Insulinmenge (vgl. *Berger* 1984, 24).
- Diabetische Leistungssportler – in unserem Falle Langstreckenläufer – sollten ihre Füße besonders intensiv pflegen und in besonderem Maße auf kleine Verletzungen (wie z. B. Blasen oder Schwielen) achten. Diese vermehrten Vorsichtsmaßnahmen haben ihren Grund in der Tatsache, dass die bei Diabetikern häufiger auftretende periphere Durchblutungsstörung, insbesondere der Beine, eine schlechtere Wundheilung zur Folge haben (vgl. *Berg* 1979, 78).

Das hier gewählte Beispiel des insulinpflichtigen Langstreckenläufers soll zeigen, dass es auch für den Diabetiker möglich ist, (Hoch-) Leistungssport zu betreiben. Dennoch wird es unumgänglich sein, dass jeder diabetische Leistungssportler seine eigenen Erfahrungen machen muss, um die für ihn individuell richtigen und optimalen Therapieanpassungen an die jeweils bevorstehende Belastung herauszufinden.

Teil VI:

Praktisch erlebte Fallbeispiele eines Typ-I-Diabetikers in verschiedenen Sportarten – Tips für Sport treibende Diabetiker

1. Erfahrungsberichte eines Typ-I-Diabetikers in verschiedenen Sportarten

In diesem Kapitel werden anhand von individuellen Fallbeispielen mögliche Auswirkungen verschiedener Sportarten bzw. spezieller sportlicher Aktivitäten auf die diabetische Stoffwechsellage dargelegt. Die Gliederung nach Sportarten ermöglicht dem sportinteressierten Diabetiker, dessen Eltern, Lehrern, Trainern und Ärzten, gewünschte Informationen über eine bestimmte Sportart zu erhalten und von den Erfahrungen und Tips eines diabetischen Sportlers zu profitieren.

> Es ist dabei dringend zu beachten, dass es sich hierbei immer nur um Einzelbeispiele handelt, die keine Patentrezepte für jeden Diabetiker und für jede denkbare Situation darstellen können.

Die Fallbeispiele können aber als eine Leitlinie herangezogen werden, die aufzeigt, wie man sich bei verschiedenen Sportarten verhalten kann, um die Stoffwechsellage ausgeglichen zu halten. Es handelt sich um persönliche Erfahrungsberichte, die keinen Anspruch auf Vollständigkeit erheben.

> Jeder Diabetiker muss durch eigene Blutzuckermessungen vor, während und nach dem Sport für sich selbst herausfinden, wie sich bei ihm der Blutzucker verhält, wenn er Sport treibt. Er wird in den Beispielen immer wieder Parallelen zu sich selbst finden können. Die einzelnen Fallbeispiele

werden nicht nur das richtige Verhalten, sondern auch Fehlverhalten aufzeigen. Fehler werden diskutiert und Konsequenzen für ein korrekteres Verhalten aufgezeigt. Dies bietet die Möglichkeit, aus den Erfahrungen eines Diabetikers zu lernen; gleichzeitig können aber auch die Beurteilung des Blutzuckerverhaltens und die sich daraus ergebenden Konsequenzen geübt und gelernt werden, was für die eigene Sportpraxis von größter Bedeutung ist.

Die Berichte sind stets nach dem gleichen Gliederungsprinzip aufgebaut. Dabei wird versucht, die Belastungsart und die Belastungsintensität in den Sportarten zu charakterisieren. Weiterhin wird die Behandlungsstrategie genannt und die Stoffwechselsituation beschrieben. Neben den Maßnahmen zur Belastung werden auch die persönlichen Empfindungen, die beim Sporttreiben auftreten, aufgezeigt. In einem Fazit erfolgt eine Zusammenfassung; Probleme, Fehlverhalten und Lösungsvorschläge werden diskutiert und es wird auf Besonderheiten bei den einzelnen Sportarten aufmerksam gemacht.

Aerobic und Gymnastik

Aerobic und Gymnastik haben viele Gemeinsamkeiten bezüglich des gymnastischen Übungsgutes. Der wesentliche Unterschied besteht darin, dass bei der Aerobic-Gymnastik versucht wird, neben den Auswirkungen der allgemeinen oder speziellen Gymnastik (Schulung der Beweglichkeit, Kräftigung und Mobilisierung der gelenkstabilisierenden Muskulatur, Lockerung und Entspannung der Muskeln etc.) auch noch eine herzkreislaufwirksame Komponente einzubringen. Durch die schnelle Folge gymnastischer Übungen mit intensiver Bewegungsbegleitung (steter Einsatz großer Muskelgruppen, wie z.B. der Beinmuskulatur bei vielfach variierten Sprüngen u.Ä.) kommt es zu einer hochintensiven Belastung des gesamten Organismus. Aerobic stellt demnach eine Gymnastik mit Ausdauerkomponente dar und entspricht in ihrer Intensität in etwa der Skigymnastik.

1. Fallbeispiel: 45 Minuten Aerobic

Geplante sportliche Aktivität
45 Minuten Aerobic am frühen Abend (17.45–18.30 Uhr).

Belastungsart
Gymnastik mit Musik, mit Aufwärmübungen, Stretching, Kraft- und Ausdauerbelastungen im Wechsel.

Belastungsintensität
Mittlerer Intensitätsbereich mit Herzfrequenzen zwischen 120 und 150 Schlägen/min.

Behandlungsstrategie
Konventionelle Therapie: 2-Spritzenregime.

Stoffwechselsituation
Letzte Insulininjektion: morgens (7.30 Uhr) 20 IE Basalinsulin, 4 IE Normalinsulin. Letzte Mahlzeit vor der Belastung: mittags (12.30 Uhr) 3,5 BE.
Blutzucker vorher: 17.15 Uhr – 90 mg/dl.
Blutzucker nachher: 19.00 Uhr – 94 mg/dl.

Maßnahmen vor, während und nach der Belastung
– Einnahme von 2 Zusatz-BE (Brot und Banane) 30 Minuten vor der Belastung.
– Einnahme von 1 Zusatz-BE nach der Belastung beim Abendessen.

Persönliches Empfinden während und nach der Belastung
Die Sportstunde konnte gut absolviert werden, ohne dass Hypoglykämiesymptome auftraten.

Fazit
– Die Belastung war durch die 2 Zusatz-BE vorher gut ausgeglichen.
– Eine Reduktion der Insulindosis bereits am Morgen des Tages wäre nicht in Frage gekommen, da der Zeitabstand bis zum Beginn der sportlichen Betätigung zu groß gewesen wäre.
– Beim Abendessen nach der Sportstunde wurde die Insulindosis unverändert gelassen, jedoch 1 BE zugelegt, um einen nachträglichen Blutzuckerabfall zu vermeiden (s. Abb. 33).

2. Fallbeispiel: 45 Minuten Aerobic bei erhöhten Blutzuckerausgangswerten

Geplante sportliche Aktivität
Siehe 1. Fallbeispiel.

Belastungsart und -intensität
Siehe 1. Fallbeispiel.

Behandlungsstrategie
Konventionelle Therapie: 2-Spritzenregime.

Stoffwechselsituation
Letzte Insulininjektion: morgens (7.30 Uhr) 20 IE Basalinsulin, 6 IE Normalinsulin. Letzte Mahlzeit vor der Belastung: mittags (12.30 Uhr) 3,5 BE.
Blutzucker vorher: 17.30 Uhr – 193 mg/dl.
Blutzucker nachher: 19.00 Uhr – 93 mg/dl.

Datum:	Name des Insulins:									
Uhrzeit	7^{30}	10^{00}	12^{30}	17^{15}	19^{00}	19^{45}	22^{15}			
Blutzucker [mg/dl]	110			90	94	88	150			
Insulin [IE] Basal	20					14				
Normal	4					6				
KH/BE	2	2	3,5	②		3+①	1			
Harnzucker: Ø	Aceton im Urin: Ø					Körpergewicht 77 kg				
Bemerkungen: Aerobic 17^{45}-18^{30}, Intensität mittel, gut gefühlt										

Abb. 33   Beispiel für die persönlichen Aufzeichnungen aus dem Diabetestagebuch (die umkreisten Ziffern geben die Zusatz-BE an)

Maßnahmen vor, während und nach der Belastung
- Einnahme von 1,5 Zusatz-BE vor der Belastung, trotz des erhöhten Ausgangswertes.

Fazit
- Durch die Zusatz-BE wurde die Belastung gut abgefangen.
- Trotz des erhöhten Ausgangswertes waren die Zusatz-BE erforderlich, um nicht eine Hypoglykämie zu provozieren (vgl. hierzu auch S. 67 ff, 97).

Alpine Sportarten – Bergwandern – Bergsteigen – Sportklettern

Die Frage, ob ein insulinpflichtiger Diabetiker bergsteigen oder klettern darf oder nicht, ist nicht leicht zu beantworten. Weder ein kategorisches „Nein" noch ein kategorisches „Ja" scheinen hier angebracht zu sein. Von entscheidender Bedeutung für die Beantwortung dieser Frage sind einerseits die Stoffwechselführung und Schulung des Diabetikers sowie dessen Mitarbeit bei seiner eigenen Behandlung. Andererseits ist das Verantwortungsbewusstsein sich selbst und dem Kletterpartner gegenüber ein wichtiges Kriterium. Denn eine Hypoglykämie während des Bergsteigens oder Kletterns gefährdet nicht nur den Diabetiker selbst, sondern immer auch den Partner, da beide über das sichernde Kletterseil miteinander verbunden sind (Problem der Selbst- und Fremdgefährdung).

Wichtig ist weiterhin die Frage, ob das Klettern im Klettergarten (sog. Sportklettern) oder im Gebirge (alpines Klettern, Bergsteigen) stattfinden soll. Während im Klettergarten die einzelnen Touren selten länger als ein bis zwei Seillängen sind und fester Boden unter den Füßen meist schnell wieder zu erreichen ist, sind Klettertouren im Gebirge häufig mehrere Seillängen lang. Hinzu kommen im Gebirge länger dauernde Anstiege und Abstiege vom Gipfel ins Tal sowie schwer vorhersehbare Witterungseinflüsse. Diese Faktoren können den zeitlichen Umfang einer Gebirgstour schnell ausdehnen und damit wenig kalkulierbar machen. Auch die zusätzliche Belastung durch einen schweren Rucksack darf im Gebirge nicht vernachlässigt werden.

Der Klettergarten, in dem heute das immer populärer werdende Sportklettern betrieben wird, und künstliche Kletterwände in Sporthallen stellen für den an alpinen Bergtouren interessierten Diabetiker mit Sicherheit das beste und gefahrenärmste Übungsgelände dar; einerseits können hier Klettertechnik und Kletterkönnen relativ gefahrlos und kalkulierbar erlernt und trainiert werden; andererseits können Erfahrungen über das Stoffwechselverhalten unter derartigen Belastungen gewonnen werden.

Die Belastungen, die beim Klettern auftreten, sind vorwiegend Kraftausdauerbelastungen der Arm-/Schultergürtelmuskulatur sowie der Beinmuskulatur; der statische Anteil (Haltearbeit) ist hoch. Hohe Anforderungen werden auch an die Beweglichkeit und das Gleichgewichtsvermögen gestellt. Zu bedenken ist, dass insbesondere in schwierigen Passagen die Stressbelastung sprunghaft ansteigen kann, was reaktive Blutzuckeranstiege zur Folge haben kann.
Um einer Hypoglykämie immer (!) entgegenwirken zu können, ist es unbedingt erforderlich, jederzeit Traubenzucker griffbereit zur Verfügung zu haben. Der richtige Platz dafür ist nicht der Rucksack am Einstieg der Tour, sondern die Hosentasche und/oder der Magnesiabeutel. Ebenso sollte der Kletterpartner ein Päckchen Traubenzucker bei sich tragen.

3. Fallbeispiel: Klettern im Klettergarten

Geplante sportliche Aktivität
Klettern am Nachmittag bis zum Abend im Klettergarten (14.30–18.30 Uhr); es sind vier bis sechs Klettertouren geplant.

Belastungsart
Die Klettertouren sind relativ kurz (s. u.). Die Abstiege sind unbeschwerlich, da meistens abgeseilt werden kann.

Belastungsintensität
Die Touren sind im 5. und 6. Schwierigkeitsgrad; die Belastung ist im mittleren Intensitätsbereich einzustufen. Der Zeitbedarf pro Tour beträgt etwa 15–30 Minuten; die Pausen zwischen den einzelnen Touren sind relativ groß (20–30 Minuten).

Behandlungsstrategie
Intensivierte konventionelle Therapie: 4-Spritzenregime.

Stoffwechselsituation
Letzte Insulininjektion: mittags (12.00 Uhr) 6 IE Normalinsulin.
Letzte Mahlzeit vor der Belastung: mittags (12.30 Uhr) 3,5 BE.
Blutzucker vorher: 14.00 Uhr – 87 mg/dl.
Blutzucker während der Belastung: 16.00 Uhr – 110 mg/dl.
Blutzucker nachher: 18.30 Uhr – 125 mg/dl.

Maßnahmen vor, während und nach der Belastung
– Einnahme von 1 Zusatz-BE in Verbindung mit der Nachmittagsmahlzeit um 14.00 Uhr (insgesamt 2,5 BE).
– Einnahme von 1 Zusatz-BE während des Nachmittags um 16.00 Uhr (Diabetikerschokoladenriegel).
– Traubenzuckerreserve in die Hosentasche und den Magnesiabeutel.
– Die Nachmittagsmahlzeit und 4 Zusatz-BE werden portionsweise im Rucksack mitgenommen.

Persönliches Empfinden während und nach der Belastung
Weder am Nachmittag noch am Abend traten Hypoglykämiesymptome auf.

Fazit
- Die Belastung war durch die 2 Zusatz-BE vor und während der Belastung gut ausgeglichen.
- Die Einnahme der Nachmittagsmahlzeit vor der Belastung um 14.00 Uhr anstatt wie üblich erst um 15.30 Uhr war ebenfalls richtig.
- Die Blutzuckerkontrolle um 16.00 Uhr während einer Kletterpause gab Aufschluss über die aktuelle Stoffwechsellage[1].
- Eine ausreichende Traubenzuckerreserve muss immer direkt griffbereit sein; das Glukagon-Notfallset gehört in den Rucksack.
- Der Kletterpartner muss über die Problematik des Diabetes, vor allem der Hypoglykämie und deren Behandlung, informiert sein!

4. Fallbeispiel: 12-stündige Bergtour in Höhen zwischen 3100 und 3800 m

Geplante sportliche Aktivität
Eine Bergtour von früh morgens bis zum Abend (7.00 bis etwa 19.00 Uhr) zwischen 3100 und 3800 m Höhe.

Belastungsart
Bergwandern und Bergsteigen mit leichten Kletterpassagen im 2. und 3. Schwierigkeitsgrad; Begehen von Schneefeldern.

Belastungsintensität
Aufgrund der Höhe von über 3000 m ist die Intensität recht hoch einzuschätzen; hinzu kommt die zusätzliche Gewichtsbelastung durch das notwendige Gepäck (Rucksackge-

wicht etwa 12 kg). Insgesamt ist die Belastung als intensive Ausdauerbelastung über den gesamten Tagesverlauf zu charakterisieren.

Behandlungsstrategie
Intensivierte konventionelle Therapie: 4-Spritzenregime.

Stoffwechselsituation
Letzte Insulininjektion: morgens (6.00 Uhr) 5 IE Basalinsulin, 3 IE Normalinsulin.

Letzte Mahlzeit vor der Belastung: morgens (6.30 Uhr) 4,5 BE (3 BE + 1,5 BE).
Blutzucker vorher: morgens (6.00 Uhr) – 75 mg/dl.
Blutzucker während der Belastung:
 9.00 Uhr – 45 mg/dl
11.00 Uhr – 70 mg/dl
13.00 Uhr – 60 mg/dl
14.30 Uhr – 120 mg/dl
16.00 Uhr – 280 mg/dl.
Blutzucker nachher:
19.00 Uhr – 150 mg/dl.
22.00 Uhr – 130 mg/dl.

Maßnahmen vor, während und nach der Belastung
- Reduktion des Normal- und des Basalinsulins jeweils um die Hälfte am Morgen.
- Einnahme von 1,5 Zusatz-BE beim 1. Frühstück vor dem Tourenbeginn (6.30 Uhr).
- Einnahme von 1 Traubenzucker und 1 Zusatz-BE beim 2. Frühstück während der Tour (9.00 Uhr), da der Blutzuckerwert nur 45 mg/dl betrug (insgesamt 3 BE und 1 Traubenzucker). Es wurde eine Pause von etwa 20 Minuten eingelegt, damit der Traubenzucker seine Wirkung entfalten konnte.
- Einnahme von 3 BE beim Mittagessen um 13.00 Uhr; dabei völliger Verzicht auf den Normalinsulinbolus (s. S. 49).
- Einnahme von 1,5 BE um 14.30 Uhr.
- Injektion von 5 IE Normalinsulin um 16.00 Uhr aufgrund des plötzlich erhöhten Wertes (vgl. Dreißiger-Regel S. 98).

---

[1] Die Blutzuckermessung ist problemlos im Freien durchzuführen. Zur Gewinnung des Bluttropfens ist es sinnvoll, die Fingerbeere vorher mit einem Alkoholtupfer zu säubern oder das Blut aus dem Ohrläppchen zu entnehmen.

Datum:	Name des Insulins:									
Uhrzeit	6^{00}	6^{30}	9^{00}		11^{00}	13^{00}	14^{30}	16^{00}	19^{00}	22^{00}
Blutzucker [mg/dl]	75		45		70	60	120	280	150	130
Insulin [IE] Basal	5 ↓									8 ↓
Normal	3 ↓							⑤	8	
KH/BE		3+⑴₅	2+① + 1 Trauben- zucker			3	⑴₅		3+①	1,5

Harnzucker: Ø   Aceton im Urin: Ø   Körpergewicht 77 kg

Bemerkungen: Bergtour in Chamonix; 7^{00} Abmarsch,
Rückkehr 19^{00}, gut gefühlt, Hypo früh nicht bemerkt,
hohen Wert am Nachmittag heruntergespritzt

Abb. 34   Beispiel für die persönlichen Aufzeichnungen aus dem Diabetestagebuch (die umkreisten Ziffern geben die Zusatz-BE vor, während und nach der Belastung sowie zusätzliche Insulineinheiten an; die Pfeile zeigen an, dass die Insulindosis reduziert wurde)

– Einnahme von 1 Zusatz-BE beim Abendessen bei unveränderter Normalinsulindosis.
– Reduktion des Basalinsulins um die Hälfte um 22.00 Uhr, um eine nächtliche Hypoglykämie zu vermeiden.
– Einnahme der Spätmahlzeit (1,5 BE) um 22.00 Uhr (s. Abb. 34).

Persönliches Empfinden während und nach der Bergtour
Die Tour war insgesamt recht anstrengend, nicht zuletzt wegen des schweren Rucksackes. Obwohl der Blutzuckerwert um 9.00 Uhr nur 45 mg/dl betrug, waren keine Hypoglykämiesymptome zu bemerken (Ursache hierfür ist möglicherweise die starke Belastung).
Der hohe Blutzuckerwert um 16.00 Uhr war durch einen ungewohnten, trockenen und süßen Geschmack im Mund zu bemerken.

Eine übermäßige Leistungsabnahme war zu diesem Zeitpunkt aber nicht zu erkennen. Entsprechend einem anstrengenden Zwölfstundentag war die Müdigkeit am Ende der Tour.

Fazit
– Der Unterzucker um 9.00 Uhr wäre durch die frühere und damit rechtzeitigere Einnahme des 2. Frühstücks und 1 Zusatz-BE wahrscheinlich vermeidbar gewesen. Alternativ bietet sich aber auch eine stärkere Reduktion oder sogar der völligere Verzicht auf das Normalinsulin am Morgen an.
– Der Blutzuckeranstieg um 16.00 Uhr auf 280 mg/dl deutet darauf hin, dass die Wirkung des früh gespritzten Basalinsulins nicht mehr ausreichend war, den Blutzucker selbst unter Belastung normal zu halten. Somit war wahrscheinlich der permissive Effekt des Insulins (vgl. auch S. 64) nicht

mehr gegeben. Vermeidbar wäre dieser Blutzuckeranstieg entweder durch eine größere Menge an Basalinsulin morgens (z. B. Reduktion des Basalinsulins nur um ein Drittel) oder durch die zusätzliche Injektion von 3 IE Normalinsulin um 13.00 oder 14.00 Uhr gewesen.

– Bei derartig lang dauernden Belastungen muss die Normal- und die Basalinsulindosis drastisch reduziert werden.

– Es ist auf die rechtzeitige Einnahme der Zwischenmahlzeiten während der Belastung zu achten.

– Es müssen immer ausreichend Zusatz-BE, wenn möglich portionsweise verpackt, und Traubenzucker griffbereit mitgeführt werden. Es empfiehlt sich, zusätzliche Kohlenhydrate für mindestens einen weiteren Tag mitzunehmen. Denn Witterungseinflüsse, eine Verletzung o. Ä. können u. U. ein Notbiwak erforderlich machen und den zeitlichen Umfang der geplanten Tour sprengen.

– Blutzuckermessgerät, Teststreifen, Insulin, Spritzen und Glukagon gehören in den Rucksack. Bei großer Kälte kann das Insulin in einem Brustbeutel am Körper getragen und so vor dem Einfrieren geschützt werden.

– Während des Tagesverlaufs sollten Blutzuckerkontrollmessungen durchgeführt werden.

– Es muss auf eine ausreichende Flüssigkeitsversorgung (1–2 Liter Elektrolytgetränke oder Tee) geachtet werden.

– Eine optimale Bergsportausrüstung und gut passendes Schuhwerk sind unabdingbar.

– Die nächtliche Basalinsulindosis muss um 20–50 % reduziert werden, um eine Hypoglykämie während der Nacht zu vermeiden.

– Der Partner muss um die Zusammenhänge von Diabetes und Sport, insbesondere um die Gefahr einer Hypoglykämie und die notwendigen Gegenmaßnahmen, wissen. Er sollte auch die Hypoglykämiesymptome kennen und auf ihr Auftreten achten. Zudem ist es von Vorteil, wenn er in der Lage ist, Glukagon zu spritzen. Üben lässt

sich dies, indem sich der Diabetiker von seinem Partner das tägliche Insulin spritzen lässt.

– Der Partner muss in seinem Rucksack eine komplette „Diabetesausrüstung" mit sich tragen, da es vorkommen kann, dass ein Rucksack verloren geht (z. B. Abgleiten eines Rucksackes auf einem Schneefeld).

Die „komplette Diabetesausrüstung" umfasst:
Blutzuckerteststreifen, Blutentnahmelanzette, Watte, Insulin, Spritzen, Glukagon, Traubenzucker und einige portionierte Zusatz-BE. Es lohnt sich, diese Sicherheitsmaßnahme zu beachten. Das zusätzliche Gewicht und der zusätzliche Platzbedarf ist so gut wie bedeutungslos.

Dauerlauf

Beim Dauerlauf lässt sich die Belastungsintensität anhand von Herzfrequenzmessungen[1] relativ leicht beurteilen. Dies ermöglicht das Trainieren in einem bestimmten Intensitätsbereich über eine bestimmte Zeitdauer. Dadurch wird die Belastung bzgl. Intensität und Dauer sehr gut regulier- und vorhersehbar. Erfahrungen mit dem Dauerlauf in verschiedenen Intensitätsbereichen lassen sich gut auf andere Sportarten übertragen und können so als Anhaltspunkte dienen. Eine Ausdauerbelastung geringer Intensität über einen längeren Zeitraum ist für den Diabetiker von besonderer Wertigkeit (vgl. auch *Berger* 1988, 276).

Eine schnelle Orientierungsmöglichkeit zur Einschätzung der Belastungsintensität gibt Tabelle 9 mit Richtwerten für die Pulsfrequenz. Für die Einschätzung der Belastungsintensität gilt: Der 60-%-Bereich stellt die

---

[1] Zur zuverlässigen Herzfrequenzmessung ist der „Sporttester" von Unilife besonders zu empfehlen.

unterste noch herzkreislaufwirksame Trainingsbelastung (= geringe Belastung) dar, der 70-%-Bereich stellt eine mittlere Belastung dar und der 80-%-Bereich eine hohe Belastung. Ein Überschreiten der 80-%-Grenze ist nicht empfehlenswert, da hierbei die „anaerobe Schwelle" (4 mmol Laktat/1) überschritten wird und der zunehmend anaerobe Stoffwechsel schnell zu einem Belastungsabbruch führt.

5. Fallbeispiel: 1 Stunde Dauerlauf mit geringer Intensität (Jogging)

Geplante sportliche Aktivität
1 Stunde Dauerlauf am Nachmittag (15.45 – 16.45 Uhr).

Belastungsart
Dauerlauf, unterbrochen von mehreren gymnastischen Pausen und einigen Gehpausen in einer Gruppe von etwa 15 Personen.

Belastungsintensität
Geringe bis mittlere Intensität, Herzfrequenzen im Bereich 130–160 Schläge/min.

Behandlungsstrategie
Konventionelle Therapie: 2-Spritzenregime.

Stoffwechselsituation
Letzte Insulininjektion: morgens (8.00 Uhr) 20 IE Basalinsulin, 4 IE Normalinsulin. Letzte Mahlzeit vor der Belastung: mittags (12.30 Uhr) 3,5 BE. Blutzucker vorher: 15.00 Uhr – 120 mg/dl. Blutzucker nachher: 19.00 Uhr – 90 mg/dl.

Maßnahmen vor, während und nach der Belastung
– Einnahme von 2 Zusatz-BE 30 Minuten vor Belastung.
– Einnahme von 1 Zusatz-BE 10 Minuten nach der Belastung.
– Traubenzucker für den Notfall in die Gesäßtasche der Sporthose.
– Zusatz-BE in die Sporttasche.

Alter [Jahre]	Pulsfrequenz bei etwa 80 %	etwa 70 %	etwa 60 %
30 – 35	170	150	130
36 – 40	165	145	125
41 – 45	160	140	120
46 – 50	155	135	115
51 – 55	150	130	110
56 – 60	145	125	105
61 – 65	140	120	100
66 – 70	135	115	95
71 – 75	130	110	90
Faustregel	200 – Alter	180 – Alter	160 – Alter

Tab. 9 Pulsfrequenz-Richtwerte im Altersgang zur Bemessung der Belastung von 80 %, 70 % und 60 % der maximalen Sauerstoffaufnahmefähigkeit (als Bruttokriterium der Ausdauerleistungs- bzw. Herz-Kreislauf-Leistungsfähigkeit) (nach *Strauzenberg* 1979, 37)

Persönliches Empfinden während und nach der Belastung
Weder während noch nach der Belastung traten Hypoglykämiesymptome auf.

Fazit
– Die Blutzuckerwerte zeigen, dass durch die Zusatz-BE vorher und nachher die Belastung gut ausgeglichen wurde.
– Eine Reduktion der Insulindosis am Morgen wäre nicht möglich gewesen, da der Lauf erst am Nachmittag stattfand. Eine Reduktion hätte zur Unterversorgung mit Insulin über den gesamten Tagesverlauf und damit zu einem starken Blutzuckeranstieg geführt.

6. Fallbeispiel: Dauerlauf mit zu niedrigen Ausgangszuckerwerten

Geplante sportliche Aktivität
1 Stunde Dauerlauf mit geringer Intensität am Abend (18.30–19.30 Uhr).

Belastungsart
Dauerlauf, unterbrochen von mehreren gymnastischen Pausen und Gehpausen in einer Gruppe von 15 Personen.

Belastungsintensität
Geringe bis mittlere Intensität, Herzfrequenzen im Bereich 130-160 Schlägen/min.

Behandlungsstrategie
Intensivierte konventionelle Therapie: 4-Spritzenregime.

Stoffwechselsituation
Letzte Insulininjektion: mittags (12.00 Uhr) 6 IE Normalinsulin.
Letzte Mahlzeit vor der Belastung: nachmittags (15.00 Uhr) 1,5 BE.

Blutzucker vorher: 18.00 Uhr – 55 mg/dl.

Blutzucker nachher: 19.45 Uhr – 42 mg/dl.

Maßnahmen vor, während und nach der Belastung
– Einnahme von Zusatz-BE 15 Minuten vor Belastungsbeginn: 1 Traubenzucker.
– Einnahme von Zusatz-BE während des Laufes: 1 Traubenzucker.
– Einnahme von 2 Zusatz-BE 20 Minuten nach dem Lauf.

Probleme
Nach etwa 40 Minuten während des Laufes machten sich Hypoglykämiesymptome bemerkbar, und zwar in Form von leichten Koordinationsstörungen, häufigerem Stolpern und unsicherem Tritt; hinzu kamen Konzentrationsschwächen und Sehstörungen (verschwommene Doppelbilder).

Auf diese Symptome wurde folgendermaßen reagiert:
Einnahme eines Traubenzuckers aus dem „Notpaket", allerdings ohne den Lauf zu unterbrechen, um nicht bei der gesamten Gruppe Aufmerksamkeit zu wecken.

Die Hypoglykämiesymptome verschwanden aber nur zögernd und die Blutzuckerkontrolle nach dem Lauf ergab einen Wert von 42 mg/dl, sodass nochmals die Einnahme von 2 Zusatz-BE erforderlich war.

Fazit
– Es wäre besser gewesen, vor der Belastung nicht nur einen Traubenzucker, sondern zusätzlich noch ein lang anhaltendes Kohlenhydrat (z. B. 1 Scheibe Brot, 1 Banane) zu essen bzw. mehrere Traubenzucker.
– Es wäre besser gewesen, mit der Gruppe den Lauf zu unterbrechen, damit der Traubenzucker aus dem Notpaket seine Wirkung besser hätte entfalten können, und dann erst den Lauf zu beenden.
– Es sollte stets eine Blutzuckerkontrolle vor Belastungsbeginn durchgeführt werden und Zusatz-BE in Abhängigkeit der bevorstehenden Belastung, der letzten Insulininjektion und dem Ernährungszustand eingenommen werden. Bei niedrigem Ausgangswert muss ein schnell wirkendes Kohlenhydrat (z. B. Traubenzucker) und ein lang anhaltendes Kohlenhydrat (z. B. Brot, Apfel, Banane o. Ä.) eingenommen werden.
– Ein Notpaket mit Traubenzucker müsste immer griffbereit mitgeführt werden.

Auch bei relativ niedrigen Belastungsintensitäten muss mit einer Hypoglykämie auch während der Belastung gerechnet werden. Achten und reagieren Sie auf die ersten Anzeichen! Typische Hypoglykämiesymptome während der Belastung sind:
Koordinationsstörungen, Gleichgewichtsstörungen, Sehstörungen und Konzentrationsschwächen.

Aus falscher Rücksicht oder aus Hemmung gegenüber der Gruppe darf nicht auf die richtige Hypoglykämiemaßnahme verzichtet werden. Eine starke Unterzuckerung belastet den Diabetiker selbst und die Gruppe mehr als eine kurze Gehpause.

7. Fallbeispiel: 45 Minuten Dauerlauf bei erhöhten Ausgangszuckerwerten

Geplante sportliche Aktivität
Intensiver Dauerlauf am späten Nachmittag (17.15-18.00 Uhr).

Belastungsart
Nach einem 5- bis 10-minütigen Aufwärmen erfolgt ein intensiver Dauerlauf über etwa 40 Minuten mit relativ hoher Intensität (Trainingslauf über 7–8 Kilometer).

Belastungsintensität
Mittlere bis hohe Intensität mit Herzfrequenzen von etwa 160-180 Schlägen/min; Herzfrequenzspitzen bei Anstiegen bis 200 Schlägen/min.

Behandlungsstrategie
Konventionelle Therapie: 2-Spritzenregime.

Stoffwechselsituation
Letzte Insulininjektion: morgens (7.30 Uhr) 16 IE Basalinsulin, 6 IE Normalinsulin.
Letzte Mahlzeit vor der Belastung: mittags (12.30 Uhr) 4 BE.
Blutzucker vorher: 17.00 Uhr – 196 mg/dl.
Blutzucker nachher: 18.30 Uhr – 148 mg/dl.

Maßnahmen vor, während und nach der Belastung
– Einnahme von 1 Zusatz-BE 15 Minuten vor der Belastung.
– Traubenzucker für den Notfall in die Hosentasche stecken.

Persönliches Empfinden während und nach der Belastung
Nach Anlaufschwierigkeiten beim Aufwärmen konnte der intensive Dauerlauf gut und ohne Hypoglykämiesymptome absolviert werden.

Fazit
Trotz des erhöhten Ausgangswertes war es sinnvoll, eine Zusatz-BE einzunehmen, um nicht eine Hypoglykämie zu provozieren (bei normalem Ausgangswert hätte die Zusatzration 2-3 BE betragen, s. S. 96 f).
Eine Reduktion der Insulindosis kommt bei diesen Bedingungen weder unter dem 2-Spritzen- noch unter dem 4-Spritzenregime in Frage.

8. Fallbeispiel: 40 Minuten Dauerlauf nach dem Frühstück

Geplante sportliche Aktivität
40 Minuten Dauerlauf am Vormittag etwa eine Stunde nach dem Frühstück.

Belastungsart
Nach einem 5- bis 10-minütigen Aufwärmen erfolgt ein intensiver Dauerlauf über 40 Minuten mit relativ hoher Intensität – Trainingslauf über 7-8 Kilometer.

Belastungsintensität
Mittlere bis hohe Intensität mit Herzfrequenzen von etwa 160-180 Schlägen/min; Herzfrequenzspitzen bei Anstiegen bis etwa 200 Schlägen/min.

Behandlungsstrategie
Intensivierte konventionelle Therapie: 4-Spritzenregime.

Stoffwechselsituation
Letzte Insulininjektion: morgens (7.30 Uhr). 10 IE Basalinsulin, 3 IE Normalinsulin.
Blutzucker vorher: 9.00 Uhr – 90 mg/dl.
Blutzucker nachher: 10.00 Uhr – 105 mg/dl.

Maßnahmen vor, während und nach der Belastung

– Reduktion des Normalinsulins beim Frühstück um die Hälfte (Injektion von 3 IE statt 6 IE Normalinsulin).
– Die übliche Menge des Basalinsulins wird beibehalten, da der Lauf nur zum Zeitpunkt des Wirkungsmaximums des Normalinsulins stattfindet.
– Einnahme von Zusatz-BE vor der Belastung: 1 Traubenzucker.
– Einnahme des üblichen 2. Frühstücks etwa eine halbe Stunde nach der Belastung.

Persönliches Empfinden während und nach der Belastung

Trotz der relativ hohen Belastung traten weder während noch nach der Belastung Hypoglykämiesymptome auf.

Fazit

Die Blutzuckerwerte vorher und nachher zeigen, dass durch die Reduktion des Normalinsulins beim Frühstück und die Einnahme des Traubenzuckers vor Belastungsbeginn die körperliche Aktivität gut ausgeglichen wurde.

Bei derartig hohen Belastungen ist es sehr unangenehm, mit vollem Bauch laufen zu müssen, weshalb zusätzlich ein Traubenzucker und nicht ein Apfel oder ein Brot gegessen wurde.
Da das morgendliche Normalinsulin reduziert ist, das übliche Frühstück aber beibehalten wird, ist es notwendig, auf einen ausreichenden Spritz-Ess-Abstand zu achten, um nicht einen Blutzuckeranstieg zu provozieren.

9. Fallbeispiel: Kombination eines Krafttrainings mit einem Ausdauertraining

Geplante sportliche Aktivität

Kombination eines Krafttrainings mit einem Ausdauerlauftraining am frühen Nachmittag (13.45–15.00 Uhr).

Belastungsart

Nach 10-minütigem Aufwärmen (Warmlaufen, Dehnungsgymnastik) erfolgt ein Krafttraining der großen Muskelgruppen für Bauch-, Rücken- und Schulter-/Armmuskulatur.
Bauch- und Hüftbeugemuskulatur: Sit-ups (Rumpfaufrichten) mit angewinkelten Beinen (fünf Serien mit jeweils 20 Übungswiederholungen).
Rückenmuskulatur: Bankstellung, Einbeinstreckung (Hüftstreckung) links und rechts im Wechsel.
Beinmuskulatur: Strecksprünge aus der Hocke (fünf Serien mit jeweils zehn Übungswiederholungen).
Schulter-/Armmuskulatur: Liegestütz (zwei Serien mit jeweils zehn Übungswiederholungen); Klimmzüge (zwei Serien mit jeweils zehn Übungswiederholungen).
Im Anschluss an das Krafttraining erfolgte ein Dauerlauf mittlerer Intensität über etwa 30 Minuten (HF 140–160).

Belastungsintensität

Die Kraftübungen sind relativ intensiv; die Pausen zwischen den einzelnen Serien sollten etwa 1–2 Minuten betragen. Der abschließende Dauerlauf erfolgt im mittleren Intensitätsbereich, d. h. mit Herzfrequenzen etwa zwischen 140 und 160 Schlägen/min.

Behandlungsstrategie

Intensivierte konventionelle Therapie (ICT): 4-Spritzenregime.

Stoffwechselsituation

Letzte Insulininjektion: mittags (12.30 Uhr) 3 IE Normalinsulin.
Letzte Mahlzeit vor der Belastung: mittags (13.00 Uhr) 3,5 BE.
Blutzucker vorher: 13.30 Uhr – 145 mg/dl.
Blutzucker nachher: 15.00 Uhr – 110 mg/dl. 18.00 Uhr – 125 mg/dl.

Maßnahmen vor, während und nach der Belastung

– Reduktion des Normalinsulins um die Hälfte vor dem Mittagessen.

- Einnahme der üblichen Kohlenhydratmenge zum Mittagessen (auf ausreichenden Spritz-Ess-Abstand achten, um keinen BZ-Anstieg zu provozieren).
- Einnahme von 1 Zusatz-BE vor dem Sport (1 Diabetiker-Schokoriegel[1] = 1 BE).
- Einnahme von 1 Zusatz-BE während der Belastung, und zwar nach dem Krafttrainingsprogramm (1 Diabetiker-Schokoriegel[1]).
- Einnahme der üblichen Nachmittagsmahlzeit von 1,5 BE um 16.00 Uhr.

Persönliches Empfinden während und nach der Belastung

Während der gesamten Aktivität sind keine Hypoglykämiesymptome aufgetreten. Nach den Kraftübungen fallen die ersten 5 Minuten beim Dauerlauf etwas schwer, bis sich die Beinmuskulatur wieder etwas gelockert hat.

Fazit
- Die ICT ermöglicht die Reduktion des Normalinsulins zum Mittagessen; dadurch kann die Menge an zusätzlichen Kohlenhydraten zur Hypoglykämievermeidung relativ gering gehalten werden.
- Es ist sinnvoll, auch während der Trainingseinheit zusätzlich Kohlenhydrate einzunehmen, insbesondere vor dem Dauerlauf, der mit einer Intensität von 40-60 % der maximalen Leistungsfähigkeit stattfindet und somit zum stärksten Blutzuckerabfall führt (vgl. S. 68 f).
- Die Einnahme von 1,5 BE nach der Belastung zur Nachmittagsmahlzeit (16.00 Uhr) ist richtig, um einer verzögert eintretenden Hypoglykämie entgegenzuwirken. Zusätzliche BE sind hier nicht unbedingt erforderlich, da das Normalinsulin reduziert war. Wie der Blutzuckerwert von 125 mg/dl um 18.00 Uhr zeigt, wurde auch eine verzögerte Unterzuckerung vermieden.
- Ein Notpaket mit Traubenzucker muss griffbereit in der Hosentasche sein.

---

[1] auch normale Müsliriegel sind geeignet

Fahrrad fahren – Radsport

Fahrradfahren kann als sehr geeignete Sportart für den Diabetiker angesehen werden. Zum einen beansprucht es den ganzen Körper, insbesondere die großen Muskelgruppen der Beine und des Rumpfes, aber auch die Arm- und Schultermuskulatur. Zum anderen ist es vorwiegend eine aerobe dynamische Ausdauersportart mit den bekannten positiven Auswirkungen auf das Herz-Kreislauf-System und den Stoffwechsel. Weiterhin wird beim Radfahren der passive Bewegungsapparat (Gelenke, Sehnen, Bänder) geschont, was insbesondere für übergewichtige und arthrosegefährdete Diabetiker und Stoffwechselgesunde von großer Bedeutung ist.

Eine Unterzuckerung während des Radfahrens ist für den Diabetiker mit einer großen Sturz- und damit Verletzungsgefahr verbunden und auch andere Verkehrsteilnehmer können gefährdet werden. Weiterhin sollte man berücksichtigen, dass eine unvorhergesehene Reifenpanne das geplante zeitliche Ausmaß der Radtour stark verlängern kann. Aus diesen Gründen muss unbedingt an eine ausreichende Menge zusätzlicher Broteinheiten gedacht werden. Es empfiehlt sich, eine größere Menge Reservetraubenzucker und in der Wasserflasche ein glukosehaltiges Elektrolytgetränk mitzuführen.

10. Fallbeispiel: 1 Stunde Fahrrad fahren vor dem Abendessen

Geplante sportliche Aktivität
1 Stunde Fahrrad fahren am frühen Abend (18.00–19.00 Uhr) vor dem Abendessen.

Belastungsart und -intensität
1 Stunde Fahrrad fahren mit mittlerer bis hoher Intensität auf einer mittelschweren Strecke mit leichten Anstiegen etwa 25–30 km.

Behandlungsstrategie
Intensivierte konventionelle Therapie: 4-Spritzenregime.

Stoffwechselsituation
Letzte Insulininjektion: mittags (12.30 Uhr) 6 IE Normalinsulin.
Letzte Mahlzeit vor der Belastung: nachmittags (16.00 Uhr) 1,5 BE.
Blutzucker vorher: 17.30 Uhr – 71 mg/dl.
Blutzucker nachher: 19.30 Uhr – 60 mg/dl.

Maßnahmen vor, während und nach der Belastung
– Einnahme von zusätzlichen BE 30 Minuten vor Belastungsbeginn (17.30 Uhr): 1 Traubenzucker und 1,5 BE Apfel.
– Reservetraubenzucker (Hosentasche/Fahrradtrikot) und ein glukosehaltiges Elektrolytgetränk (Wasserflasche) mitnehmen.

Persönliche Empfinden während und nach der Belastung
Weder während noch nach der Fahrt traten Hypoglykämiesymptome auf, obwohl der Blutzuckerwert nach der Belastung nur 60 mg/dl betrug.

Fazit
– Die Blutzuckerwerte sind gerade noch im Toleranzbereich.
– Es wäre besser gewesen, vorher etwas mehr an zusätzlichen BE zu essen (2–3 BE Apfel oder Banane) oder während der Tour das glukosehaltige Elektrolytgetränk zu verwenden.
– Das Normalinsulin wurde beim anschließenden Abendessen wegen des niedrigen Wertes von 60 mg/dl um 2 IE vermindert, die übliche KH-Menge wurde beibehalten.

11. Fallbeispiel: Mehrstündige Fahrradtour

Geplante sportliche Aktivität
Fahrradtour am frühen Nachmittag über mehrere Stunden (13.00–17.00 Uhr).

Belastungsart und - intensität
Gemütliche Fahrradtour mit relativ geringer Intensität mit einigen Unterbrechungen zum Spazierengehen – ein „Sonntagnachmittagsausflug".

Behandlungsstrategie
Intensivierte konventionelle Therapie: 4-Spritzenregime.

Stoffwechselsituation
Letzte Insulininjektion: morgens (8.00 Uhr) 10 IE Basalinsulin, 6 IE Normalinsulin.
Letzte Mahlzeit vor der Belastung: 2. Frühstück (11.00 Uhr) 2 BE.
Blutzucker vorher: 12.30 Uhr – 100 mg/dl.
Blutzucker während der Belastung: 15.00 Uhr – 80 mg/dl.
Blutzucker nachher: 17.30 Uhr – 93 mg/dl.

Maßnahmen vor, während und nach der Belastung
– Weglassen der Normalinsulindosis vor dem Mittagessen.
– Einnahme des üblichen Mittagessens (3,5 BE) etwa eine halbe Stunde vor Beginn der Radtour.
– Proviant für unterwegs: 4 zusätzliche BE portionsweise verpackt (2 Äpfel, 1 Banane, 1 Päckchen Traubenzucker und 1 Tafel Schokolade, Elektrolytgetränk in der Wasserflasche).
– Einnahme von 1 BE (Apfel) und eines Riegels Schokolade während des Ausflugs nach etwa 2 Stunden.

Fazit
– Es war richtig, vor dem Mittagessen völlig auf das Normalinsulin zu verzichten. Das am Morgen gespritzte Verzögerungsinsulin (10 IE Basalinsulin) war ausreichend, um unter der lang dauernden Belastung der Radtour das Mittagessen zu verarbeiten.
– Der Blutzuckerwert von 80 mg/dl während der Belastung war Anlass für eine zusätzliche Nahrungsaufnahme, auch wenn sich noch keine Hypoglykämie anbahnte.

– Der Blutzuckerwert von 93 mg/dl nach der Belastung zeigt deutlich, dass die zusätzliche Mahlzeit während der Radtour völlig ausreichend war. Eine größere Kohlenhydratmenge hätte möglicherweise zu einem stärkeren Blutzuckeranstieg geführt.

Besonderheiten beim Fahrradfahren
– Hypoglykämien unbedingt vermeiden! Deshalb ausreichend Proviant, wenn möglich portioniert, und Traubenzucker mitnehmen.
– Ein glukosehaltiges Elektrolytgetränk in der Wasserflasche mitnehmen.
– Bei mehrstündigen Ausflügen die Insulindosis drastisch reduzieren.
– Das Blutzuckermessgerät, insbesondere bei längeren Touren, mitnehmen und auch während der Tour den Blutzucker kontrollieren.
– Für den Notfall auch das Glukagon mitnehmen.
– Flickmaterial für den Fall der Reifenpanne nicht vergessen.

Fußball

Das Fußballspiel stellt eine Laufbelastung dar mit Ansprüchen an die allgmeine aerobe Ausdauer (Grundlagenausdauer) und die alaktazide Energiebereitstellung (Antritte, Sprünge, Schüsse). Wie Abbildung 35 deutlich macht, bewegt sich die Belastungsherzfrequenz während des gesamten Spiels zwischen etwa 120 und 170 Schlägen/min. Das Fußballspiel basiert demnach aus konditioneller Sicht auf einer Basisausdauerbelastung mit intermittierenden Sprints, was sie als eine – in Abhängigkeit vom individuell eingegangenen Spieltempo – recht intensive Sportart ausweist. Auch bei weniger gut trainierten Sportlern ist aufgrund der geringeren Spielintensität mit einem vergleichbaren Herzfrequenzverhalten zu rechnen.

12. Fallbeispiel: 1,5 Stunden Fußballtraining (Techniktraining und Übungsspiel)

Geplante sportliche Aktivität
1,5 Stunden Fußball am Vormittag (9.00–10.30 Uhr).

Belastungsart
Nach einer kurzen Aufwärmphase (etwa 10 Minuten) erfolgte ein Techniktraining über etwa 30 Minuten; im Anschluss daran wurde über 50 Minuten Dauer ein Übungsspiel absolviert.

Belastungsintensität
Die Intensität während des Techniktrainings befand sich im mittleren Belastungsbereich. Im nachfolgenden Übungsspiel war die Belastungsintensität als hoch einzuschätzen, da auf der Position des Mittelfeldspielers viel Laufarbeit zu leisten war.

Behandlungsstrategie
Intensivierte konventionelle Therapie: 4-Spritzenregime.

Stoffwechselsituation
Letzte Insulininjektion: morgens (7.30 Uhr) 10 IE Basalinsulin, 3 IE Normalinsulin.
Letzte Mahlzeit vor der Belastung: 2. Frühstück (8.45 Uhr) 2 BE.
Blutzucker vorher: 8.45 Uhr – 125 mg/dl.
Blutzucker während der Belastung: 9.45 Uhr – 65 mg/dl.
Blutzucker nachher: 10.30 Uhr – 130 mg/dl. 12.30 Uhr – 125 mg/dl.

Maßnahmen vor, während und nach der Belastung
– Reduktion der Normalinsulindosis um die Hälfte vor dem Frühstück.
– Einnahme von etwa 2 Zusatz-BE im Anschluss an das Techniktraining (1 Banane).
– Einnahme von 1 Zusatz-BE nach dem Übungsspiel (1 Apfel) um 10.45 Uhr.

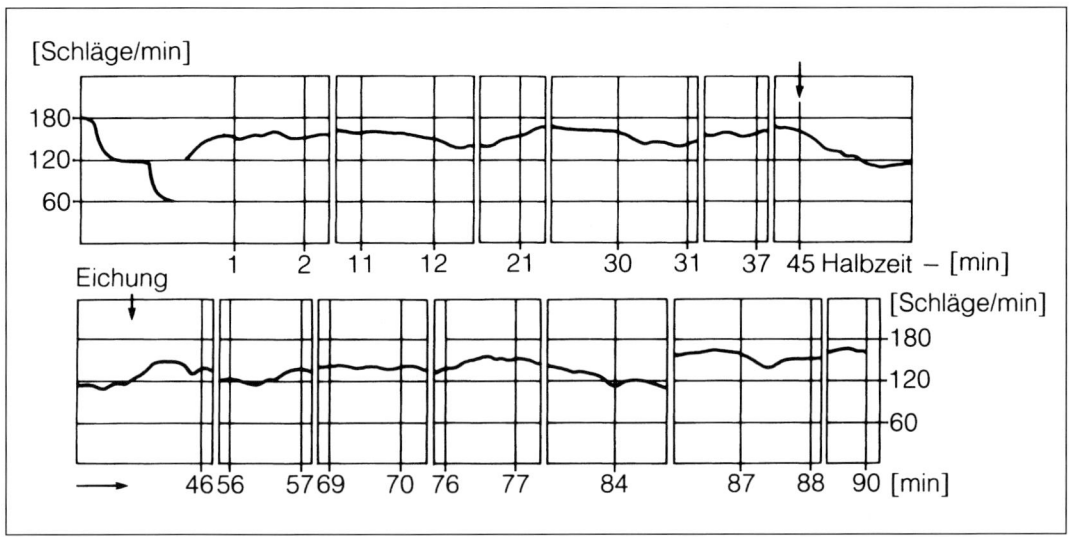

Abb. 35   Pulsverhalten eines Bundesliga-Fußballspielers (Mittelfeldspieler) während eines Wettspiels (nach *Kastner* et al., in *Hollmann/Hettinger* 1980, 651)

Persönliches Empfinden während und nach der Belastung
– Während des Übungsspieles wurden direkt keine Unterzuckerungssymptome bemerkt.
– Auf den Hinweis eines Mitspielers (informierter Freund) hin wurde nach dem Techniktraining eine zusätzliche Blutzuckermessung durchgeführt, obwohl keine Hypoglykämiesymptome verspürt wurden. Der Blutzuckerwert von 65 mg/dl war Anlass für die Einnahme von 2 Zusatz-BE.
– Weder im weiteren Verlauf des Spieles, das sehr intensiv war, noch danach traten Hypoglykämiesymptome auf.

Fazit
– Die Reduktion des Normalinsulins am Morgen um die Hälfte war richtig, u. U. aber nicht ganz ausreichend, um eine Unterzuckerung während des Spiels zu vermeiden.
– Bei der Reduktion des Normalinsulins muss man auf einen ausreichenden Spritz-Ess-Abstand achten (etwa 45-60 min), um nicht einen zu starken Blutzuckeranstieg nach dem 1. Frühstück zu provozieren.

– Die Einnahme von 2 Zusatz-BE während der Sportstunde war richtig und ausreichend, um eine stärkere Unterzuckerung zu vermeiden.
Es wäre auch möglich gewesen, 1 Zusatz-BE in Verbindung mit dem 2. Frühstück noch vor dem Sportbeginn einzunehmen. Die Zusatz-BE während der Sportstunde hätten dann möglicherweise geringer sein können.
– Die Einnahme von 1 Zusatz-BE nach dem Spiel war ausreichend, um eine nachhinkende Hypoglykämie zu vermeiden. Dies zeigt der Blutzuckerwert von 125 mg/dl vor dem Mittagessen um 12.30 Uhr deutlich.
– Die Blutzuckerkontrollmessung[1] während der Sportstunde wurde auf den Hinweis eines Freundes durchgeführt, der den Verdacht auf eine Unterzuckerung hatte. Symptome, die ihm dazu Anlass gaben, waren ein ungewöhnlich blasses Gesicht und Augenringe. Persönlich wurden zu diesem

---

[1] Die Blutzuckerkontrollmessung auf dem Sportplatz kann völlig problemlos durchgeführt werden. Das entsprechende Messgerät gehört in die Sporttasche!

Zeitpunkt keine Hypoglykämiesymptome bemerkt.

An diesem Beispiel zeigt sich, wie auch Freunde, Lehrer, Trainer und sogar der direkte Gegenspieler durch aufmerksames Beobachten einen Beitrag zur Vermeidung einer Hypoglykämie leisten können.

– Neben dem Notpaket Traubenzucker sollten auch einige Zusatz-BE mit auf den Sportplatz (!) genommen werden (Traubenzucker passt ohne Schwierigkeiten in die Gesäßtasche der Sporthose). – Während des Spieles kann in einer Pause auch normaler Fruchtsaft oder 1 Riegel normale Schokolade eingenommen werden, um eine Hypoglykämie zu vermeiden.

– Vor dem Spiel sollte man sich über die zu erwartende Belastungsintensität Gedanken machen und entsprechende Maßnahmen ergreifen.

Dabei ist zu beachten, auf welcher Spielposition (z. B. als Mittelstürmer, Mittelfeldspieler, Torwart etc.) und mit welcher taktischen Order man eingesetzt ist. Auch die Stärke des Gegenspielers spielt eine nicht unbedeutende Rolle. Hat man die Belastung unterschätzt, dann helfen schnell wirksame Zusatz-BE (z. B. Traubenzucker, Schokolade, Banane u. Ä.).

13. Fallbeispiel: 2-stündiges Fußballtraining

Geplante sportliche Aktivität
2 Stunden Fußballtraining am frühen Abend (17.30–19.30 Uhr).

Belastungsart
Nach einer längeren Aufwärmphase mit speziellen Dehnübungen erfolgte ein intensives Techniktraining mit Ball (Ballannahme und Passen, Tackling, Dribbling und Fintieren). Schließlich wurde noch in Kleingruppen (2 gegen 1) und kleineren Mannschaften (5 gegen 5) gespielt.

Belastungsintensität
Die zu erwartende Intensität war als sehr hoch einzustufen, was insbesondere mit der langen Belastungsdauer eine hohe Gesamtbelastung erwarten ließ.

Behandlungsstrategie
Intensivierte konventionelle Therapie: 4-Spritzenregime.

Stoffwechselsituation
Letzte Insulininjektion: mittags (13.00 Uhr) 6 IE Normalinsulin.
Letzte Mahlzeit vor der Belastung: nachmittags (15.30 Uhr) 1,5 BE.
Blutzucker vorher: 17.00 Uhr – 135 mg/dl.
Blutzucker nachher: 20.00 Uhr – 95 mg/dl.

Maßnahmen vor, während und nach der Belastung
– Einnahme von 1,5 Zusatz-BE vor dem Training um 17.10 Uhr.
– Einnahme von 1 Riegel Scholkolade nach dem Aufwärmen.
– Einnahme von 2 BE in der Form eines Elektrolytgetränkes vor den Spielen in Kleingruppen und -mannschaften.
– Reduktion des Basalinsulins um ein Drittel am späten Abend (22.30 Uhr), um eine nächtliche Unterzuckerung zu vermeiden.

Persönliches Empfinden während und nach der Belastung
Weder während noch nach der Belastung traten Hypoglykämiesymptome auf. Das insgesamt sehr intensive Training konnte gut absolviert werden.

Fazit
– Durch die verteilte Einnahme von Zusatz-BE vor und während der Belastung konnte die Stoffwechsellage gut ausgeglichen werden.
– Die wiederholte Kohlenhydratzufuhr in kleineren Mengen wurde als sehr angenehm empfunden, da dadurch der Magen nicht zu stark belastet war.

– Die Reduktion des Basalinsulins am späten Abend und die Einnahme der üblichen Spätmahlzeit waren geeignet, eine nächtliche Hypoglykämie zu vermeiden.
– Bei allen Mannschaftsspielen (Fußball, Handball, Basketball, Hockey etc.) gehören in die Sporttasche das Notpaket mit Traubenzucker, einigen Zusatz-BE, wenn möglich etwas zum Trinken (Elektrolytgetränke oder Fruchtsaft), dem Blutzuckermessgerät und u. U. auch dem Glukagon.

Gerätturnen

Das Gerätturnen stellt eine Sportart dar, bei der kurzzeitig hochintensive Belastungen (meist Schnellkraft- und Maximalkraftbelastungen) von längeren Erholungspausen abgelöst werden. Aus diesem Grunde stellt ein eineinhalbstündiges Gerätturntraining aus Stoffwechselsicht keine so hohe Belastung dar, wie z. B. ein kontinuierlicher Dauerlauf über den gleichen Zeitraum; der Blutzuckerspiegel fällt beim Gerätturnen weniger stark ab!

14. Fallbeispiel: 1,5 Stunden Gerätturntraining am Vormittag

Geplante sportliche Aktivität
1,5 Stunden Gerätturnen am frühen Vormittag (8.15–9.45 Uhr) – diese Belastung entspricht in etwa einer Doppelstunde Gerätturnen im Schulsportunterricht.

Belastungsart und -intensität
Nach etwa 15 Minuten Aufwärmen wird in Folge an den Geräten Boden, Ringe und Seitpferd jeweils eine halbe Stunde geturnt. Aus konditioneller Sicht ist das Turnen am Boden meist intensiver als das Turnen an den Ringen und am Seitpferd. Das Turnen findet meist in Form des Riegenbetriebes statt. Dadurch treten intervallartige Belastungen mit relativ großen Pausen auf.

Behandlungsstrategie
Intensivierte konventionelle Therapie: 4-Spritzenregime.

Stoffwechselsituation
Letzte Insulininjektion: morgens (7.00 Uhr) 14 IE Basalinsulin, 4 IE Normalinsulin.
Letzte Mahlzeit vor der Belastung: morgens (7.30 Uhr) 2,5 BE.
Blutzucker vorher: 8.00 Uhr – 150 mg/dl.
Blutzucker nachher: 11.00 Uhr – 110 mg/dl.

Maßnahmen vor, während und nach der Belastung
– Reduktion des Normalinsulins um ein Drittel vor dem Frühstück (Injektion der üblichen Menge des Basalinsulins).
– Keine Einnahme von Zusatz-BE vor Sportbeginn.
– Einnahme von einer Zusatz-BE nach der Sportstunde beim 2. Frühstück (10.00 Uhr).

Fazit
– Die Reduktion des Normalinsulins vor dem Frühstück bei der üblichen Frühstücksmenge eignete sich gut, um einer Hypoglykämie vorzubeugen.
– Die Einnahme von Zusatz-BE vor Sportbeginn ist bei dieser Belastungsform nicht unbedingt erforderlich; dadurch muss nicht mit allzu vollem Bauch geturnt werden.
– Die Einnahme von 1 Zusatz-BE nach dem Sport in Verbindung mit dem 2. Frühstück war sinnvoll, wie der Blutzuckerwert von 110 mg/dl zeigt.
– Bei der Behandlung nach der konventionellen Therapie ist die alleinige Reduktion des Normalinsulins nicht möglich. Zur Hypoglykämieprophylaxe bleibt in diesem Fall nur die Einnahme von Zusatz-BE vor dem Sport (etwa 2–3 BE) und u. U. auch danach. Diese Empfehlung gilt entsprechend für den Diabetiker, der sich nach der ICT behandelt, aber keine Reduktion der Insulindosis vornehmen konnte.

15. Fallbeispiel: 1,5 Stunden Gerätturntraining am Abend

Geplante sportliche Aktivität
1,5 Stunden Gerätturnen am Abend (20.00-21.30 Uhr).

Belastungsart und -intensität
Nach einem 15-minütigen Aufwärmen (Warmlaufen und spezifische Dehnungsübungen) wird an drei Geräten jeweils eine halbe Stunde trainiert. Die Belastungen haben Intervallcharakter mit einem relativ hohen Kraftanteil.

Behandlungsstrategie
Intensivierte konventionelle Therapie: 4-Spritzenregime.

Stoffwechselsituation
Letzte Insulininjektion: abends (18.30 Uhr) 4 IE Normalinsulin.
Letzte Mahlzeit vor dem Sport: abends (19.00 Uhr) 3 BE.
Blutzucker vorher: 19.45 Uhr – 132 mg/dl.
Blutzucker nachher: 22.00 Uhr – 150 mg/dl.

Maßnahmen vor, während und nach der Belastung
– Reduktion der Normalinsulindosis vor dem Abendessen um ein Drittel.
– Einnahme von 1 Zusatz-BE etwa 15 Minuten vor dem Sportbeginn.

Persönliches Empfinden während und nach der Belastung
Es ließen sich keine Hypoglykämiesymptome beobachten.

Fazit
– Die Reduktion des Normalinsulins um ein Drittel beim üblichen Abendessen und die Einnahme von einer Zusatz-BE vor dem Sportbeginn waren geeignet, einer Unterzuckerung vorzubeugen.
– Der Blutzuckeranstieg spricht dafür, dass keine größere Menge an Zusatz-BE notwendig war.

– Möglicherweise hätte auch die Normalinsulindosis um die Hälfte reduziert und dafür auf die Zusatz-BE verzichtet werden können. Dies wäre deshalb empfehlenswert, da das Turnen mit vollem Magen sehr unangenehm sein kann.
– Auch beim Turnen gehört das Notpaket mit Traubenzucker und das Glukagon-Notfallset in die Sporttasche.

Bemerkenswert ist, dass die Gesamtbelastung beim Gerätturnen trotz eineinhalbstündigen intensiven Trainings bei weitem geringer ist als bei Ausdauersportarten und somit die Gefahr für eine Hypoglykämie geringer zu sein scheint.

16. Fallbeispiel: Gerätturn-Wettkampf

Geplante sportliche Aktivität
Ein Wettkampf im Gerätturnen am Vormittag (8.00-12.00 Uhr).

Belastungsart und -intensität
Vor dem eigentlichen Wettkampfbeginn erfolgen zunächst das persönliche Aufwärmen und ein lockeres Einturnen an allen Geräten, was in etwa 30-60 Minuten in Anspruch nimmt. Der Wettkampf selbst verläuft im Riegenbetrieb, wobei die Riege geschlossen von Gerät zu Gerät wechselt. Die Belastungen während des Wettkampfes sind relativ kurz (für die Dauer einer Übung), jedoch sehr intensiv und mit starker konzentrativer Anspannung. In Abhängigkeit von der Riegengröße (etwa acht bis zwölf Turner) sind die Pausen entsprechend lang. Hier besteht die Gefahr des Auskühlens, weshalb die Turner angehalten sind, sich durch leichte gymnastische Übungen und entsprechend wärmende Kleidung warm zu halten. Die emotionale Anspannung kann während des Wettkampfes sehr hoch sein.

Behandlungsstrategie
Intensivierte konventionelle Therapie: 4-Spritzenregime.

Stoffwechselsituation

Letzte Insulininjektion: morgens (6.30 Uhr) 12 IE Basalinsulin, 3 IE Normalinsulin.
Letzte Mahlzeit vor der Belastung: 1. Frühstück (7.00 Uhr) 4 BE.
Blutzucker vorher: 8.00 Uhr – 160 mg/dl.
Blutzucker nachher: 12.30 Uhr – 52 mg/dl.

Maßnahmen vor, während und nach der Belastung

– Reduktion des Normalinsulins um die Hälfte vor dem 1. Frühstück und Beibehalten der üblichen Menge des Verzögerungsinsulins.
– Einnahme von 1,5 Zusatz-BE mit dem 1. Frühstück (2,5 + 1,5 BE) vor dem Wettkampf.
– Einnahme von 1 Zusatz-BE mit dem 2. Frühstück (3 BE) während des Wettkampfes (etwa um 9.00 Uhr).

Persönliches Empfinden während und nach der Belastung

Insgesamt traten während des Wettkampfes keine besonderen Komplikationen auf. Kurz vor dem eigentlichen Wettkampfbeginn (gegen 9.00 Uhr) zeigten sich leichte Unterzuckerungssymptome. Deshalb wurden zu diesem Zeitpunkt nach dem Einturnen das 2. Frühstück und 1 Zusatz-BE eingenommen. Obwohl der Blutzucker mit 52 mg/dl nach dem Wettkampf sehr niedrig war, zeigten sich keine entsprechenden Symptome.

Fazit

– Die Unterzuckerungsreaktion am Ende des Wettkampfes wäre vermeidbar gewesen, wenn während des Vormittags (etwa gegen 10.30 Uhr) nochmals 1-2 Zusatz-BE eingenommen worden wären.
– Eine Reduktion des Verzögerungsinsulins bereits morgens vor dem 1. Frühstück hätte auch die Hypoglykämie vermeiden können. Dies wäre mit dem Vorteil verbunden gewesen, dass während des Wettkampfes die Menge der Zusatz-BE hätte geringer gehalten werden können.

– 1 oder 2 zusätzliche Blutzuckerkontrollen im Laufe des Vormittags während der Pausen hätten über die Stoffwechselsituation genaueren Aufschluss gegeben.

Konsequenzen für den nächsten Wettkampf

– Reduktion des Normal- und des Verzögerungsinsulins vor dem Wettkampf.
– Mehrere Blutzuckerkontrollen auch während des Wettkampfgeschehens durchführen, um über die Stoffwechselsituation genauer informiert zu sein.
– Unterzuckerungen können aufgrund der physischen und psychischen Belastung nicht bemerkt oder aber wegen der psychischen Anspannung vorgetäuscht werden; im 2. Fall würde die Einnahme von Zusatz-BE zu einem starken Blutzuckeranstieg führen (vgl. auch S. 65 f, 135). Über das Vorliegen einer tatsächlichen Hypoglykämie kann nur die Blutzuckerkontrolle Aufschluss geben.

Besondere Probleme beim Gerätturnen

Beim Turnen am Reck, an den Ringen und am Barren können typische Verletzungen an den Händen auftreten. Dabei werden regelrecht Hautfetzen aus der Handfläche herausgerissen. Zum Schutz dienen lederne Reckriemen. Derartige Verletzungen verheilen bei richtiger Behandlung (Desinfektion, Einkremen der Wundränder etc.) wie bei Stoffwechselgesunden innerhalb einer Woche; gleichzeitig muss auf eine gute Stoffwechselführung (Normoglykämie) geachtet werden. Probleme bei der Wundheilung entstehen sicher dann, wenn aufgrund vorliegender Spätschäden (Mikro-, Makroangiopathien) die Blutversorgung des Gewebes beeinträchtigt ist. Generell sollte der Diabetiker bestrebt sein, derartige Verletzungen zu vermeiden.

Krafttraining

Die Anzahl der Fitness- und Bodybuilding-studios hat sich in den letzten Jahren schlagartig erhöht. Nicht zuletzt deswegen muss die Frage nach der Eignung eines Krafttrainings für den Diabetiker diskutiert werden. Grundsätzlich kann man feststellen, dass ein Krafttraining vom Diabetiker, bei dem keine Spätschäden bzw. Kontraindikationen vorliegen (vgl. S. 38 f, 118 f), durchgeführt werden kann und bei guter Stoffwechselführung auch zu vergleichbaren Resultaten führt wie beim Stoffwechselgesunden. Von größter Bedeutung ist, dass ein entsprechendes Training regelmäßig und nach trainingsmethodischen Gesetzmäßigkeiten durchgeführt wird, wenn möglich unter Anleitung eines fachkundigen Trainers.

Für die methodische Durchführung eines Krafttrainings gelten folgende Grundsätze (vgl. *Weineck* 1988, 172):

Untrainierter Sportler:
– Je untrainierter ein Sportler ist, umso allgemeiner und umfangbetonter sollte sein Training sein. Das allgemeine Training bildet die Grundlage für die Belastungen eines u. U. später durchzuführenden speziellen Trainings.
– Bereits relativ geringe Belastungen (eigenes Körpergewicht, geringe Zusatzlasten wie Sandsack etc.) genügen, um einen ausgeprägten Kraftzuwachs zu erzielen.
– Da der muskuläre Kraftzuwachs relativ rasch erfolgt, die Anpassungs-vorgänge beim passiven Bewegungsapparat aber relativ langsam vonstatten gehen, ist auf eine ausreichende Adaptationszeit der „nachhinkenden" Strukturen und eine strenge Progressivität der Belastung zu achten!

Trainierter Sportler:
– Je trainierter ein Sportler ist, desto differenzierter und spezifischer sollte sein Training sein. Das spezielle Training erfordert den Einsatz spezieller Trainingsinhalte und konzentriert sich vor allem auf die am sportlichen Bewegungsablauf beteiligten Muskeln. Dies erfordert ein fundiertes Verständnis funktionell-anatomischer Zusammenhänge und leistungsrelevanter sportartspezifischer Faktoren für eine optimale Trainingsgestaltung.

Die Ziele eines Muskeltrainings können sehr verschieden sein:
– Verbesserung der allgemeinen Fitness und der Figur
– Maßnahme zur Rehabilitation oder Regeneration nach Verletzung oder Krankheit
– Verbesserung der Basiskraft (Grundlagentraining) und Kraftausdauer, um spezifische Schwächen abzubauen
– Verbesserung der Maximal- und Schnellkraft im Leistungs- und Hochleistungssport
– Bodybuilding mit dem speziellen Ziel der Muskelhypertrophie (Muskeldickenzunahme) (vgl. *Ehlenz* 1983, 7/8).

Krafttraining kann auch als Gesundheitstraining (z. B. im Sinne einer Haltungsprophylaxe) dienen, sofern es als gemäßigtes, muskelerhaltendes bzw. -aufbauendes Krafttraining ohne oder mit geringen Zusatzlasten und in Verbindung mit einer ausreichenden Beweglichkeitsschulung durchgeführt wird (vgl. *Weineck* 1988, 201).

17. Fallbeispiel: Zirkeltraining

Geplante sportliche Aktivität
Krafttraining am späten Nachmittag (17.00–18.00 Uhr) als *Kraftausdauertraining* (Zirkeltraining).

Belastungsart
Nach einer 15-minütigen Aufwärmphase erfolgt ein Zirkeltraining mit 8–10 Stationen. An jeder Station wird eine andere Muskelgruppe schwerpunktmäßig belastet.

Belastungsintensität
Die Belastungszeit an jeder Station beträgt 20 Sekunden, die Pause zwischen den Stationen 40 Sekunden. Nach einem kompletten Durchgang erfolgt eine Pause von ca. 4 Minuten, danach ein 2. Durchgang an allen Stationen.
Der Intensitätsbereich ist hoch, da bei den jeweiligen Übungen mit maximaler Geschwindigkeit (maximale Wiederholungszahl pro Zeiteinheit) gearbeitet wird.

Behandlungsstrategie
Konventionelle Therapie: 2-Spritzenregime.

Stoffwechselsituation
Letzte Insulininjektion: morgens (7.00 Uhr) 20 IE Basalinsulin, 6 IE Normalinsulin.
Letzte Mahlzeit vor der Belastung: nachmittags (15.00 Uhr) 1,5 BE.
Blutzucker vorher: 16.30 Uhr – 148 mg/dl.
Blutzucker nachher: 18.15 Uhr – 100 mg/dl.

Maßnahmen vor, während und nach der Belastung
Einnahme von 1,5 Zusatz-BE vor der Belastung um 16.30 Uhr.

Persönliches Empfinden während und nach der Belastung
Während der gesamten Belastung traten keine Hypoglykämiesymptome auf.

Fazit
– Die Einnahme von 1,5 Zusatz-BE vor der Belastung waren ausreichend, um diese auszugleichen und eine Hypoglykämie zu vermeiden.
– Eine Reduktion der Insulindosis unter dieser Behandlungsstrategie ist nicht möglich und sinnvoll.

18. Fallbeispiel: 1,5 Stunden Muskelaufbautraining

Geplante sportliche Aktivität
Krafttraining am Abend (20.00-21.30 Uhr) mit dem Ziel eines *Muskelaufbautrainings* für die Bauch- und Rückenmuskulatur sowie die Arm- und Schultergürtelmuskulatur.

Belastungsart
Die verschiedenen Muskelgruppen werden nacheinander trainiert. Eine Muskelgruppe wird mit mehreren aufeinanderfolgenden Sätzen belastet. Jeder Satz besteht aus einer festgelegten Anzahl an Wiederholungen einer bestimmten Übung. Ist das Trainingspensum für die eine Muskelgruppe erfüllt, erfolgt der Wechsel zu einer anderen Muskelgruppe, die dann mit den entsprechenden Übungen trainiert wird.

Belastungsintensität
Die Intensität der Belastung beträgt etwa 40–60 % der Maximalkraft. Die Anzahl der Übungswiederholungen pro Satz beträgt 10; die Anzahl der Sätze beträgt 4. Die Pause zwischen den Sätzen beträgt etwa 2 Minuten. Die Übungen werden mit einem langsamen bis mittleren Bewegungstempo und ohne Unterbrechung durchgeführt.

Behandlungsstrategie
Intensivierte konventionelle Therapie: 4-Spritzenregime.

Stoffwechselsituation
Letzte Insulininjektion: abends (18.30 Uhr) 8 IE Normalinsulin.
Letzte Mahlzeit vor der Belastung: abends (19.00 Uhr) 3,5 BE.
Blutzucker vorher: 19.30 Uhr – 157 mg/dl.
Blutzucker nachher: 22.00 Uhr – 42 mg/dl.

Maßnahmen vor, während und nach der Belastung
– Einnahme von 1 Zusatz-BE etwa 15 Minuten vor Trainingsbeginn.

– Einnahme von 1 Traubenzucker und 1 Zusatz-BE nach der Belastung zur Hypoglykämiebekämpfung um 22.00 Uhr.
– Reduktion des Basalinsulins am Abend um 1 Drittel, um eine nächtliche Hypoglykämie zu vermeiden.

Persönliches Empfinden während und nach der Belastung
Während der Durchführung des Krafttrainings waren keine Hypoglykämiesymptome zu bemerken. Jedoch traten nach der Belastung beim Duschen Hypoglykämiesymptome auf, welche durch die Blutzuckerkontrolle um 22.00 Uhr bestätigt wurden. Mit der Einnahme von einem Traubenzucker und einer Zusatz-BE konnte die Unterzuckerung wirkungsvoll bekämpft werden.

Fazit
– Die Einnahme von einer Zusatz-BE vor der Belastung war nicht ausreichend, um eine Hypoglykämie zu verhindern. Zur Vermeidung hätten sich zwei Möglichkeiten angeboten:
1. Einnahme einer größeren Menge an Zusatz-BE (ca. 2–3 BE) vor der Belastung. Dabei nimmt man in Kauf, dass mit sehr vollem Bauch trainiert werden muss.
2. Reduktion des Normalinsulins vor dem Abendessen um die Hälfte, Einnahme des üblichen Abendessens und u. U. Verzicht auf Zusatz-BE vor der Belastung
– Die Reduktion des Basalinsulins um ein Drittel am Abend um 22.00 Uhr und die Einnahme der üblichen Spätmahlzeit waren geeignet, eine nächtliche Hypoglykämie zu vermeiden. Um das Stoffwechselverhalten während der Nacht beurteilen zu können und eine Hypoglykämie in den frühen Morgenstunden zu verhindern, ist es sinnvoll, den Blutzucker auch einmal während der Nacht um 3.00 Uhr zu kontrollieren (kritische Phase für eine Hypoglykämie). In dieser Nacht ergab die Blutzuckerkontrolle um 3.00 Uhr einen Wert von 95 mg/dl; der Blutzucker am nächsten Morgen betrug 110 mg/dl.

Konsequenzen für das nächste Krafttraining
Beim nächsten Krafttraining, das unter ähnlicher Stoffwechselausgangslage in gleicher Art und Weise stattfand, wurden die Maßnahmen zur Belastungsvorbereitung folgendermaßen geändert:

– Die Normalinsulindosis vor dem Abendessen wurde auf die Hälfte reduziert.
– Nach einem ausreichenden Spritz-Ess-Abstand (etwa 45 Minuten) wurde die übliche Menge zum Abendessen gegessen.
– Auf die Einnahme von Zusatz-BE unmittelbar vor der Belastung wurde verzichtet.
– Zusatz-BE, Traubenzucker und Glukagon waren griffbereit in der Sporttasche.
– Das Basalinsulin bei der späten Insulininjektion um 22.30 Uhr wurde wieder um ein Drittel reduziert und die übliche Spätmahlzeit eingenommen.

Die Blutzuckerwerte vor und nach der Belastung waren unter diesen Maßnahmen im normalen Bereich. Eine Hypoglykämie trat nicht auf. Diese Vorgehensweise wird für weitere Trainingstage beibehalten.

Schwimmen

Schwimmen stellt eine äußerst gesunde Sportart dar. Vor allem für übergewichtige oder orthopädisch weniger belastbare Sporttreibende ergibt sich durch das Schwimmen eine ausgezeichnete Möglichkeit, gelenkschonend (im Wasser wiegt man nur etwa 10 % des Gewichts an Land) eine gute Allgemeinkonditionierung mit herzkreislaufwirksamen Trainingsreizen zu erreichen.

Dem Diabetiker muss jedoch klar sein, dass jede hypoglykämische Stoffwechselentgleisung im Wasser (vgl. auch S. 123) eine lebensbedrohliche Gefahr darstellt: Eine Hypoglykämie mit Bewusstseinsverlust führt mit großer Wahrscheinlichkeit (ohne fremde Hilfe) zum Tod durch Ertrinken.

Vor allem kaltes Wasser kann zu einer schwer berechenbaren Stoffwechselreaktion (Beschleunigung!) führen, die in der Verbindung mit körperlicher Aktivität schnell eine Hypoglykämie provozieren kann. Längeres Schwimmen auf offener See oder in unübersichtlichen Gewässern sollte daher ohne Begleitung unter allen Umständen vermieden werden.

Einem Diabetiker jedoch, der Erfahrungen beim Schwimmen unter Aufsicht (Eltern, Freunde) gesammelt hat und verantwortungsbewusst mit seiner Erkrankung umgehen kann, ist diese Sportart durchaus erlaubt. Es sollten allerdings die entsprechenden Vorsichtsmaßnahmen (Begleitung; sorgfältige Eigen- und Fremdbeobachtung; keine extremen Wassertemperaturen; keine Langzeitaufenthalte ohne Begleitung in offenen Gewässern) beachtet werden.

19. Fallbeispiel: 45 Minuten Schwimmen am Vormittag

Geplante sportliche Aktivität
45 Minuten Schwimmen am späten Vormittag (11.15–12.00 Uhr), z. B. 1 Schwimmstunde im Schulsport.

Belastungsart
Nach einem anfänglichen Aufwärmen erfolgte ein Dauerschwimmen etwa 15 Minuten lang. Nach einer kurzen Pause wurde ein Intervalltraining über 4-mal 100 m Kraul durchgeführt. Darauf folgte das Ausschwimmen (über 200 m).

Belastungsintensität
Die Intensität beim Dauerschwimmen ist im mittleren Bereich. Beim Intervalltraining ist die Intensität sehr hoch. Das Ausschwimmen dient zum Entspannen, Beruhigen und Lockern.

Behandlungsstrategie
Intensivierte konventionelle Therapie: 4-Spritzenregime.

Stoffwechselsituation
Letzte Insulininjektion: morgens (7.00 Uhr) 10 IE Basalinsulin, 6 IE Normalinsulin.
Letzte Mahlzeit vor der Belastung: 2. Frühstück (10.00 Uhr) 2 BE.
Blutzucker vorher: 11.00 Uhr – 83 mg/dl.
Blutzucker nachher: 12.30 Uhr – 70 mg/dl.

Maßnahmen vor, während und nach der Belastung
- Einnahme von Zusatz-BE vor der Belastung um 11.00 Uhr – 1 Riegel Schokolade.
- Einnahme von Zusatz-BE während des Schwimmens in der Pause vor dem Intervalltraining – 1 Riegel Schokolade.
- Einnahme von 1 Zusatz-BE nach dem Schwimmen beim Mittagessen.

Persönliches Empfinden während und nach der Belastung
Weder während noch nach der Belastung sind Hypoglykämiesymptome aufgetreten.

Fazit
- Die recht intensive Belastung war durch die Zusatz-BE vor, während und nach dem Schwimmen gut ausgeglichen, sodass keine Hypoglykämie auftrat.
- Beim Schwimmen gehören immer Zusatz-BE, Traubenzucker, unter Umständen Glukagon und das Blutzuckermessgerät griffbereit in die Sporttasche – nicht in den Kleiderschrank!
- Freunde, Mitschüler, Lehrer, Trainer oder auch der Bademeister sollten über den Diabetes informiert sein und die Anzeichen und Gegenmaßnahmen bei einer Unterzuckerung kennen.
- Nach dem Schwimmen können je nach Blutzuckerwert 1 oder 2 Zusatz-BE gegessen werden.

20. Fallbeispiel: 1 Stunde Schwimmen am Nachmittag

Geplante sportliche Aktivität
1 Stunde Schwimmen am Nachmittag (15.00–16.00 Uhr).

Belastungsart
Nach einem kurzen Aufwärmen erfolgte ein Dauerschwimmen über 1500 m (ca. 30 Minuten); danach ein kurzes Wasserballspiel (10 Minuten).

Belastungsintensität
Die Intensität beim Dauerschwimmen ist im mittleren Bereich. Beim Wasserballspiel ist die Intensität sehr hoch und die Belastung intervallartig.

Behandlungsstrategie
Intensivierte konventionelle Therapie: 4-Spritzenregime.

Stoffwechselsituation
Letzte Insulininjektion: mittags (13.00 Uhr) 3 IE Normalinsulin.
Letzte Mahlzeit vor der Belastung: nachmittags (14.30 Uhr) 1,5 BE.
Blutzucker vorher: 14.30 Uhr – 142 mg/dl.
Blutzucker nachher: 16.30 Uhr – 110 mg/dl.

Maßnahmen vor, während und nach der Belastung
– Reduktion der Normalinsulindosis um die Hälfte mittags um 13.00 Uhr.
– Einnahme der üblichen Nachmittagsmahlzeit (1,5 BE) bereits eine halbe Stunde vor der Belastung.
– Einnahme eines Riegels Schokolade vor dem Wasserballspiel während der Sportstunde.

Fazit
– Durch die Reduktion des Normalinsulins um die Hälfte beim Mittagessen und die vorzeitige Einnahme der Nachmittagsmahlzeit vor dem Schwimmen wurde die Belastung gut ausgeglichen.

– Durch die Insulinreduktion war die Einnahme von Zusatz-BE vor dem Sport nicht unbedingt erforderlich.
– Durch die Einnahme des Schokoladenriegels nach der Ausdauerbelastung und vor dem Wasserballspiel während der Sportstunde wurde ein starker Blutzuckerabfall vermieden.

21. Fallbeispiel: 1 Stunde Schwimmen am Abend

Geplante sportliche Aktivität
1 Stunde Schwimmen am frühen Abend (18.00–19.00 Uhr) vor dem Abendessen.

Belastungsart
Nach dem üblichen Aufwärmen erfolgte zunächst ein auf die Ausdauer ausgerichtetes Training über etwa 10 Minuten. Nach einer Pause wurde ein Techniktraining für Starts und Wenden durchgeführt. Am Ende wurde noch 3-mal eine Sprintstaffel geschwommen.

Belastungsintensität
Das anfänglich relativ kurze Ausdauertraining diente dem Einschwimmen und war im mittleren Intensitätsbereich einzustufen. Das Techniktraining war aus konditioneller Sicht nicht besonders intensiv, verlangte aber ein hohes Maß an Konzentration und Aufmerksamkeit. Die Sprintstaffeln am Ende waren sehr intensiv.

Behandlungsstrategie
Intensivierte konventionelle Therapie: 4-Spritzenregime.

Stoffwechselsituation
Letzte Insulininjektion: mittags (13.00 Uhr) 6 IE Normalinsulin.
Letzte Mahlzeit vor der Belastung: nachmittags (15.00 Uhr) 1,5 BE.
Blutzucker vorher: 17.45 Uhr – 86 mg/dl.
Blutzucker nachher: 19.45 Uhr – 120 mg/dl.

Maßnahmen vor, während und nach der Belastung
Einnahme von Zusatz-BE vor dem Sportbeginn (17.45 Uhr): 1 Traubenzucker und 1 BE Diabetiker-Schokoriegel.

Persönliches Empfinden während und nach der Belastung
Weder während noch nach der Belastung traten Hypoglykämiesymptome auf.

Fazit
– Die Belastung am frühen Abend war durch die zusätzlichen Kohlenhydrate vor der Sportstunde gut ausgeglichen.
– Während der Belastung waren keine Zusatz-BE notwendig. Dies ist darauf zurückzuführen, dass die Insulinwirkung am Abend nur noch relativ gering ist.
  Der höhere Blutzuckerwert am Ende der Belastung deutet darauf hin, dass zusätzliche Kohlenhydrate während der Belastung u. U. zu einem stärkeren Blutzuckeranstieg geführt hätten.
– Erfahrungen mit einem erhöhten Blutzuckerausgangswert (160-200 mg/dl) vor der Belastung und schwacher Insulinwirkung am Abend zeigen, dass u. U. auf die Einnahme zusätzlicher Kohlenhydrate vor der Belastung völlig verzichtet werden kann.
  Wie jedoch die Stoffwechselreaktionen im Einzelfall ausfallen, muss jeder Diabetiker an sich selbst ausprobieren und seine eigenen Erfahrungen damit machen.
Ein Tagesaufenthalt im Schwimmbad oder an einem See bei schönem Wetter mit Freunden ist natürlich auch möglich. Dabei werden jedoch die Belastungen sehr unterschiedlich und nicht vorausplanbar sein (Schwimmen, Tauchen, Spielen, Müßiggang etc.). Werden nachfolgende Regeln beachtet, so besteht auch bei derartigen Freizeitbeschäftigungen keine Gefahr:
– Regelmäßige Blutzuckermessungen helfen, niedrige Blutzuckerwerte zu entdecken und zu hohe Blutzuckeranstiege durch zu viele zusätzliche Broteinheiten zu vermeiden.
– Ausreichend Proviant ermöglicht es, die regulären Mahlzeiten einhalten zu können.
– Einige Zusatz-BE (z. B. Brote oder Obst) möglichst portioniert und das „Notpaket" Traubenzucker mitnehmen.
– Das Insulin und die Spritzen sollten auch immer dabei sein.
– Freunde darüber informieren, dass man Diabetiker ist, und ihnen die Kennzeichen und Notfallmaßnahmen bei einer Unterzuckerung erklären.
– Der Traubenzucker und das Blutzuckermessgerät müssen immer griffbereit sein und dürfen nicht im Kleiderschrank eingeschlossen werden.

Skilanglauf

Der Skilanglauf gilt als eine ausgezeichnete Ausdauersportart, welche nicht nur aus gesundheitlichen Gründen, sondern auch aufgrund des hohen Freizeitwertes und Naturerlebnisses empfohlen werden kann. Die Belastungseinschätzung erfolgt wie beim Dauerlauf (s. S. 147 f) über die Bestimmung der Herzfrequenz.
Das Skilanglaufen ist eine kontinuierliche Dauerbelastung, wobei die gesamte Bein-, Rumpf- und Armmuskulatur beansprucht wird.

22. Fallbeispiel: 1,5 Stunden Skilanglauf

Geplante sportliche Aktivität
1,5 Stunden Skilanglauf am frühen Nachmittag (13.30-15.00 Uhr).

Belastungsart und Intensität
Die Loipe hatte einen mittleren Schwierigkeitsgrad. Das bedeutet, dass mit leichten Anstiegen und Abfahrten gerechnet werden musste. Mehrfach wechselten sich Laufphasen mit kurzen Gehpausen ab. Die Intensität war mittelmäßig bis hoch.

Behandlungsstrategie

Intensivierte konventionelle Therapie: 4-Spritzenregime.

Stoffwechselsituation

Letzte Insulininjektion: morgens (7.30 Uhr) 10 IE Basalinsulin, 6 IE Normalinsulin.
Letzte Mahlzeit vor der Belastung: 2. Frühstück (10.00 Uhr) 2 BE.
Blutzucker vorher: 12.30 Uhr – 113 mg/dl.
Blutzucker nachher: 15.30 Uhr – 90 mg/dl.
19.00 Uhr – 120 mg/dl.

Maßnahmen vor, während und nach der Belastung

– Verzicht auf das übliche Mittagessen (3,5 BE) und Weglassen der entsprechenden Insulininjektion.
– Einnahme von 2 Zusatz-BE etwa eine Stunde vor der Belastung, ohne jedoch Insulin zu spritzen.
– Einnahme von 1,5 BE am Nachmittag nach der Belastung (Nachmittagsmahlzeit um 16.00 Uhr).

Persönliches Empfinden während und nach der Belastung

Weder während noch nach der Belastung traten Hypoglykämiesymptome auf. Da auf das Mittagessen und die entsprechende Insulininjektion verzichtet wurde, war es möglich, nicht mit vollem Magen zu laufen.

Fazit

– Die Belastung wurde durch die Einnahme von 2 Zusatz-BE etwa 1 Stunde vor Beginn gut abgefangen.
– Dabei konnte auf das übliche Mittagessen und die entsprechende Insulininjektion verzichtet werden.
– Es wurde als sehr angenehm empfunden, nicht mit übermäßig vollem Magen laufen zu müssen.
– Die Einnahme der üblichen Nachmittagsmahlzeit nach der Belastung war wichtig, um eine Hypoglykämie zu vermeiden, wie der Blutzuckerwert von 120 mg/dl um 19.00 Uhr vor dem Abendessen zeigte.

– Das Notpaket Traubenzucker muss immer griffbereit mitgeführt werden.
– Das Skilanglaufen bietet die Möglichkeit einer guten Belastungsdosierung durch die entsprechende Loipenwahl und die jederzeit möglichen Geh- und Ruhepausen. Die Belastungsintensität ist aber neben den individuellen Vorhaben auch von äußeren Bedingungen wie den Witterungs- und Schneeverhältnissen abhängig (z. B. extrem niedrige Temperaturen, Neuschnee).
– Der Skilanglauf weist typische Parallelen zum Dauerlauf (vgl. S. 147 f) und zum Inlineskaten auf.
– Bei ganztägigen Skiwanderungen müssen die Insulindosen reduziert und ausreichend Zusatz-BE mitgenommen werden.
– Es sollte auf eine ausreichend wärmende Kleidung, gut passendes Schuhwerk und gute Handschuhe geachtet werden (Vermeidung von Blasenbildung).

Ski alpin (Skiabfahrtslauf)

Der alpine Skilauf stellt eine sehr intensive Belastung dar. Pulsfrequenzen von 180-200 Herzschlägen/min, die während der Abfahrt beobachtet werden können, resultieren überwiegend aus der weit überdurchschnittlichen statischen Beanspruchung der Muskulatur, daneben von der psychischen Belastung (Sturzgefahr!). Im Gegensatz zum Skilanglauf ist die gesundheitliche Relevanz des Skiabfahrtslaufs gering, da es an ausreichenden herzkreislaufwirksamen Trainingsreizen fehlt.

23. Fallbeispiel: Unzureichende Insulinreduktion für einen Skitag und ihre Folgen

Geplante sportliche Aktivität

1 Tag Skilauf von morgens 9.00 Uhr bis abends 16.30 Uhr.

Belastungsart und -intensität

Die Belastung beim alpinen Skilauf erfordert insbesondere eine auf Kraftausdauer trainierte Beinstreck- und Hüftmuskulatur. Die Rücken- und Bauchmuskulatur sichern die Statik und ermöglichen Ausgleichs- und Rumpfdrehbewegungen des Oberkörpers. Bei der Armmuskulatur wird vorwiegend die Armstreckmuskulatur beansprucht. Die Belastungsintensität ist sehr vom Fahrkönnen und den äußeren Bedingungen (Pisten-, Witterungsverhältnisse etc.) abhängig, kann aber auch durch entsprechende Pausen gut reguliert werden.

Das Skifahren fand statt von 9.00–12.00 Uhr und von 13.00–16.30 Uhr; dazwischen 1 Stunde Mittagspause. Die Belastungsintensität lag im mittleren bis hohen Intensitätsbereich.

Behandlungsstrategie

Intensivierte konventionelle Therapie: 4-Spritzenregime.

Stoffwechselsituation

Letzte Insulininjektion: morgens (7.00 Uhr) 10 IE Basalinsulin, 6 IE Normalinsulin. Letzte Mahlzeit vor der Belastung: 1. Frühstück (7.30 Uhr) 2,5 BE. Blutzucker vorher: 7.00 Uhr – 93 mg/dl. Blutzucker während der Belastung: 12.00 Uhr – 55 mg/dl. Blutzucker nachher: 17.00 Uhr – 130 mg/dl.

Maßnahmen vor, während und nach der Belastung

– Die Insulindosis am Morgen wurde nicht (!) reduziert.
– Einnahme von 1 Zusatz-BE beim 2. Frühstück um 9.30 Uhr (insgesamt 3 BE).
– Einnahme von Zusatz-BE um 10.30 Uhr: 1 Mars.
– Einnahme des Mittagessens und 1 Zusatz-BE (insgesamt 4 BE) ohne (!) zusätzlich Normalinsulin zu spritzen (wegen der Hypoglykämie) um 12.00 Uhr. Zusätzlich wurde eine normale Cola getrunken.
– Einnahme einer halben Tafel Schokolade wegen leichter Unterzuckersymptome um 14.30 Uhr.
– Reduktion des Basalinsulins um ein Drittel am späten Abend.

Persönliches Empfinden während und nach der Belastung

Bereits nach etwa 1 Stunde Skifahren traten die ersten Hypoglykämiesymptome auf, die Veranlassung dazu gaben, ein Mars zu essen. Um die Mittagszeit wiederholten sich die Hypoglykämieanzeichen und selbst am Nachmittag waren diese nicht zu vermeiden. Insgesamt war nahezu der gesamte Tag durch eine Hypoglykämie gekennzeichnet, die selbst durch die große Menge an Zusatz-BE kaum zu beseitigen war. Erst gegen Abend besserte sich der Zustand.

Fazit

– Dadurch, dass die Insulindosis am Morgen nicht reduziert wurde, war die Stoffwechselsituation ständig im hypoglykämischen Bereich.
– Selbst durch die intensive Einnahme von Zusatz-BE war der Unterzuckerung kaum wirksam zu begegnen (vgl. auch S. 97 f).
– Die Reduktion des Basalinsulins um ein Drittel am späten Abend (22.00 Uhr) und die Einnahme der üblichen Spätmahlzeit waren geeignet, eine nächtliche Hypoglykämie zu vermeiden.

> Das angeführte Beispiel zeigt deutlich, dass eine derartige Tagesbelastung ohne drastische Insulinreduktion kaum durchführbar ist.

Das folgende Beispiel zeigt die richtigen Verhaltensweisen.

24. Fallbeispiel: Korrigiertes Verhalten zum Fallbeispiel 23

Geplante sportliche Aktivität
Siehe 23. Fallbeispiel.

Belastungsart und -intensität
Siehe 23. Fallbeispiel.

Behandlungsstrategie
Intensivierte konventionelle Therapie: 4-Spritzenregime.

Stoffwechselsituation
Letzte Insulininjektion: morgens (7.00 Uhr) 6 IE Basalinsulin, kein (!) Normalinsulin.
Letzte Mahlzeit vor der Belastung: morgens (8.00 Uhr) 2 BE.
Blutzucker vorher: 7.00 Uhr – 120 mg/dl.
Blutzucker während der Belastung: 12.00 Uhr – 95 mg/dl.
Blutzucker nachher: 17.00 Uhr – 115 mg/dl.
22.00 Uhr – 130 mg/dl.

Maßnahmen vor, während und nach der Belastung
– Reduktion des Basalinsulins um ein Drittel am Morgen.
– Völliger Verzicht auf das Normalinsulin am Morgen.
– Verlängerter Spritz-Ess-Abstand: Einnahme des üblichen Frühstücks 1 Stunde nach der Injektion.
– Einnahme des üblichen 2. Frühstücks um 9.30 Uhr während des Skifahrens.
– Einnahme des üblichen Mittagessens von 3 BE um 12.00 Uhr ohne (!) Normalinsulin zu spritzen.
– Zum Abendessen wurde die übliche Normalinsulindosis gespritzt.
– Reduktion des Basalinsulins um ein Drittel am späten Abend.

Persönliches Empfinden während und nach der Belastung
Weder während noch nach der Belastung traten Hypoglykämiesymptome auf. Es wurde als angenehm empfunden, auf die großen Mengen an Zusatz-BE verzichten zu können.

Fazit
– Durch die Reduktion des Basalinsulins um ein Drittel und das völlige Weglassen des Normalinsulins am Morgen konnte der Stoffwechsel im normalen Bereich gehalten werden, ohne dass Hypoglykämien bzw. starke Blutzuckeranstiege auftraten.

– Auf den Insulinbolus für das Mittagessen konnte ebenfalls verzichtet werden.
– Dabei war nur die Einnahme der üblichen Mahlzeiten und keine Zusatz-BE notwendig.
– Zum Abendessen wurde die übliche Menge des Normalinsulins injiziert und die üblichen Kohlenhydratmengen zum Abendessen und zur Spätmahlzeit eingenommen.
– Die Reduktion des Basalinsulins um ein Drittel am späten Abend (22.00 Uhr) war notwendig, um eine nächtliche Hypoglykämie zu vermeiden.
– Bei der Behandlung nach der konventionellen Therapie, d. h. mit einer festgelegten Insulinmischung, muss das Insulin mindestens um ein Drittel bis die Hälfte reduziert werden.
– Zur Skiausrüstung gehören immer das Notpaket mit Traubenzucker, die üblichen Zwischenmahlzeiten und einige Zusatz-BE (z. B. Schokolade o. Ä.).

Die Blutzuckerkontrolle kann problemlos auch auf der Piste durchgeführt werden. Allerdings sind die Farbveränderungen der Teststreifen bei sehr großer Kälte verändert.
Verfälschte Farbveränderungen können vermieden werden, indem man den Teststreifen während der Reaktionszeit in den warmen Handschuh oder nahe an den Körper unter den Anorak hält.
Auf diese Weise können zuverlässige Blutzuckerwerte auch im Freien auf der Piste ermittelt werden.
Persönliche Erfahrungen mit den modernen Messgeräten auf Sensorbasis, die bereits nach 20-30 Sekunden bei sehr geringer Blutmenge den Blutzuckerwert anzeigen, ergaben vergleichbare und verlässliche Ergebnisse auch unter extremen Witterungsverhältnissen. Da es bei diesen Geräten an den Teststreifen jedoch zu keiner Farbveränderung kommt, die bei den

älteren Geräten auch mit dem bloßen Auge grob abgelesen werden kann, muss beachtet werden, dass im Falle eines Gerätedefektes keine Blutzuckermessung mehr erfolgen kann. Für diese Notsituation ist es empfehlenswert, im Urlaub zur Sicherheit noch Teststreifen nach dem „alten" Prinzip der Farbveränderung mitzuführen.

– Bei einem 1-wöchigen oder längeren Skiurlaub kann eine deutliche Stoffwechselumstellung nach 3–5 Tagen auftreten; sie äußert sich darin, dass die Insulinempfindlichkeit stark erhöht ist. Dies würde eine weitere Reduktion der gesamten Tagesinsulindosis verlangen. Auf derartige Reaktionen muss immer geachtet werden, wenn über mehrere Tage kontinuierlich lang dauernde Sportarten betrieben werden.

Ski- und Konditionsgymnastik

Bei der Ski- und Konditionsgymnastik mit Musik wechseln Ausdauer- und Kraftbelastungen mit Dehnungs- und Lockerungsgymnastik sowie Koordinations- und Gleichgewichtsübungen ab.

25. Fallbeispiel: 1 Stunde Skigymnastik am Abend

Geplante sportliche Aktivität
1 Stunde Skigymnastik am Abend (20.00–21.00 Uhr).

Belastungsart
Die Belastung hat Intervallcharakter. Der Schwerpunkt liegt vor allem auf der Ausdauer- und Kraftbeanspruchung der Beinmuskulatur.

Belastungsintensität
Die Ski- und Konditionsgymnastik hat wie die Aerobicgymnastik hochintensiven Charakter. Trotz des Wechsels von Übungen sehr hoher Intensität (Sprung- und Laufformen) mit Übungen geringer bis mittlerer Intensität (Stretching und Lockerungsübungen) stellt diese Intervallbelastung insgesamt eine hochgradig intensive Gesamtbelastung für den Organismus dar (Schweißverlust bis 2 kg in 45 Minuten!).

Behandlungsstrategie
Intensivierte konventionelle Therapie: 3-Spritzenregime.

Stoffwechselsituation
Letzte Insulininjektion: abends (18.00 Uhr) 6 IE Normalinsulin.
Letzte Mahlzeit vor der Belastung: abends (18.40 Uhr) 3,5 BE.
Blutzucker vorher: 19.40 Uhr – 94 mg/dl.
Blutzucker nachher: 21.30 Uhr – 95 mg/dl.

Maßnahmen vor, während und nach der Belastung
– Reduktion des Normalinsulins um ein Drittel vor dem Abendessen.
– Einnahme von 1 Zusatz-BE, 20 Minuten vor Sportbeginn.
– Reduktion des Basalinsulins um 20 % am späten Abend (22.30 Uhr), um eine nächtliche Hypoglykämie zu vermeiden.

Persönliches Empfinden während und nach der Belastung
Weder während noch nach der Sportstunde traten Hypoglykämiesymptome auf.

Fazit
– Durch die Reduktion des Normalinsulins vor dem Abendessen und die zusätzliche Einnahme von 1 BE vor der Sportstunde konnten die Blutzuckerwerte konstant gehalten und eine Hypoglykämie vermieden werden.
– Die Reduktion des Basalinsulins um 20 % am späten Abend war geeignet, eine nächt-

liche Hypoglykämie zu vermeiden. Dies zeigt der Blutzuckerwert von 110 mg/dl am nächsten Morgen.
– Bei der üblichen Spätmahlzeit kann u. U. 1 BE zugelegt werden (vgl. auch folgendes Fallbeispiel).
– Zur Sportausrüstung gehören Traubenzucker, Glukagon und 2–3 Zusatz-BE (z. B. Banane, Apfel o. Ä.).
Bei Bedarf können die Zusatz-BE auch während der Sportstunde eingenommen werden.

26. Fallbeispiel: Nachhinkende nächtliche Hypoglykämie nach hartem Konditionstraining

Geplante sportliche Aktivität
2 Stunden hartes Konditionstraining am Abend (20.00–22.00 Uhr).

Belastungsart
Das Konditionstraining umfasst ein intensives Aufwärmtraining mit entsprechender Dehnungsgymnastik, einen hohen Ausdauerteil mit Lauf- und Sprungformen sowie Kraftübungen für die Bein-, Arm-, Rücken- und Bauchmuskulatur in dynamischer und statischer (isometrischer) Form.

Belastungsintensität
Die Intensität ist insgesamt über 2 Stunden mittelmäßig bis hoch. Es treten Belastungsspitzen mit sehr hoher Intensität auf, denen sich meist beruhigende Phasen zur Regeneration (Erholung) mit mittlerer Intensität anschließen.

Behandlungsstrategie
Intensivierte konventionelle Therapie: 4-Spritzenregime.

Stoffwechselsituation
Letzte Insulininjektion: abends (18.30 Uhr) 4 IE Normalinsulin.
Letzte Mahlzeit vor der Belastung: abends (19.00 Uhr) 3,5 BE.

Blutzucker vorher: 19.45 Uhr – 135 mg/dl.
Blutzucker während der Belastung: 21.00 Uhr – 80 mg/dl.
Blutzucker nachher: 22.30 Uhr – 105 mg/dl.

Blutzucker nachts: 3.00 Uhr – 55 mg/dl.

Maßnahmen vor, während und nach der Belastung
– Reduktion der Normalinsulindosis um die Hälfte vor dem Abendessen.
– Einnahme von 1 Zusatz-BE vor der Belastung etwa um 19.45 Uhr.
– Einnahme von zusätzlichen Kohlenhydraten während der Sportstunde um 21.00 Uhr: 1 Traubenzucker, 1 Riegel Schokolade.
– Einnahme der üblichen Spätmahlzeit nach dem Sport um 22.30 Uhr.
– Reduktion des Basalinsulins am späten Abend um 25 %, um eine nächtliche Hypoglykämie zu vermeiden (22.30 Uhr).
– Zusätzliche Blutzuckerkontrolle in der anschließenden Nacht um 3.00 Uhr, um das Stoffwechselverhalten nachts beurteilen zu können und u. U. eine Hypoglykämie zu erkennen. Einnahme von 1 Zusatz-BE nachts aufgrund des erniedrigten Wertes.

Persönliches Empfinden während und nach der Belastung
– Während und unmittelbar nach der Belastung traten keine Hypoglykämiesymptome auf.
– Die sehr hohe und intensive Belastung konnte gut absolviert werden.
– In der anschließenden Nacht machte sich die leichte Unterzuckerung um 3 Uhr durch kalten Schweiß am ganzen Körper bemerkbar.

Fazit
– Durch die Reduktion der Normalinsulindosis um die Hälfte vor dem Abendessen und die Einnahme von Zusatz-BE sowohl vor als auch während der Belastung war diese gut ausgeglichen.

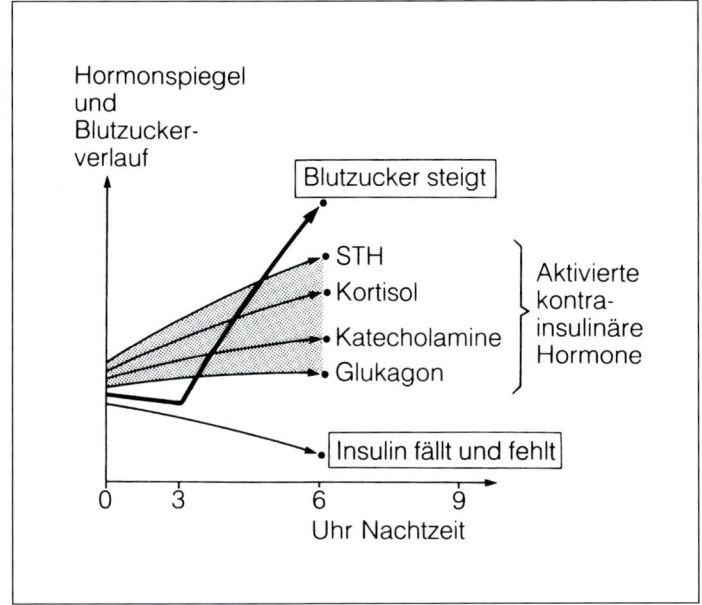

**Abb. 36 Dawn-Phänomen –
Schema des hormonellen Hin-
tergrundes (Bergis 1984, 45)**

– Die Reduktion der Basalinsulindosis um 25 % am späten Abend war allein jedoch nicht ausreichend, um eine nächtliche Unterzuckerung zu vermeiden. Richtig wäre gewesen, bei der Spätmahlzeit vor dem Schlafengehen nochmals 1–2 Zusatz-BE einzunehmen.

> Dieses Beispiel zeigt deutlich, wie wichtig es ist, auch während der Nacht (etwa um 3.00 Uhr) hin und wieder eine zusätzliche Blutzuckerkontrollmessung durchzuführen, um die Stoffwechselreaktion auch während der Schlafenszeit zu erkennen und damit kalkulierbar zu machen.

In diesem Zusammenhang stellt sich die Frage, ob die nächtliche Unterzuckerung durch eine stärkere Reduktion des Basalinsulins am späten Abend (etwa um 50 % oder mehr) vermeidbar gewesen wäre. Hier muss ein wichtiger zusätzlicher Aspekt beachtet werden.

Wahrscheinlich wäre die Hypoglykämie durch eine stärkere Insulinreduktion vermeidbar gewesen. Allerdings besteht hierbei die Gefahr, dass der Blutzucker aufgrund der sehr geringen Insulinwirkung am nächsten Morgen ansteigt. Man spricht in diesem Zusammenhang vom so genannten *Dawn-Phänomen*, welches sich folgendermaßen erklären lässt: In den frühen Morgenstunden kommt es zu einem Anstieg von kontrainsulinären Hormonen (Glukagon, Wachstumshormon, Kortisol, Katecholamine), die eine Freisetzung von Glukose aus der Leber in das Blut bewirken. Ist in diesem Zeitraum der Insulinspiegel und damit die Insulinwirkung zu gering, so steigt der Blutzucker bis zum Aufwachen stark an – eine Überhöhung des morgendlichen Nüchternzuckers ist die Folge. Abbildung 36 zeigt schematisch die hormonellen Hintergründe des *Dawn-Phänomens*.

Diese Ausführungen sollen verdeutlichen, dass mit einer Reduktion der Insulindosis eine Hypoglykämie vermieden, aber bei zu starker Reduktion auch eine Stoffwechselentgleisung im Sinne der Hyperglykämie provoziert werden kann.

Für die Praxis bedeutet dies, dass der Diabetiker meist auf eine Kombination der beiden Maßnahmen – Reduktion der Insulindosis und Einnahme von zusätzlichen Broteinheiten – angewiesen ist. Letztlich bleibt nur die Möglichkeit, durch gezieltes Ausprobieren beider Maßnahmen die ideale Strategie zu erfahren.

27. Fallbeispiel: Hochintensive Skigymnastik mit nachfolgender hyperglykämischer Entgleisung

Geplante sportliche Aktivität
1 Stunde Skigymnastik am Abend (19.00–19.45 Uhr) mit sehr hoher Intensität.

Belastungsart
Konditions- und Kraftgymnastik mit Musik.

Belastungsintensität
Intensivierte konventionelle Therapie: 4-Spritzenregime.

Stoffwechselsituation
Letzte Insulininjektion: mittags (12.00 Uhr) 6 IE Normalinsulin.
Letzte Mahlzeit vor der Belastung: nachmittags (16.00 Uhr) 1,5 BE.
Blutzucker vorher: 18.30 Uhr – 115 mg/dl.
Blutzucker nachher: 20.00 Uhr – 295 mg/dl.

Maßnahmen vor, während und nach der Belastung
Einnahme von 1 Zusatz-BE vor der Belastung.

Persönliches Empfinden während und nach der Belastung
Hypoglykämiesymptome traten nicht auf. Der starke Blutzuckeranstieg machte sich auf keine Weise bemerkbar.

Fazit
Diese sehr intensive Belastung führte unter der Stoffwechselsituation zu einem starken

Blutzuckeranstieg. Diese Stoffwechselreaktion lässt sich folgendermaßen erklären:
1. Da die letzte Normalinsulininjektion mittags um 12.00 Uhr verabreicht wurde, ist die Insulinwirkung am Abend um 19.00 Uhr nur noch sehr gering; das Gleiche gilt für die Insulinwirkung des Basalinsulins, welches am Morgen um 7.00 Uhr gespritzt wurde. Aufgrund einer zu geringen Insulinwirkung kann es zum Blutzuckeranstieg kommen (vgl. S. 64, permissiver Effekt des Insulins).
2. Die Belastungsintensität ist so hoch, dass es aufgrund hoher Katecholaminspiegel (Adreanlin, Noradrenalin) zu einer vermehrten Glukosefreisetzung aus der Leber kommt. Bei einer Belastungsintensität größer als 70 % der maximalen *Sauer*stoffaufnahme (als Bruttokriterium der Ausdauerleistungsfähigkeit) kann es zu Blutzuckeranstiegen kommen (vgl. auch S. 65 f, 68 f).

Gerade die Kombination der beiden genannten Gründe kann für den vehementen Blutzuckeranstieg verantwortlich gemacht werden. Durch welche Maßnahmen lassen sich solche Stoffwechselreaktionen vermeiden?

1. Allein der Verzicht auf die zusätzliche Broteinheit vor der Belastung ist nicht ausreichend gewesen, den Blutzuckeranstieg zu vermeiden.
2. Durch die zusätzliche Injektion von 2–4 IE Basalinsulin etwa 1 Stunde vor der Belastung (gegen 18.00 Uhr) war ein Blutzuckeranstieg vermeidbar; dabei konnte auch eine zusätzliche Broteinheit vorher eingenommen werden.

Dies weist deutlich darauf hin, dass der Blutzuckeranstieg unter den vorliegenden Bedingungen auf eine zu geringe Insulinwirkung zurückzuführen war. Wegen seiner weniger aggressiven Wirkungsweise ist das Basalinsulin dem Normalinsulin vorzuziehen.
Entgegen der sonstigen Behandlungsstrategie musste also in diesem Fall der Insulinmangel durch die zusätzliche Verabreichung einer geringen Insulinmenge ausgeglichen werden.

> Die exakte Protokollierung der Stoff-
> wechselreaktion unter diesen Bedin-
> gungen an aufeinander folgenden Trai-
> ningstagen im Diabetestagebuch war
> die Grundlage dafür, die richtigen
> Maßnahmen zur Stoffwechselnormali-
> sierung zu erkennen.

Squash

Squashspielen stellt eine hochintensive Belastung sowohl des Herz-Kreislauf-Systems
als auch des aktiven und passiven Bewegungsapparates dar. Squashspielen bedeutet
fast pausenlos Agieren auf Höchstleistungs-
stufen. Squash sollte demnach vor allem ein
Sport für Jüngere bleiben, da die Gefahr von
Überlastungen sowohl für das Herz-Kreislauf-System als auch für den Bewegungsapparat bei Älteren außergewöhnlich hoch
ist.

28. Fallbeispiel: 1 Stunde Squash am Abend

Geplante sportliche Aktivität
1 Stunde Squash am frühen Abend
(18.00–19.00 Uhr) mit anschließendem
Saunabesuch.

Belastungsart und -intensität
Das Squashspielen ist charakterisiert durch
schnelle Antritte, Stopps und Richtungsände-
rungen. Dabei treten intervallartige Belastungen mit sehr hohen Intensitäten auf.

Behandlungsstrategie
Intensivierte konventionelle Therapie:
4-Spritzenregime.

Stoffwechselsituation
Letzte Insulininjektion: mittags (13.30 Uhr)
6 IE Normalinsulin.

Letzte Mahlzeit vor der Belastung: nachmit-
tags (16.00 Uhr) 1,5 BE.
Blutzucker vorher: 17.30 Uhr – 125 mg/dl.
Blutzucker während der Belastung: 19.30
Uhr – 80 mg/dl.
Blutzucker nachher: 21.00 Uhr – 115 mg/dl.

Maßnahmen vor, während und nach der Belastung
- Einnahme von Zusatz-BE 30 Minuten vor
  Belastungsbeginn: 1 Mars.
- Einnahme von 1 Zusatz-BE (Obst) vor dem
  Saunabesuch um 19.30 Uhr.
- Im Anschluss an den Saunabesuch wurde
  das normale Abendessen mit der üblichen
  Insulinmenge eingenommen.

Persönliches Empfinden während und nach der Belastung
Weder während der Belastung beim Squashspielen noch beim Saunaaufenthalt traten
Hypoglykämiesymptome auf. Die entspan-
nende Wirkung der Sauna wurde nach dem
intensiven Spiel als sehr angenehm empfunden.

Fazit
- Die intensive Belastung war durch die Einnahme der Zusatz-BE gut ausgeglichen.
- Es war richtig, zusätzlich vor dem Saunaaufenthalt eine kleine Kohlenhydratmenge
  einzunehmen (vgl. S. 102).
- Die intensivierte konventionelle Therapie
  erlaubt eine Verschiebung des sonst üblichen Tagesablaufs, sodass zu einem relativ
  späten Zeitpunkt (21.30 Uhr) das Abendessen eingenommen werden konnte. Diese
  Flexibilität wird als äußerst positiv empfunden (vgl. S. 48 f).
- Ausreichend Zusatz-Kohlenhydrate, das
  Notpaket Traubenzucker und Glukagon
  müssen in der Sporttasche deponiert sein.
- Auch in der Sauna sollte das Notpaket
  Traubenzucker immer griffbereit sein
  (nicht im Kleiderschrank!).

29. Fallbeispiel: Kurzfristig angesetztes, nicht geplantes Squashspiel nach dem Mittagessen mit starken Hypoglykämiesymptomen während des Squashspiels

Geplante sportliche Aktivität
1,5 Stunden Squash am frühen Nachmittag (14.30 Uhr – 16.00 Uhr).

Belastungsart und -intensität
Siehe 28. Fallbeispiel.

Behandlungsstrategie
Intensivierte konventionelle Therapie: 4-Spritzenregime.

Stoffwechselsituation
Letzte Insulininjektion: mittags (13.00 Uhr) 6 IE Normalinsulin.
Letzte Mahlzeit vor der Belastung: mittags (13.30 Uhr) 3,5 BE.
Blutzucker vorher: 14.15 Uhr – 145 mg/dl.

> Blutzucker während der Belastung: 15.40 Uhr – 45 mg/dl.

Blutzucker nachher: 16.30 Uhr – 85 mg/dl.

Maßnahmen vor, während und nach der Belastung
– Da der Entschluss zu dieser Sportstunde sehr kurzfristig getroffen wurde, konnte die Insulinmenge vor dem Mittagessen nicht reduziert werden.
– Einnahme von 1,5 Zusatz-BE ca. 15 Minuten vor dem Belastungsbeginn.
– Einnahme von 3 Traubenzuckern und 1 Zusatz-BE (Obst) während der Belastung aufgrund des Unterzuckers.
– Einnahme von 1 Zusatz-BE nach der sportlichen Betätigung.

Persönliches Empfinden während und nach der Belastung
Der Unterzucker während des Spiels machte sich vor allem durch eine verlangsamte Reaktionsfähigkeit bemerkbar. Dies zeigte sich bereits bei der Annahme des gegnerischen Aufschlags trotz intensiver Konzentrationsversuche. Es dauerte etwa 15 Minuten nach der Einnahme des Traubenzuckers und der Zusatz-BE, bis sich die Stoffwechsellage wieder normalisierte und das Spiel fortgesetzt werden konnte.

Fazit
– Die Einnahme von 1,5 Zusatz-BE vor der Sportstunde war nicht ausreichend, um eine Hypoglykämie zu vermeiden. Etwa 3 Zusatz-BE wären richtig gewesen. Dies gilt insbesondere deshalb, weil die Insulinmenge vorher nicht reduziert werden konnte und die Sportstunde etwa zum Zeitpunkt des Wirkungsmaximums des Insulins (1–2 Stunden nach der Injektion) stattfand.
– Die zusätzliche Einnahme von Kohlenhydraten während der Belastung sollte keinesfalls vergessen werden. Dies sollte aber bereits vor dem Auftreten der Hypoglykämie erfolgen.
– Typische Hypoglykämiesymptome während des Spiels waren: verlangsamte Reaktionsfähigkeit und Konzentrationsschwierigkeiten bei der Annahme des Aufschlags; unkoordinierte und auffällig verlangsamte Bewegungsabläufe während des Spielgeschehens, was vor allem dem Mitspieler auffiel. Hier kann der Mitspieler einen wesentlichen Beitrag leisten, eine Hypoglykämie zu vermeiden, indem auch er auf derartige Verhaltensänderungen seines Partners achtet.

Tennis

Tennis stellt vor allem eine koordinativ anspruchsvolle Sportart dar, bei der das spieltechnische Können starken Einfluss auf die

Laufarbeit hat. Trotz der vielen kurzen Sprints und Antritte liegen selbst bei einem Wettkampf auf höchstem Niveau relativ niedrige Laktatspiegel vor: Die dominierende Energiebereitstellung geschieht also auf anaerobem alaktazidem (ohne Entstehung von Milchsäure) Wege; die vielen Pausen (nach jedem Ballwechsel stehen den Spielern 30 s Zeit bis zum nächsten Aufschlag zur Verfügung) reichen aus, um die abgebauten energiereichen Phosphate auf der Basis einer allgemein gut entwickelten Grundlagenausdauer aerob wieder aufzubauen.

Aufgrund der meist längeren Spieldauer hat das Tennisspiel einen positiven Effekt auf die Ausdauerleistungsfähigkeit; insgesamt stellt es eine mittlere Gesamtkörperbelastung dar.

30. Fallbeispiel: 1 Stunde Tennis zur Mittagszeit

Geplante sportliche Aktivität
1 Stunde Tennis zur Mittagszeit (12.00–13.00 Uhr).

Belastungsart
Geplant ist eine Trainerstunde. Der Schwerpunkt liegt auf dem Erlernen und Verbessern der Technik. Technikschulung sollte im erholten Zustand erfolgen, da unter Ermüdung keine optimale Koordination möglich und das Bewegungslernen gehemmt ist.

Belastungsintensität
Die Intensität ist gering bis mittel einzuschätzen, da vor allem die Technik geschult werden soll; sie muss den konditionellen Voraussetzungen und der Konzentrationsfähigkeit angepasst sein.

Behandlungsstrategie
Intensivierte konventionelle Therapie: 4-Spritzenregime.

Stoffwechselsituation
Letzte Insulininjektion: morgens (7.00 Uhr) 12 IE Basalinsulin, 6 IE Normalinsulin.

Letzte Mahlzeit vor der Belastung: 2. Frühstück (9.30 Uhr) 2 BE.
Blutzucker vorher: 11.30 Uhr – 103 mg/dl.
Blutzucker nachher: 13.30 Uhr – 85 mg/dl.

Maßnahmen vor, während und nach der Belastung
- Einnahme von 1,5 Zusatz-BE (Obst) 30 Minuten vor der Belastung.
- Einnahme von 1 Zusatz-BE nach dem Spielen in Verbindung mit dem üblichen Mittagessen.
- Zusatz-BE, Traubenzucker, Glukagon und Blutzuckermessgerät werden in der Sporttasche mitgenommen.

Persönliches Empfinden während und nach der Belastung
Es traten weder während noch nach der Belastung Hypoglykämiesymptome auf. Die Technikübungen konnten mit guter Konzentrationsfähigkeit durchgeführt werden.

Fazit
- Durch die Zusatz-BE vor der Belastung war diese gut ausgeglichen.
- Aufgrund der relativ geringen Belastungsintensität war keine übermäßig große Menge an zusätzlichen Kohlenhydraten erforderlich.
- Um einen nachhinkenden Blutzuckerabfall zu vermeiden, war es richtig, beim Mittagessen nach der Sportstunde noch 1 Zusatz-BE einzunehmen.
- Durch die intensivierte konventionelle Therapie ist es möglich, selbst zur Mittagszeit Sport zu treiben und das Mittagessen auf einen späteren Zeitpunkt zu verlegen. Unter der konventionellen Therapie ist der Zeitpunkt der Nahrungsaufnahme sehr genau vorgeschrieben und fällt bei den üblichen Lebensgewohnheiten auf die Mittagszeit. Unter dieser Behandlungsstrategie ist ein Sporttreiben zur Mittagszeit problematischer. Es müssten vor der Tennisstunde das übliche Mittagessen und Zusatz-BE eingenommen werden. Das Sporttreiben mit einem vollgefüllten Magen ist jedoch sehr

unangenehm. Die flexible Anpassung der therapeutischen Maßnahmen an die jeweiligen Umstände wird als entscheidender Vorteil der ICT geschätzt (vgl. s. 48 f).

31. Fallbeispiel: 2 Stunden Tennismatch am Nachmittag

Geplante sportliche Aktivität
Ein Tennismatch am Nachmittag (16.00–18.00 Uhr).

Belastungsart und -intensität
Die Spielstärke des Gegners entspricht in etwa der eigenen. Es ist mit längeren Ballwechseln und auch mit einer längeren Dauer der einzelnen Spiele zu rechnen. Die Intensität ist mittel bis hoch einzuschätzen.

Behandlungsstrategie
Intensivierte konventionelle Therapie: 4-Spritzenregime.

Stoffwechselsituation
Letzte Insulininjektion: mittags (12.00 Uhr) 6 IE Normalinsulin.
Letzte Mahlzeit vor der Belastung: nachmittags (15.00 Uhr) 1,5 BE.
Blutzucker vorher: 15.30 Uhr – 150 mg/dl.
Blutzucker während der Belastung: 16.45 Uhr – 75 mg/dl.
Blutzucker nachher: 18.30 Uhr – 90 mg/dl.

Maßnahmen vor, während und nach der Belastung
– Einnahme von 1,5 Zusatz-BE (Obst) etwa 20 Minuten vor Belastungsbeginn.
– Einnahme von 1 Traubenzucker und 1 Riegel normale Schokolade während des Spiels um 16.45 Uhr.
– Einnahme von einigen Schlucken Fruchtsaft (zuckerhaltig) zwischen den Sätzen.
– Einnahme von 1 Zusatz-BE nach dem Spiel.

Persönliches Empfinden während und nach dem Spiel
Weder während noch nach dem Spiel traten Unterzuckerungssymptome auf. Das Spiel konnte hinsichtlich Kondition wie auch Konzentration gut absolviert werden.

Fazit
– Durch die Einnahme von Zusatz-BE vor, während und nach dem Spiel konnte der Stoffwechsel in einem akzeptablen Bereich gehalten werden.
– Das Trinken eines normalen zuckerhaltigen Fruchtsaftes in kleinen Mengen zwischen den Sätzen ist geeignet, den Zuckerbedarf und den Wasserhaushalt auszugleichen.

– Eine Blutzuckermessung während des Spielverlaufs kann in einer Pause durchgeführt werden, insbesondere dann, wenn es sich um kein Turnierspiel handelt. Man sollte daran denken, in Trainings- und Freundschaftsspielen Erfahrungen über das Blutzuckerverhalten während eines Spieles zu gewinnen.

Allgemeine Tips für das Tennisspielen

Die Vorbeugemaßnahmen hängen davon ab, ob eine 1-stündige Trainerstunde, ein Match oder ein ganztägiges Turnier geplant ist. Für eine Trainerstunde oder ein kürzeres Match eignet sich vorrangig die Einnahme von Zusatz-BE vor und nach dem Spiel. Während des Spiels eignen sich Fruchtsäfte, normales Cola oder glukosehaltige Mineraldrinks in kleinen Mengen.
Bei einem ganztägigen Tennisturnier kann die Insulindosis vermindert werden. Es ist aber wichtig zu wissen, wann die Spiele stattfinden und wie stark die Spielstärke der Gegner einzuschätzen ist. Ist dies nicht vorhersehbar, so muss durch Zusatz-BE ausgeglichen werden. Für einen Turniertag gilt dann:
– Einnahme der regulären Mahlzeiten; dabei können auch 1–2 BE zugelegt werden.

– Portionierte Zusatz-BE, das Notpaket Traubenzucker, das Blutzuckermessgerät, Insulin und das Glukagon-Notfallset gehören
griffbereit in die Sporttasche.
– Als Nahrungsmittel eignen sich Brot und
Obst, aber auch normale Schokolade, sowie
Fruchtsäfte, normale Cola oder glukosehaltige Mineraldrinks.
Zuckerhaltige Mineraldrinks in kleineren
Mengen eignen sich während des Spiels aus
folgenden Gründen:
1. Während des Spiels bleibt häufig keine
Zeit, größere Mengen an Kohlenhydraten
(Brot, Obst etc.) zu essen.
2. Mit vollem Magen kann die volle Leistungsfähigkeit im Spiel kaum erbracht werden. Getränke belasten den Magen nicht so
stark.
3. Durch die Flüssigkeitsaufnahme kann
der Wasser- und Elektrolythaushalt ausgeglichen werden. Da der Wasserverlust
durch starkes Schwitzen beim Tennisspie-
len sehr groß ist, kommt diesem Aspekt eine entscheidende Bedeutung zu.
– Es darf nicht vergessen werden, das Basalinsulin am Abend um 20–30 % zu vermindern, um eine nächtliche Hypoglykämie zu
vermeiden.
– Nach einem ganztägigen Turnier kann es
auch erforderlich sein, noch am darauf folgenden Tag das Insulin zu reduzieren, um
eine Unterzuckerung zu verhindern (sog.
Monday-Effect, vgl. S. 98).

Triathlon

Triathlon ist ein Ausdauerdreikampf, d. h. eine zyklische Ausdauersportart, bestehend aus
Schwimmen, Rad fahren und Laufen.
Bei einem Triathlonwettkampf werden eine
Schwimm-, Fahrrad- und Laufstrecke unmittelbar hintereinander und ohne Unterbrechung der Zeitnahme zurückgelegt. Je nach
Streckenlänge der Teilstücke der drei Disziplinen unterscheidet man heute zwischen
Volks-, Kurz-, Mittel- und Langtriathlonwett-
kämpfen:

Volkstriathlon: Veranstaltungen, die unter den
Streckenlängen des Kurztriathlons liegen
Kurztriathlon: ab 0,5 km Schwimmen, ab
15,0 km Rad fahren, ab 5,0 km Laufen
Mitteltriathlon: ab 1,6 km Schwimmen, ab
48,0 km Rad fahren, ab 16,0 km Laufen
Langtriathlon: ab 3,2 km Schwimmen, ab
96,0 km Rad fahren, ab 32,0 km Laufen.

Im Vergleich zu dem legendären Triathlon auf
Hawaii, dem so genannten Ironman, mit seinen ultralangen Distanzen (3,8 km Schwimmen, 180 km Rad fahren, 42 km Laufen) und
einer Wettkampfdauer von 8 bis 12 Stunden
wird der Triathlon in den letzten Jahren mit
erheblich verkürzten Strecken ausgetragen
(s. o.), mit der Folge, dass sich mehr und
mehr „Breitensportler" und Jugendliche angesprochen fühlen, bei derartigen Veranstaltungen teilzunehmen (*Hottenrott* 1988, 28).
Die Belastungsdauer der Wettkämpfe ist je
nach Streckenlänge unterschiedlich. Die Belastungsintensität liegt etwa in einem Bereich
von 50–80 % der maximalen *Sauer*stoffkapa-
zität (Bruttokriterium der Ausdauerfähigkeit)
und wirkt sich damit beim Diabetiker sicher
im Sinne einer Blutzuckersenkung auf den
Stoffwechsel aus.
Wie aus den bisherigen Ausführungen deutlich
wurde, sind es gerade die Sportarten Schwimmen, Laufen und Rad fahren, die dem Diabetiker aufgrund ihrer günstigen Stoffwechsel-
und kardiopulmonalen Auswirkungen empfohlen werden, sodass man die Frage, ob dem
Diabetiker der Triathlon empfohlen werden
kann oder nicht, sicherlich nicht mit einem
kategorischen „Nein" beantworten kann.
Vielmehr wird es für den interessierten Diabetiker entscheidend sein, dass er persönliche
Erfahrungen in den einzelnen Teildisziplinen
sammelt, welche dann auf den Triathlon über-
tragbar sind. Ebenso entscheidend ist es, dass
er sich langsam und wohl überlegt mit Hilfe
eines Trainingsplanes auf die entsprechenden
Belastungen vorbereitet und dass er Überlastungen aufgrund übertriebenen Ehrgeizes
vermeidet; diese Forderungen gelten ebenso
für Stoffwechselgesunde.

Der Belastungsumfang im Triathlontraining ist bei 3–6 Trainingseinheiten pro Woche mit jeweils 1–3 Stunden sehr groß und erfordert viel Zeit. Dies gewährleistet aber auch Regelmäßigkeit und ein konstantes Abstimmen und Beibehalten der diabetisch notwendigen Maßnahmen.

Es besteht also grundsätzlich keine Veranlassung dazu, einem Diabetiker die Teilnahme an einem triathletischen Wettkampf bzw. Training zu verbieten. Natürlich müssen, wie bei allen anderen Sportarten auch, die entsprechenden Maßnahmen zur Vermeidung von Stoffwechselentgleisungen beachtet werden; der Diabetiker muss entsprechend geschult sein und entsprechende Erfahrungen gesammelt haben. Auch Trainer und Trainingspartner sollten um mögliche Stoffwechselentgleisungen wissen sowie deren Erkennung und Behandlung beherrschen.

Tips zu den einzelnen Disziplinen können aus den bereits beschriebenen Fallbeispielen entnommen werden. Die folgenden Beispiele behandeln ein kombiniertes Training und Erfahrungen bei einem Triathlonwettkampf.

32. Fallbeispiel: Triathlontraining – Kombination Radfahren und Laufen

Geplante sportliche Aktivität
Kombiniertes Training mit Fahrradfahren und Laufen unmittelbar hintereinander am Nachmittag (16.00–18.00 Uhr). Radstrecke: 40 km, mittelschweres Streckenprofil mit fünf Steigungen. Laufstrecke: 10 km im Wald, schweres Streckenprofil mit fünf längeren Steigungen. Geplanter Zeitbedarf: etwa 2 Stunden.

Belastungsart und -intensität
Sowohl beim Fahrradfahren als auch beim Laufen liegt der Schwerpunkt auf der Ausdauerkomponente. Die Intensität ist im mittleren bis hohen Bereich einzustufen, mit Herzfrequenzen zwischen 130 und 170 Schlägen pro Minute.

Behandlungsstrategie
Intensivierte konventionelle Therapie: 4-Spritzenregime.

Stoffwechselsituation
Letzte Insulininjektion: morgens (7.30 Uhr) 12 IE Basalinsulin, 6 IE Normalinsulin.
Letzte Mahlzeit vor der Belastung: 2. Frühstück (11.00 Uhr), 2 BE.
Blutzucker vorher: 15.30 Uhr – 112 mg/dl.
Blutzucker während der Belastung: 17.25 Uhr – 70 mg/dl.
Blutzucker nachher: 18.30 – 66 ml/dl.

Maßnahmen vor, während und nach der Belastung
– Einnahme eines Müsliriegels (ca. 1,5 BE) um 15.30 Uhr vor dem Fahrradfahren.
– Einnahme eines glukosehaltigen Elektrolytgetränks (0,5 Liter) während des Fahrradfahrens, schluckweise verteilt während der Radstrecke zwischen 16.00 Uhr und 17.20 Uhr.
– Einnahme eines Müsliriegels vor dem Laufen aufgrund eines Blutzuckerwertes von 70 mg/dl.
– Einnahme eines Apfelsaft-Mineralwasser-Gemischs (0,5 Liter) nach dem Laufen um 18.30 Uhr bei einem Blutzucker von 66 mg/dl.
– Einnahme einer Zusatz-BE beim Abendessen um 20.00 Uhr bei der üblichen Normalinsulindosis.
– Reduktion des Basalinsulins um 20% am späten Abend (22.30 Uhr) und Einnahme der normalen Spätmahlzeit.

Persönliches Empfinden während und nach der Belastung
Weder während noch nach der Belastung traten Hypoglykämiesymptome auf. Zu Beginn der Laufstrecke waren die Beine vom Fahrradfahren noch etwas müde und schwer; dies besserte sich aber während des Laufens nach 5–10 Minuten.

Fazit
Die intensivierte konventionelle Therapie erlaubte es, auf das Mittagessen und damit auch

auf den Normalinsulinbolus zu verzichten, ohne die Stoffwechsellage über den Nachmittag hinweg zu gefährden.

- Somit war es möglich, nicht übermäßig viel Zusatz-BE vor und während der Belastung einnehmen zu müssen, weil dadurch der Insulinspiegel nicht übermäßig hoch war.
- Die Einnahme eines Müsliriegels vor dem Radfahren und des glukosehaltigen Elektrolytgetränkes während des Radfahrens gewährleisteten eine ausgeglichene Stoffwechsellage.

Der Blutzuckerwert von 70 mg/dl nach dem Radfahren lag sicherlich im tolerierbaren Bereich, war aber gleichzeitig Anlass, einen zusätzlichen Müsliriegel vor der noch bevorstehenden Laufstrecke zu essen. Das Essen unmittelbar vor dem Laufen wurde jedoch als unangenehm empfunden; es erscheint sinnvoller, den Müsliriegel etwa 15 Minuten vor dem Ende der Radstrecke auf dem Fahrrad einzunehmen (hier wäre auch eine Banane gut geeignet).

- Um den Blutzucker nach dem Laufen nicht weiter abfallen zu lassen, war es richtig und angenehm, ein Apfelsaft-Mineralwasser-Gemisch zu trinken, womit gleichzeitig der Wasser- und Elektrolyhaushalt wieder stabilisiert wird.
- Bei der üblichen Normalinsulindosis war es gut, beim Abendessen eine Zusatz-BE (Brot) zu essen. Zum einen war damit die Stoffwechsellage ausgeglichen, zum anderen ist es sinnvoll, nach einer derartigen intensiven Belastung die Regeneration der Glykogenspeicher mit einer kohlenhydratreichen Mahlzeit zu beschleunigen (s. S. 72 f).
- Eine Hypoglykämie in der anschließenden Nacht konnte durch die Reduktion des Basalinsulins um 20 % am späten Abend (22.30 Uhr) und die Einnahme der üblichen Spätmahlzeit vermieden werden.

33. Fallbeispiel: Triathlonwettkampf am Vormittag

Geplante sportliche Aktivität
Kurztriathlon am Vormittag: 1,5 km Schwimmen, 40 km Fahrrad fahren, 10 km Laufen. Voraussichtlicher Start: 9.15 Uhr; geplanter Zeitbedarf: 2,5-3 Stunden.

Belastungsart und -intensität
Die Schwimmstrecke erfolgt in einem Dreieckskurs bei einer Wassertemperatur von nur 18 °C. Die Fahrradstrecke ist für einen Triathlon relativ schwer mit mehreren lang gezogenen Steigungen. Die Laufstrecke – durchgehend flach – führt an den Seeufern entlang. Die Belastungsintensität liegt mit durchschnittlichen Herzfrequenzen zwischen 130 und 170/180 Schlägen pro Minute im mittleren bis hohen Bereich.

Behandlungsstrategie
Intensivierte konventionelle Therapie: 4-Spritzenregime.

Stoffwechselsituation
Letzte Insulininjektion: morgens (6.00 Uhr) 4 IE Basalinsulin, 3 IE Normalinsulin. Mahlzeiten vor der Belastung:
1. Frühstück (7.00 Uhr): 2,5 BE.
2. Frühstück (8.30 Uhr): 1 Brot mit Honig (2 BE + Honig), 1 Banane.
Blutzucker vorher: 6.00 Uhr – 73 mg/dl, 8.00 Uhr – 116 mg/dl.
Blutzucker nachher: 12.30 Uhr – 145 mg/dl.

Maßnahmen vor, während und nach der Belastung
- Da der Wettkampf um 9.00 Uhr begann, musste spätestens um 6.00 Uhr aufgestanden werden.
- Drastische Reduktion des Insulins am Morgen um 6.00 Uhr.
  - Reduktion des Basalinsulins um 2/3 (4 IE anstatt 12 IE Basalinsulin).
  - Reduktion des Normalinsulins um die Hälfte (3 IE anstatt 6 IE Normalinsulin).

- Einnahme des normalen 1. Frühstücks (Müsli, Milch) mit 2,5 BE nach einem Spritz-Ess-Abstand von 1 Stunde.
- Einnahme des 2. Frühstücks etwa 45 Minuten vor dem Start, 2 BE Brot plus Honigaufstrich, 1,5 BE Banane.
- Einnahme eines Müsliriegels nach der Schwimmstrecke (9.45 Uhr).
- Einnahme eines Müsliriegels nach dem 1. Drittel der Radstrecke.
- Einnahme eines glukosehaltigen Elektrolytgetränkes (0,5 Liter) während des Radfahrens.
- Einnahme eines Müsliriegels etwa bei Kilometer 35, also kurz vor dem Ende der Radstrecke.
- Einnahme von zwei Mineraldrinks während des Laufens an Verpflegungsstationen.
- Einnahme von Mineralwasser, Orangenschnitzen und 1 Banane (ca. 3 BE) im Ziel nach der Laufstrecke um etwa 12 Uhr.
- Einnahme eines kohlenhydratreichen Mittagessens (ca. 4–5 BE) verbunden mit der Injektion von 6 IE Normalinsulin.
- Reduktion des Basalinsulins am späten Abend um 30 %.

Persönliches Empfinden während und nach der Belastung

Weder während noch nach der Belastung traten Hypoglykämiesymptome auf. Leichte Schwierigkeiten bahnten sich nach dem Schwimmen an, da sich ein Krampf in der rechten Unterschenkelmuskulatur bemerkbar machte. Dieser Krampf lockerte sich jedoch gänzlich nach etwa 1 km auf dem Fahrrad. Im gesamten weiteren Verlauf traten keine Krämpfe mehr auf, sodass der Wettkampf problemlos weiter fortgeführt und gut beendet werden konnte.

Fazit

- Da der Wettkampf um 9.00 Uhr begann, musste spätestens um 6.00 Uhr aufgestanden werden.
- Der Blutzucker von 73 mg/dl morgens um 6.00 Uhr war eine gute Basis, um mit einer

normalen Stoffwechsellage den Tag bestreiten zu können.
- Die drastische Reduktion sowohl des Basal- als auch des Normalinsulins (s. o.) war eine entscheidende Voraussetzung dafür, hypoglykämische Reaktionen zu vermeiden und gleichzeitig nicht zuviel Zusatz-BE während des Wettkampfes einnehmen zu müssen.
- Nachdem die Insulindosis drastisch reduziert wurde, war es sehr wichtig, einen genügend großen Spritz-Ess-Abstand bis zum 1. Frühstück einzuhalten (1 Stunde), um nicht einen starken Blutzuckeranstieg zu provozieren, der dann eine schlechte Ausgangslage für den Wettkampf gewesen wäre. Dass dieses Verhalten richtig war, zeigt der Blutzuckerwert von 116 mg/dl um 8.00 Uhr, also 1 Stunde nach dem 1. Frühstück.
- Die Einnahme des 2. Frühstücks mit 2 BE Brot plus Honigaufstrich und 1,5 BE Banane 45 Minuten vor dem Start war richtig, auch wegen des guten Blutzuckerwertes um 8.00 Uhr.
- Nach dem 2. Frühstück wurden die letzten organisatorischen Maßnahmen (Einrichtung der Wechselräume, Fahrradkennzeichnung etc.) und eine leichte Aufwärmgymnastik durchgeführt.
- Der Start erfolgte um 9.15 Uhr mit dem Schwimmen. Da die Wassertemperatur nur 18 °C betrug, war es unbedingt nötig, in einem Neoprenanzug zu schwimmen. Auch beim Schwimmen wurde ein kleines Plastikfläschchen mit einem glukosehaltigen Mineraldrink (Champ) für den Notfall mitgenommen. Dieses kleine Fläschchen unter dem Neoprenanzug wirkt sich weder negativ auf die Wasserlage noch behindernd bezüglich der Bewegungsfreiheit aus und verleiht zumindest psychisch eine gewisse Sicherheit.
- Ob der sich anbahnende Wadenkrampf nach dem Schwimmen auf das kalte Wasser, einen ungenügenden Trainingszustand oder auf eine Unterzuckerung zurückzuführen war, kann im Nachhinein nicht

mehr festgestellt werden. Jedenfalls lockerte sich die Muskulatur während des Radfahrens und nach der Einnahme eines Müsliriegels rasch und behinderte den weiteren Wettkampfverlauf nicht mehr.

– Die Einnahme von zwei Müsliriegeln und des Elektrolytgetränkes während des Radfahrens erwies sich als richtig. Als angenehm wurde es empfunden, dass etwa 5 km vor Ende der Radstrecke der Müsliriegel in Vorbereitung für das Laufen gegessen wurde. Das Fahrradtrikot besitzt genügend Platz, um Traubenzucker und Müsliriegel mitzunehmen. Man kann auch Traubenzucker oder Müsliriegel mit Pflasterstreifen vor dem Wettkampf am Fahrradrahmen befestigen.

– Die Einnahme von zwei Mineraldrinks aus Plastikbechern, die an Verpflegungsstationen gereicht wurden, war richtig, da auf eine weitere Nahrungsaufnahme während des Laufens verzichtet werden konnte. Trotzdem sollte auch beim Laufen ein Notpäckchen Traubenzucker, z. B. in der Rückentasche des Triathlonanzugs, mitgenommen werden.

– Nach dem Zieleinlauf (gegen 12.00 Uhr) wurden nach einer kurzen Pause aus dem Verpflegungszelt Mineralwasser, Orangenschnitze und eine Banane (zusammen etwa 3 BE) eingenommen. Dadurch erreichte der Blutzucker gegen 12.30 Uhr einen Wert von 145 mg/dl. Dies deutet darauf hin, dass eine noch größere Zufuhr von Kohlenhydraten nicht mehr notwendig war.

– Schließlich wurde nach dem Duschen ein kohlenhydratreiches Nudelgericht (etwa 4,5 BE) mit der üblichen Normalinsulindosis von 6 IE eingenommen. Über den Rest des Tages war die Stoffwechsellage ausgeglichen. Das Basalinsulin am späten Abend wurde um 30 % reduziert, um keine nächtliche Hypoglykämie zu provozieren.

Insgesamt bleibt festzustellen, dass ein Triathlonwettkampf auch vom Diabetiker erfolgreich und mit viel Spaß durchzuführen ist. Voraussetzungen sind jedoch eine gute Trainingsvorbereitung, Erfahrungen mit dem Stoffwechselverhalten unter verschiedenen Belastungssituationen und eine gute organisatorische Planung des Wettkampfverlaufs, da der Diabetiker nicht „nur" die drei Teildisziplinen hintereinander zu absolvieren hat, sondern gleichzeitig in jeder Situation die Möglichkeit haben muss, in seinen Stoffwechsel mit Hilfe von Nottraubenzucker oder Glukosegetränken korrigierend gegen eine Hypoglykämie eingreifen zu können. Dies erfordert aber auch vom Diabetiker die Fähigkeit, sich selbst während eines Wettkampfs zumindest mit einem Auge zu beobachten, um eventuelle Stoffwechselentgleisungen rechtzeitig bemerken und damit verhindern zu können.

Volleyball

Das Volleyballspiel stellt bei allgemein gut entwickelter Grundlagenausdauer ein Spiel mit geringer Gesamtbelastung dar, trotz vieler hochintensiver, aber kurzer Sprünge.

34. Fallbeispiel: 2 Stunden Volleyballtraining am Abend

Geplante sportliche Aktivität
2 Stunden Volleyballtraining am frühen Abend (18.00–20.00 Uhr).

Belastungsart
Zu Beginn erfolgt das Aufwärmen und eine erste Trainingsphase ohne Ball über etwa 30 Minuten. Dann schließt sich ein Techniktraining mit Ball über eine Zeitdauer von

etwa 60 Minuten an (z. B. Technikübungen zum oberen Zuspiel, zum Schmetterschlag, zum Blockspiel etc.). Die letzten 30 Minuten wird gespielt, wobei bestimmte taktische Schwerpunkte gesetzt werden.

Belastungsintensität

Die Intensität ist mittel bis hoch einzuschätzen, wobei Phasen mit hoher Intensität und Phasen mit geringer oder mittlerer Intensität abwechseln.

Behandlungsstrategie

Konventionelle Therapie: 2-Spritzenregime.

Stoffwechselsituation

Letzte Insulininjektion: morgens (7.00 Uhr) 26 IE Basalinsulin, 4 IE Normalinsulin.
Letzte Mahlzeit vor der Belastung: nachmittags (15.30 Uhr) 1,5 BE.
Blutzucker vorher: 17.30 Uhr – 135 mg/dl.
Blutzucker nachher: 20.30 Uhr – 90 mg/dl.

Maßnahmen vor, während und nach der Belastung

- Einnahme von 1,5 Zusatz-BE vor der Belastung (17.30 Uhr).
- Einnahme von 1 Zusatz-BE (1 Apfel) und eines Traubenzuckers während des Trainings nach etwa einer Stunde.
- Einnahme von 1 Zusatz-BE beim Abendessen nach dem Training.
- Reduktion des Basalinsulinanteils um 20 % bei der Abendspritze.

Persönliches Empfinden während und nach der Belastung

Insgesamt konnte das Training gut absolviert werden. Es traten jedoch nach der ersten Stunde leichte Hypoglykämiesymptome auf, die sich in Unkonzentriertheit und technischen Schwächen bemerkbar machten. Dies war der Anlass für eine Zwischenmahlzeit während des Trainings.

Fazit

Insgesamt war die Trainingsbelastung durch die Einnahme der Zusatz-BE zwar gut ausge-

glichen, trotzdem wurden zwei Fehler gemacht:

1. Die Einnahme der Zusatz-BE während des Trainings hätte früher erfolgen müssen. Dadurch wäre es erst gar nicht zu einem Unterzucker gekommen.
2. Eine Blutzuckermessung während des Trainings hätte genaueren Aufschluss über die Stoffwechsellage, insbesondere im Zusammenhang mit der voraus gegangenen Belastung, geben können. Für eine Blutzuckermessung benötigt man nur etwa 2 Minuten!

Durch die Zusatz-BE beim Abendessen, die Reduktion des Basalinsulinanteils um 20 % bei der Abendspritze und die übliche Spätmahlzeit konnte eine nachhinkende und nächtliche Unterzuckerung vermieden werden.

35. Fallbeispiel: Ganztägiges Volleyballturnier

Geplante sportliche Aktivität

Ein ganztägiges Volleyballturnier etwa von 9.00–18.00 Uhr. Es werden 4–6 Spiele über den Tag verteilt gespielt.

Belastungsart und -intensität

Der Zeitpunkt der einzelnen Spiele und auch die Spielstärke der Gegner sind nicht exakt vorhersehbar. Das erste Spiel findet um 9.00 Uhr statt. Es ist damit zu rechnen, dass während der Spiele die Belastungsintensität relativ hoch ist. Die einzelnen Spiele dauern bis zu 30 Minuten (spezielles Turnierreglement). Insgesamt kann damit gerechnet werden, dass über den ganzen Tag mit unterschiedlichen Intensitäten (Einspielen, Punktspiel) Sport betrieben wird. Dabei treten immer wieder Pausen auf (Spielpause etc.).

Behandlungsstrategie

Konventionelle Therapie: 2-Spritzenregime.

Stoffwechselsituation

Letzte Insulininjektion: morgens (7.00 Uhr) 14 IE Basalinsulin, 4 IE Normalinsulin.

Letzte Mahlzeit vor dem Turnierbeginn: morgens (7.45 Uhr) 2,5 BE.
Blutzucker vorher: 8.30 Uhr – 140 mg/dl.
Blutzucker während der Belastung: 11.30 Uhr – 95 mg/dl, 13.00 Uhr – 130 mg/dl, 16.30 Uhr – 75 mg/dl.
Blutzucker nachher: 18.00 Uhr – 90 mg/dl.
Blutzucker spät: 22.30 Uhr – 130 mg/dl.

Maßnahmen vor, während und nach der Belastung
– Reduktion des Basalinsulins um ein Drittel (14 IE statt 20 IE) und des Normalinsulins um ein Drittel (4 IE statt 6 IE).
– Einnahme der normalen Mahlzeiten zu den üblichen Zeiten.
– Einnahme von 1 Zusatz-BE etwa 20 Minuten vor jedem Spiel in Form von Obst, Schokolade oder eines glukosehaltigen Mineraldrinks.
– Reduktion des Basalinsulinanteils um 30 % am Abend.
– Einnahme von 1 Zusatz-BE beim Abendessen, wobei die übliche Normalinsulinmenge beibehalten wurde.
– Blutzuckerkontrolle vor dem Schlafengehen und Einnahme der üblichen Spätmahlzeit (1,5 BE).

Persönliches Empfinden während und nach der Belastung
Hypoglykämien traten weder während des Tages noch in der anschließenden Nacht auf. Das häufige Blutzuckermessen während des Tages gab die Sicherheit, immer mit einer ausgeglichenen Stoffwechsellage spielen zu können.

Fazit
– Die Reduktion des Insulins am Morgen und die Insulinversorgung über den gesamten Tagesverlauf waren ausreichend. Ohne die Reduktion des Insulins wäre über den Tag hinweg eine viel größere Menge an Zusatz-BE notwendig und die Gefahr einer Hypoglykämie verstärkt gewesen.
– Die Insulinreduktion erlaubte dabei die Einnahme der üblichen Mahlzeiten über den Tagesablauf verteilt.

– Vor den einzelnen Spielen wurde die Belastung mit einer kleinen kohlenhydratreichen Mahlzeit ausgeglichen. Die Belastung für den Magen war relativ gering und wurde während des Spielverlaufs nicht als störend empfunden. Als besonders geeignet erwiesen sich glukosehaltige Mineraldrinks; ansonsten wurde der Durst mit Mineralwasser gelöscht.
– Um im Anschluss an das Turnier eine nachhinkende Unterzuckerung zu vermeiden, war die Einnahme von 1 Zusatz-BE beim Abendessen geeignet.
– Durch Reduktion des Basalinsulinanteils um 30 % bei der Abendspritze war eine nächtliche Hypoglykämie zu umgehen.
– Das häufigere Blutzuckermessen am Tage sowie die Kontrollmessungen vor dem Schlafengehen ergaben eine große Sicherheit und hätten Stoffwechselentgleisungen (nach unten oder nach oben) aufgedeckt.
– Bei derartigen Sportveranstaltungen gehören folgende Utensilien in die Sporttasche: portionierte Zusatz-BE, Notpaket Traubenzucker, Getränke, Blutzuckermessgerät, Insulin und Spritzen, Glukagon-Notfallset.

Wichtig: Ein Freund sollte über den Diabetes Bescheid wissen und im Notfall helfen können (z. B. Glukagon spritzen können); er muss wissen, an welchem Ort sich die Sporttasche mit den Diabetesutensilien befindet.
Bei einem Volleyballturnier im Urlaub am Strand sollte man bedenken, dass das Spielen im Sand anstrengender sein kann als in der Sporthalle. Zum einen erfordert der weiche Sandboden einen größeren Krafteinsatz beim Springen und Laufen, zum anderen spielt man häufiger mit größerem persönlichen Einsatz, da die Verletzungsgefahr im weichen Sand etwas geringer ist.

Insgesamt lässt sich sagen, dass unter Beachtung einiger Regeln ein ganztägiger Sporttag zu einem tollen Erlebnis mit Freunden werden kann, auf das ein Diabetiker nicht verzichten muss.

Windsurfen

Das Windsurfen hat sich in den letzten Jahren zu einer der beliebtesten Sommersportarten entwickelt. Selbstverständlich macht diese Entwicklung auch nicht vor dem Diabetiker Halt. Das Interesse und die Motivation, diesen Sport in der Freizeit zu betreiben, sind für den Diabetiker ebenso gegeben wie für den Stoffwechselgesunden.

> Der Diabetiker muss sich jedoch darüber im Klaren sein, dass eine hypoglykämische Stoffwechselentgleisung auf dem Wasser eine lebensbedrohliche Gefahr darstellt.

Eine Hilfe von anderen Surfern auf dem Wasser ist kaum zu erwarten. Eine Hypoglykämie mit Bewusstseinsverlust würde wahrscheinlich zum Tode durch Ertrinken führen. Einem Diabetiker, der Erfahrungen beim Sporttreiben gesammelt hat und verantwortungsbewusst mit seiner Erkrankung umgehen kann, ist diese Sportart durchaus zu erlauben. Es müssen jedoch einige Regeln und Sicherheitsvorkehrungen beachtet werden.

36. Fallbeispiel: Hypoglykämie während des Windsurfens

Geplante sportliche Aktivität
1,5 Stunden Surfen am Vormittag (ca. 10.30–12.00 Uhr).

Belastungsart und -intensität
Die muskuläre Beanspruchung beim Windsurfen hat vorwiegend einen statischen Charakter. Die Belastungsintensität ist vom eigenen Können und von den Wind- und Wasserverhältnissen abhängig. Die Windstärke betrug bei diesem Beispiel etwa 3 Beaufort, die Intensität lag damit etwa im mittleren Bereich.

Behandlungsstrategie
Intensivierte konventionelle Therapie: 4-Spritzenregime.

Stoffwechselsituation
Letzte Insulininjektion: morgens (8.00 Uhr) 10 IE Basalinsulin, 4 IE Normalinsulin.
Letzte Mahlzeit vor der Belastung: 2. Frühstück (10.00 Uhr) 2 BE plus zusätzlich 1 BE. Blutzucker vorher: 10.00 Uhr – 89 mg/dl.
Blutzucker nachher: 12.20 Uhr – 70 mg/dl.

Maßnahmen vor, während und nach der Belastung
– Reduktion der Normalinsulindosis um ein Drittel vor dem Frühstück.
– Einnahme von 1 Zusatz-BE beim 2. Frühstück (10.00 Uhr).
– Einnahme einer halben Tafel Schokolade etwa 10 Minuten vor dem Start ins Wasser.
– Einnahme von einem Traubenzucker und eines hochkonzentrierten glukosehaltigen Getränkes auf dem Wasser ca. nach 1,5 Stunden.
– Einnahme von 1,5 Zusatz-BE (Banane) nach dem Surfen an Land.
– Wasserdicht verpackten Traubenzucker und ein hochkonzentriertes glukosehaltiges Getränk (z. B. Champ-Glukosedrink) in einer kleinen Plastikflasche in der Trapeztasche mitnehmen!

Persönliches Empfinden während und nach der Belastung
Nach anfänglich gutem Start traten nach etwa 1,5 Stunden Hypoglykämiesymptome auf, die sich sehr stark in Gleichgewichtsstörungen bemerkbar machten. Während einer 15-minütigen Sitzpause auf dem Brett wurde ein hochkonzentriertes Glukosegetränk auf dem Wasser getrunken und im Anschluss daran sofort das Land angesteuert.

Fazit
– Die Reduktion des Normalinsulins um ein Drittel und die zusätzliche Einnahme von 1 BE und einer halben Tafel Schokolade waren nicht ausreichend, um eine Hypogly-

Datum:	Name des Insulins:								
Uhrzeit	8^{00}	10^{30}	11^{15}	13^{00}	15^{30}	18^{40}	22^{00}		
Blutzucker [mg/dl]	92		155	100	80	95	110		
Insulin [IE] Basal	8 ↓			①	②	③	8 ↓		
Normal	4 ↓		1 Tafel Schoko-lade	╳		8			
KH/BE	2	2		3,5	1,5	3+1	1,5		

Harnzucker: Ø   Aceton im Urin: Ø   Körpergewicht 77 kg

Bemerkungen: ① Surfen 11^{30} – 12^{30}: Gabelbaum gebrochen:
② Surfen 13^{45} – 15^{15}: Intensität hoch; ③ Surfen 16^{00} – 18^{00}
Wind wird etwas schwächer; Windstärke 4 – 6 Beaufort am
ganzen Tag

Abb. 37   Beispiel für die persönlichen Aufzeichnungen aus dem Diabetestagebuch (die umkreisten Ziffern verweisen auf die einzelnen Surfphasen; die Pfeile zeigen an, dass die Insulindosis reduziert wurde; das X zeigt an, dass auf den Normalinsulinbolus zum Mittagessen verzichtet wurde)

kämie zu vermeiden. Die Belastung auf dem Wasser wurde unterschätzt. Die Unterzuckerungssymptome machten sich sehr deutlich beim Herausziehen des Segels aus dem Wasser und beim Startversuch bemerkbar.
– Nur die ausreichende Kohlenhydratreserve in der Trapeztasche konnte die Unterzuckerung und damit eine lebensbedrohliche Situation abwenden.
– Es war richtig, etwa 10-15 Minuten auf dem Brett sitzend die Wirkung des zuckerhaltigen Getränks abzuwarten und dann erst neue Startversuche zu unternehmen, um sofort das Land zu erreichen.
– Der niedrige Blutzuckerwert von 70 mg/dl nach dem Surfen an Land machte nochmals die Einnahme von Zusatz-BE erforderlich.

37. Fallbeispiel: Weglassen des Normalinsulins beim Mittagessen bei durchgehender ganztägiger sportlicher Windsurfbelastung

Geplante sportliche Aktivität
Ein sehr intensiver Surftag bei einer Windstärke von etwa 5–6 Beaufort; 4–5 Stunden Surfen auf den Tagesablauf verteilt.

Belastungsart und -intensität
Die Intensität der Belastung ist bei dieser Windstärke relativ hoch. Die Windstärke eignet sich sehr gut zum Üben des Wasserstarts und von Manövern. Es wird häufig mit Trapez gefahren.
Zu folgenden Zeiten wurde gesurft: 1 Stunde von 11.30–12.30 Uhr; 1,5 Stunden von 13.45–15.15 Uhr; 2 Stunden von 16.00–18.00 Uhr.

Behandlungsstrategie
Intensivierte konventionelle Therapie: 4-Spritzenregime.

Stoffwechselsituation
Letzte Insulininjektion: morgens (8.00 Uhr): 8 IE Basalinsulin, 4 IE Normalinsulin (s. Abb. 37).
Letzte Mahlzeit vor dem Start: 2. Frühstück (10.30 Uhr): 2 BE.
Blutzucker vorher: 11.15 Uhr – 155 mg/dl.
Blutzucker während der Belastung: 13.00 Uhr – 100 mg/dl, 15.30 Uhr – 80 mg/dl, 18.40 Uhr – 95 mg/dl.

Maßnahmen vor, während und nach der Belastung
– Reduktion des Basalinsulins und des Normalinsulins jeweils um ein Drittel vor dem Frühstück.
– Einnahme von Zusatz-BE vor der ersten Surfphase um 11.15 Uhr: eine Tafel Schokolade.

> Einnahme des Mittagessens (3,5 BE) um 13.00 Uhr, ohne Normalinsulin zu spritzen (danach erfolgte die 2. Surfphase über 1,5 Stunden).

– Einnahme von 1,5 BE 30 Minuten vor der 3. Surfphase um 15.30 Uhr.
– Einnahme von 1 Zusatz-BE mit dem üblichen Abendessen bei der üblichen Normalinsulindosis.
– Reduktion des Basalinsulins am späten Abend um ein Drittel.
– Notpaket Traubenzucker (wasserdicht verpackt) und ein hochkonzentriertes Glukosegetränk sind beim Surfen immer griffbereit in der Trapeztasche deponiert.

Fazit
– Insgesamt wurde die gesamte Insulindosis drastisch reduziert. Morgens wurde sowohl das Basal- als auch das Normalinsulin um ein Drittel reduziert. Mittags wurde völlig

auf den Normalinsulinbolus verzichtet. Gleichzeitig wurden die normalen Mahlzeiten zu den auch sonst üblichen Zeiten eingenommen.
– Die zusätzliche Einnahme von Broteinheiten war nur vor der ersten Surfphase notwendig.
– Mit dieser Strategie konnte auf extreme Mengen an Zusatz-BE verzichtet werden.
– Gleichzeitig war die Insulinversorgung ausreichend, die Gefahr für eine Hypoglykämie war nicht gegeben.
– Durch die Einnahme von 1 Zusatz-BE beim Abendessen, der üblichen Spätmahlzeit und durch die Reduktion der Basalinsulindosis am späten Abend (2.00 Uhr) um ein Drittel konnte eine nachhinkende bzw. eine nächtliche Unterzuckerung vermieden werden.
– Dadurch, dass die Freunde informiert waren und man sich immer gegenseitig beobachtete, entwickelte sich ein angenehmes Sicherheitsgefühl.

38. Fallbeispiel: Ein geplanter Surftag entfällt – Verhaltensmaßnahmen

Geplante sportliche Aktivität
Ein intensiver Surftag bei einer Windstärke von etwa 5–6 Beaufort.

Stoffwechselsituation
– Die Insulinmenge am Morgen wurde bereits um ein Drittel reduziert.
– Das 1. und 2. Frühstück wurde bereits eingenommen.

Problem
Plötzlich „schläft" der Wind ein und es entwickelt sich eine Flaute, die über den ganzen Tag anhält. Damit ist die sportliche Betätigung erst einmal geplatzt und es besteht die Gefahr, dass der Blutzucker stark ansteigt (s. S. 100 f).

Maßnahmen zur Regulation der Stoffwechsellage
– Vor der nächsten Mahlzeit kann durch ein Nachspritzen von Normalinsulin das An-

Datum:	Name des Insulins:								
Uhrzeit	8^{00}	10^{45}	12^{30}	13^{15}	15^{00}	16^{00}	18^{30}	22^{00}	
Blutzucker [mg/dl]	105		200		145		120	110	
Insulin [IE] Basal	8 ↓							12	
Normal	4 ↓		6+③			8			
KH/BE	2	2		3,5		1,5	3,5	1,5	

Harnzucker: Ø   Aceton im Urin: Ø   Körpergewicht 77 kg

Bemerkungen: Das Surfen fällt ins Wasser → Flaute

Abb. 38   Beispiel für die persönlichen Aufzeichnungen aus dem Diabetestagebuch (die umkreisten Ziffern zeigen an, dass zusätzlich Normalinsulin gespritzt wurde; die Pfeile geben an, dass die Insulindosis reduziert wurde)

steigen des Blutzuckers vermieden werden. Vor der Injektion muss unbedingt der Blutzucker gemessen werden.
– Blutzucker um 12.30 Uhr: 200 mg/dl.
– Insulininjektion um 12.30 Uhr: 9 IE Normalinsulin.

Diese Injektion erfüllt zwei Funktionen:
● 3 IE, um den erhöhten Blutzucker zu senken (Dreißiger-Regel, siehe S. 98).
● 6 IE für das Mittagessen mit 3 BE.

– Einnahme des Mittagessens um 13.15 Uhr: Es muss bei dem erhöhten Ausgangswert auf einen ausreichenden Spritz-Ess-Abstand geachtet werden.
– Blutzucker um 15.00 Uhr: 145 mg/dl. Dieser Wert ist wieder in einem akzeptablen Bereich (Abb. 38).

Durch das Nachspritzen von Normalinsulin kann eine hyperglykämische Stoffwechselentgleisung vermieden werden. Eine andere Möglichkeit, eine Stoffwechselentgleisung zu vermeiden, wäre zum Beispiel, das wegen Flaute ausgefallene Windsurfen durch eine andere sportliche Betätigung zu ersetzen. Gerade im Urlaub bieten sich das Volleyball-, Fußballspielen, Schwimmen, ein Dauerlauf oder eine Radtour an.

Zusammenfassung spezieller Tips für das Windsurfen

1. Vor dem Windsurfen den Blutzucker messen und zusätzliche Broteinheiten einnehmen.

2. Bei stärkerem Wind und mehrstündigem Surfen unbedingt Insulindosis reduzieren!

3. Es ist lebensnotwendig, Reservekohlenhydrate mit auf das Wasser zu nehmen! Geeignet sind wasserdicht verpackter Traubenzucker in einer Surfbox und/oder ein kohlenhydratreiches Getränk. In Apotheken gibt es auch flüssigen Glukosesirup mit Zitronengeschmack in einer kleinen, flexiblen, wasserdichten Kunststofftube (ca. 3 BE). Zwei solcher Tuben lassen sich problemlos unter dem Neoprenanzug oder einem Neoprennierengurt verstauen und sind somit stets griffbereit. Lieber etwas mehr als zu wenig an Reservekohlenhydraten mitnehmen: Eine plötzliche Flaute kann den Aufenthalt auf dem Wasser schnell verlängern. Ein geeigneter Ort zur Aufbewahrung des Notpakets ist auch die Rückentasche am Trapez (beim Kauf darauf achten!).

4. Nicht nur das Surfen selbst, auch die äußeren Bedingungen wie Wind- und Wassertemperatur wirken sich auf den Blutzucker aus. Die Belastung auf dem Wasser wird leicht unterschätzt.

5. Achte auf Hypoglykämiesymptome während des Surfens und reagiere sofort auf die ersten Anzeichen. Typische Hypoglykämiesymptome sind:
- Ungewöhnliche Koordinations- und Gleichgewichtsprobleme, z.B. beim Herausziehen des Segels und beim Starten.
- Plötzliches Missglücken von ansonsten sicheren Manövern.

6. Bei einer Hypoglykämie auf dem Wasser gilt:
- Ruhe bewahren.
- Auf das Brett setzen und die Reservekohlenhydrate essen; nicht das Brett verlassen!
- 10 bis 15 Minuten auf dem Brett sitzend warten, bis der Zucker seine Wirkung entfaltet hat.
- Danach sofort versuchen, das Land anzusteuern, da der Blutzucker auch wieder absinken kann.

7. Niemals allein windsurfen. Freunde und Kameraden müssen über den Diabetes informiert sein. Die Freunde sollten die Anzeichen einer Hypoglykämie kennen und im Notfall helfen können (z.B. Glukagon spritzen).
Werden diese wichtigen Tips beachtet und hat der Diabetiker die notwendige Schulung und Erfahrung beim Sport treiben in anderen Sportarten gesammelt, so muss für ihn selbst das Windsurfen kein Tabu sein.

2. Zusammenstellung praktischer Tips für Sport treibende Diabetiker

1. Für Typ-I-Diabetiker ist praktisch jede Sportart erlaubt, sofern nicht besondere Kontraindikationen vorliegen. Einschränkungen sind bei Sportdisziplinen zu machen, die ein nicht einkalkulierbares Risiko für den Diabetiker beinhalten.

2. Auch für den Typ-II-Diabetiker gibt es keine diabetesspezifischen Sportarten. Jedoch muss bei der Auswahl geeigneter Sportarten unbedingt auf mögliche Kontraindikationen, z.B. auf bestehende degenerative Gefäßerkrankungen, Nieren- und Netzhauterkrankungen geachtet werden.

3. Sport kann immer, d. h. zu jeder Tageszeit, betrieben werden. Der Diabetiker muss über die Wirkungsdauer seines Insulins (seiner blutzuckersenkenden Tabletten), die Dauer und Intensität der bevorstehenden Belastung und über die eigene Reaktion darauf Bescheid wissen; ebenso sollte er Kenntnis über seine Stoffwechselsituation vor, während und nach dem Sport haben (vgl. *Berger* 1985, 47; *Klimt* 1986, 78).

4. Der Diabetiker sollte sich nicht plötzlich und zu stark belasten, sondern die Belastung allmählich steigern.

5. Bei akuten Infekten und Erkrankungen ist jede sportliche Betätigung für den Diabetiker kontraindiziert (vgl. *Klimt* 1986, 78).

6. Um eine plötzlich auftretende Hypoglykämie beseitigen zu können, muss der Diabetiker beim Sport immer Traubenzucker mit sich führen. In die Sporttaschen gehören aber auch 2–3 BE in Form von langsam resorbierbaren Kohlenhydraten (z.B. Müsli- oder Fruchtriegel, Kekse, Zwieback, Äpfel, Bananen u. Ä.).

7. Zur Sportausrüstung des Diabetikers gehört weiterhin der Diabetikerausweis mit dem Vermerk, auf welche Weise ihm andere Menschen beim Auftreten einer Hypoglykämie helfen können. Für einen Auslandsaufenthalt ist es sinnvoll, eine Übersetzung dieser Anweisung in der jeweiligen Landessprache bei sich zu haben.
Im Anhang (s. S. 193 f) ist der entsprechende Text für den Diabetikerausweis in deutscher Sprache sowie in dreizehn Fremdsprachen zu finden.
Weiterhin ist es sinnvoll, eine kleine Taschenapotheke mit einem Desinfektionsmittel (z. B. Merfen®), Verbandspäckchen und Glukagon mit sich zu führen. Für ausgedehntere sportliche Unternehmungen ist es ratsam, Proviant in abgepackten Portionen (leichtere Berechnung der Nahrung), aber auch ein Ersatzfläschchen Insulin und Einmalspritzen bei sich zu haben (vgl. *Dietze/Standl/Wicklmayr* 1984, 304).

8. Vor der körperlichen Belastung muss der Blutzucker bestimmt werden, um über die aktuelle Stoffwechsellage informiert zu sein (auch die Teststreifen gehören zur Sportausrüstung!). Je nach Stoffwechsellage sollten folgende Richtlinien beachtet werden:
Bei Blutzuckerwerten über 300 mg/dl und viel Azeton im Urin besteht absolutes Sportverbot. Erst wenn der Stoffwechsel normalisiert ist, darf sich der Diabetiker wieder vermehrt sportlich belasten.

Bei normalen Blutzuckerwerten und unveränderter Insulindosis (Tablettendosis) kann der Blutzucker unter Muskelarbeit abfallen und es besteht die Gefahr einer Hypoglykämie. Zur Verhütung einer durch Muskelarbeit induzierten Hypoglykämie können zusätzliche Kohlenhydrate eingenommen und/oder die Insulindosis (Tablettendosis) vermindert werden. Folgende grobe Faustregeln lassen sich aufstellen:

a) Bei kurz dauernden Belastungen bis zu etwa einer Stunde ist es ausreichend, vor, während und nach der Belastung zusätzlich Kohlenhydrate zu essen. Insulinpumpenträger können die Insulinpumpe vollständig abschalten.

b) Bei länger dauernden Belastungen über mehrere Stunden, z. B. Fahrradtour, langer Waldlauf, anstrengende Gartenarbeit und dergleichen, muss die Insulindosis drastisch, d. h. mindestens um ein Drittel, vermindert werden. Insulinpumpenträger reduzieren die Basal- und/oder die Zusatzrate. Medikamentös behandelte Typ-II-Diabetiker vermindern ihre Tablettendosis (v. a. Sulfonylharnstoffe).

Auch im Anschluss an mehrstündige Belastungen können hypoglykämische Reaktionen auftreten; deshalb ist unter Umständen auch die abendliche Insulindosis, eventuell auch die morgendliche, am darauf folgenden Tag zu reduzieren. Konnte die Insulin- bzw. die Tablettendosis präventiv nicht reduziert werden, so müssen während und nach der sportlichen Aktivität zusätzliche Kohlenhydrate gegessen werden, um eine Hypoglykämie zu vermeiden (vgl. *Berger* 1985, 47).

9. Der Diabetiker sollte bequeme, dem Wetter angepasste Sportkleidung tragen und besonders Verletzungen an den Füßen (z. B. offene Blasen) vermeiden (vgl. *Klimt* 1986, 78).

10. Zur Sportausrüstung gehören:
– Traubenzucker; immer griffbereit!
– 2–3 Zusatz-BE (langsam resorbierbare Kohlenhydrate: Müsli-, Fruchtriegel, Banane etc.),
– Glukagon,
– Blutzuckerteststreifen und Messgerät,
– Insulin und Spritze bzw. PEN,
– Diabetikerausweis.

Literaturbewertende und inhaltliche Schlussbetrachtung

Bei der Betrachtung der Auswirkungen sportlicher Aktivitäten auf den diabetischen Organismus muss man heute nicht nur zwischen den verschiedenen Diabetestypen, sondern auch zwischen unterschiedlichen Stoffwechselausgangslagen und zwischen verschiedenen Formen der körperlichen Betätigung unterscheiden. Der Vergleich der zahlreichen vorliegenden Untersuchungen wird zum Teil dadurch erschwert, dass aufgrund der Vielzahl von möglichen Variablen die den einzelnen Untersuchungen zugrunde liegende Methodik unterschiedlich ist; auch sind die jeweiligen Untersuchungsvoraussetzungen nicht immer eindeutig bzw. vollständig beschrieben, was den unmittelbaren Vergleich erschwert.

Auffällig ist, dass, insbesondere bezüglich der akuten Effekte körperlicher Aktivität, für die Gruppe der Typ-I-Diabetiker mehr Untersuchungen zu finden sind als für die der Typ-II-Diabetiker, obwohl diese den bei weitem größeren Teil unter der Gesamtheit der Diabetiker ausmachen.

Interessant ist auch die Feststellung, dass nahezu alle Untersuchungen hinsichtlich der Belastungsform auf die aerobe dynamische Ausdauer ausgerichtet sind und die akuten oder chronischen Effekte bzw. der therapeutische Nutzen betrachtet werden. Über Belastungsformen, wie z. B. ein Kraft- oder Schnelligkeitstraining und deren Auswirkungen auf den diabetischen Organismus, liegen kaum weiterführende Untersuchungen vor.

Die Ausführungen verdeutlichen, dass Sport und Diabetes mellitus prinzipiell miteinander vereinbar sind und dass dem Diabetiker, unabhängig vom Diabetestyp, die Teilnahme am Sport empfohlen werden kann, da günstige Auswirkungen in physischer, psychischer und sozialer Hinsicht erwartet werden können. Damit kann der Sport auch für den Diabetiker einen wesentlichen Beitrag zu seiner Gesundheit leisten, die nach der Weltgesundheitsorganisation (WHO) als „Zustand völligen körperlichen, seelischen und sozialen Wohlbefindens" definiert wird.

Natürlich müssen mögliche Kontraindikationen oder besondere Einschränkungen, z. B. bei der Auswahl geeigneter Sportarten, berücksichtigt werden, und der Diabetiker muss die entsprechenden Präventionsmaßnahmen zur Verhütung von Stoffwechselentgleisungen beachten. Für den insulinpflichtigen Typ-I-Diabetiker, aber auch in leicht modifizierter Form für den Typ-II-Diabetiker, gilt im Bereich Diabetes und Sport der Leitsatz, den die symbolische Darstellung der Joslin-Medaille vermittelt: Insulin, Muskelarbeit und Diät als die drei Grundelemente der Diabetestherapie sind drei wirkungsvolle Prinzipien, wenn es gelingt, sie gegeneinander auszubalancieren, ihre Kräfte in eine Richtung zu lenken (*Berger* 1985, 46).

Ausdrücklich ist jedoch zu bemerken: Entgegen der früheren Vorstellung, nach der der Sport als Pfeiler zur Blutzuckereinstellung genutzt wurde, sollte heute die körperliche Aktivität hierzu nicht mehr genutzt werden. Aufgrund der vielfältigen positiven Aspekte des Sports in physischer, psychischer und sozialer Hinsicht behält der Sport weiterhin seinen wichtigen Stellenwert im Hinblick auf die Gesundheit und die Lebensqualität des Diabetikers. Die Aufgabe, die drei genannten Elemente so zu koordinieren, dass sie sich im Gleichgewicht befinden, ist die des Patienten (und nicht die des Arztes) und erfordert ständige Anpassungen. Als Richtlinie hierfür muss die Stoffwechselselbstkontrolle dienen. Die Ausbildung des Patienten zu seinem eigenen Diabetestherapeuten ist die Aufgabe des Arztes im Rahmen der Diabetikerschulung und -betreuung. Je besser diese Ausbildung gelingt, desto selbständiger und freier kann der Patient werden, und der Sport wird auch im Leben des Diabetikers seinen festen Platz einnehmen können, was durch die zahlreichen Beispiele diabetischer Leistungssportler eindrucksvoll belegt wird.

Anhang

Anhang 1: Orientierungs- hilfe für Lehrpersonen über das diabetische Kind[1]

Diese Orientierung wird Ihnen von Eltern übergeben, deren Kind zuckerkrank ist. Es erscheint uns wichtig, dass Sie als verantwortliche Lehrperson über die Zuckerkrankheit (Diabetes mellitus) im Wesentlichen informiert sind, insbesondere über Situationen und deren Bewältigung, wie sie auch in der Schule auftreten können.

Was ist Diabetes?

Der kindliche Diabetes kommt dadurch zustande, dass aufgrund eines Autoimmunprozesses die Bauchspeicheldrüse zu wenig oder überhaupt kein Zuckerhormon (Insulin) produziert. Deshalb kann die wichtigste Energiequelle unseres Körpers, der Zucker, nicht richtig verwertet werden.

Worin besteht die Behandlung?

Mit der täglichen Injektion von *Insulin* (in der Regel 3- bis 4-mal täglich), welche von den Eltern oder vom Kinde selber vorgenommen wird, muss dem Körper die notwendige Menge Zuckerhormon zugeführt werden. Leider ist die beim Erwachsenen vielfach benutzte Tablettenbehandlung beim Kinde nicht wirk-

sam. Die richtige Insulindosis kann nur anhand regelmäßiger Blutzuckerkontrollen ermittelt werden. Schließlich muss eine konsequente Diät eingehalten werden, welche auf die Bedürfnisse des Kindes abgestimmt ist. Durch regelmäßige *körperliche Betätigung* wird die Stoffwechsellage des diabetischen Kindes entscheidend verbessert. Das diabetische Kind soll turnen, wandern, baden und Rad fahren. Lediglich sportliche Exzesse sind zu vermeiden. Hochgebirgstouren, Klettern, Schwimmen usw. sind nur unter Aufsicht zu verantworten.

Welche akuten Komplikationen des Diabetes können z.B. auch in der Schule auftreten?

1. *Zu niedriger Blutzucker (Hypoglykämie)*

Wenn das diabetische Kind zu wenig Nahrung zu sich nimmt, z. B. bei einer Magenverstimmung mit Erbrechen, oder wenn zuviel Insulin gespritzt wurde oder nach körperlicher Belastung, kann es zur Hypoglykämie kommen. *Leichte Symptome* einer solchen Hypoglykämie kommen bei allen diabetischen Kindern gelegentlich vor. Sie bestehen in Schwitzen, Zittern, Sehstörungen, Kopfschmerzen, Konzentrationsschwäche oder auch gereiztem Verhalten. *Schwere Zeichen* der Hypoglykämie sind Benommenheit, Bewusstlosigkeit, unter Umständen auch Krämpfe. Im Gegensatz zum *hyperglykämischen Koma* (dem extremen Blutzuckeranstieg bei Insulinmangel, siehe 2.) tritt der hypoglykämische Schock (die schwerste

---

[1] nach *Stahl* 1984

Form der Unterzuckerung) sehr rasch, d. h. innerhalb von Stunden, im Anschluss an eine Insulinspritze auf. *Deshalb ist jeder plötzliche Bewusstseinsverlust oder Krampfanfall beim diabetischen Kind als Folge einer Hypoglykämie anzusehen.* Die Behandlung muss so rasch wie möglich einsetzen, da ein zu niedriger Blutzucker für das Gehirn schädlich und bei längerem Andauern lebensgefährlich ist.

Wie muss eine Hypoglykämie behandelt werden?
Bei *leichten Symptomen* und klarem Bewusstsein:
a) 3 Stück Würfelzucker essen lassen, auch wenn das Kind dazu gezwungen werden muss (Würfelzucker sollte das diabetische Kind immer bei sich tragen).
b) 5 Minuten warten.
c) Wenn keine Besserung der Symptome auftritt, nochmals 3 Stück Würfelzucker geben (ist kein Zucker verfügbar, ersatzweise gesüßten Obstsaft, Gebäck o. Ä.) und sogleich die Eltern benachrichtigen, welche ihr Kind von der Schule abholen sollen.

Bei *schweren Symptomen* (Bewusstlosigkeit und/oder Krampfanfälle):
Unverzüglich die Eltern und den Arzt benachrichtigen lassen. Sind diese nicht erreichbar, rascher Transport per Taxi in die Kinderklinik oder das nächstgelegene Krankenhaus mit einem Erwachsenen als Begleitperson. In dieser Situation darf und sollte von der Lehrperson das Hormon Glukagon dem Kind gespritzt werden. Dies stellt die schnellste und wichtigste Hilfsmaßnahme dar. Das einfache Vorgehen sollte sich die Lehrperson vom Kind bzw. den Eltern zeigen lassen. Wegen der Gefahr des Verschluckens und der Verlegung der Atemwege sollte nichts zu essen oder zu trinken gegeben werden. Bitte beachten Sie, dass körperliche Betätigung den Blutzucker des diabetischen Kindes senkt. Diese an sich erwünschte Wirkung kann aber unter Umständen eine zu starke Erniedrigung des Blutzuckers, d. h. eine Hypoglykämie, hervorru-

fen. Aus diesem Grund ist das diabetische Kind angewiesen, vor und nach der Turnstunde etwas zu essen und bei länger dauernder körperlicher Betätigung (Schulausflug, Sportnachmittag, Bundesjugendspiele usw.) in stündlichen Abständen etwas zu sich zu nehmen.

2. *Zu hoher Blutzucker (Hyperglykämie)*
Wenn sich das diabetische Kind nicht an seinen Diätplan hält und zuviel isst, wenn das tägliche Insulinspritzen nicht zuverlässig durchgeführt wird, bei Erkältungen oder anderen Krankheiten sowie bei seelischen Anspannungen kommt es zu einem Anstieg des Blutzuckers, zur Hyperglykämie. Diese führt zu starkem Durst bei großen Urinmengen, später zu Kopfschmerzen, Erbrechen, Benommenheit und schließlich zum lebensgefährlichen Coma diabeticum mit Bewusstlosigkeit, Austrocknung und Säurevergiftung des Körpers. Dieses Coma diabeticum entwickelt sich meistens langsam innerhalb von Tagen, mitunter aber auch innerhalb von Stunden. Seine Behandlung ist äußerst kompliziert und kann nur in einer Klinik vorgenommen werden.

Welches sind die Besonderheiten bezüglich Erziehung, Schulung und Berufswahl beim diabetischen Kind und Jugendlichen?

Die Erziehung des diabetischen Kindes soll von derjenigen eines gesunden Kindes möglichst wenig abweichen. Selbstverständlich realisiert jedes intelligente Kind, dass es durch seine Krankheit benachteiligt ist. Es treten deshalb oft Erziehungsschwierigkeiten auf, welche unser Verständnis verlangen. Mitleid oder Verwöhnung sind hingegen fehl am Platz. Entscheidend ist die Tatsache, dass ein diabetisches Kind ein weitgehend normales Leben führen kann, wenn es sich an die ärztlichen Verordnungen bezüglich Insulinspritzen Blutzuckerkontrollen (!), Urinkontrollen, körperliche Betätigung und Diät hält. Diese Maßnahmen müssen mit der Zeit zu einer Selbstverständlichkeit werden. Der Schulunterricht sollte durch die Krankheit keineswegs beeinträchtigt werden, auch wenn das Kind dem Unterricht gelegentlich fernbleiben muss, weil z. B. die Insulinbehandlung neu eingestellt werden muss. Auch die Einschulung sollte in der Regel zur üblichen Zeit erfolgen.

Der diabetische Jugendliche und seine Eltern sollten sich rechtzeitig mit der Berufswahl befassen und sich entsprechend beraten lassen. Ein zuverlässig behandelter Diabetiker ist zwar beruflich voll leistungsfähig, aber er eignet sich nicht für solche Berufe,

a) die mit einem unregelmäßigen Tagesrhythmus oder einer hektischen Arbeitsweise verbunden sind (z. B. Schicht- oder Akkordarbeit),

b) bei denen die Einhaltung einer strikten Diät erschwert ist (z. B. Koch, Konditor) und

c) bei denen sich das unerwartete Auftreten einer Bewusstlosigkeit (Hypoglykämie) verheerend auswirken kann (z. B. Chauffeur, Pilot, Lokomotivführer, Dachdecker usw.).

Geeignete Berufe sind:

Gruppe 1:
Heilberufe (Arzt, Zahnarzt, Apotheker), Heilhilfsberufe (Krankenschwester, technische Assistentin, Arzthelferin, Laborant, Krankengymnastin, Diätassistentin und ähnliche Tätigkeiten).

Gruppe 2:
Angestellte und Beamte im Dienst von Krankenhäusern, wissenschaftlichen Instituten, Gesundheitsämtern und Sozialeinrichtungen, sämtliche Lehrberufe und ähnliche Tätigkeiten.

Gruppe 3:
Mechaniker und Techniker für alle Sparten der Schwachstromtechnik, technischer Zeichner und ähnliche, handwerkliche Berufe (z. B. Gärtner, Schlosser, Gebrauchsgraphiker und ähnliche Tätigkeiten).

Diese Informationen müssen sich selbstverständlich auf das Allgemeine beschränken. Im Alltag ergeben sich viele spezielle Probleme. Wir empfehlen Ihnen, sich im Bedarfsfalle an die Eltern des betreffenden Kindes oder mit deren Einverständnis an den Hausarzt zu wenden.

Anhang 2: Vermerk für den Diabetikerausweis in fremden Sprachen[1]

Deutsch
„Ich bin zuckerkrank und werde mit Insulin behandelt. Im Fall von Unwohlsein, anormalem Verhalten oder Bewusstseinsverlust geben Sie mir bitte mehrere Stücke Zucker zu essen, Bonbons, Brot oder sehr süßes Getränk. Wenn ich nicht schlucken kann oder nicht sehr schnell zu mir komme, sollte man mir umgehend Glukagon injizieren. Dazu benachrichtigen Sie bitte meine Familie oder einen Arzt oder lassen Sie mich sofort ins Krankenhaus bringen.“

Englisch
„I am a diabetic and take insulin injections. In case I seem to be ill or behave abnormally or lose consciousness, give me some sugar or something very sweet to drink. If I can't swallow or if I don't regain consciousness quickly I need a glucagon injection. Therefore please, get in touch with my family or a doctor or have me brought to a hospital.“

Französisch
„Je suis diabétique et sous traitement insulinique. En cas de malaise, de comportement anormal ou d'évanouissement veuillez me donner du sucre, des bonbons, du pain ou une boisson très sucrée. Si je ne peux plus avaler ou si je ne reprends pas connaissance rapide-

---

[1] *Mehnert 1979, 146-198*

ment, on doit me donner une injection de glucagon. Veuillez avertir ma famille ou un docteur ou bien me transporter d'urgence a l'hôpital."

Spanisch

„Soy diabético y bajo tratamiento de insulina. En caso de mareo, de comportamiento anormal, o de pérdida de conocimiento, hágaseme absorber azúcar o alguna bebida muy azucarada. Si me fuera imposible tragar, o si no recobrara rápidamente el conocimiento conviene hacerme en seguida una inyección de glucagon. Para ello, prevéngase inmediatamente a mi familia, a un médico, o hágaseme transportar con toda urgenicia al hospital."

Dänisch

„Jeg har sukkersyge og bliver behandlet med insulin. Skulle jeg faa et ildebefindende, opföre mig paa unormal maade eller besvime, bedes De give mig et stykke sukker eller en meget sødet drik. Hvis jeg ikke kan synke eller hvis jeg ikke hurtigt kommer til bevidsthed bedes De tilkalde laegen for at give mig en glucagon indsprøjtning, eller hurtigst muligt faa mig bragt paa hospitalet."

Norwegisch

„Jeg har sukkerske og blir behandlet med insulin. Skulle jeg få et illebefinnende, oppföre meg unormalt eller besvime, bes De gi meg sukker eller en meget söt drikk. Hvis jeg ikke kan svelge eller hvis jeg ikke kommer raskt til bevissthet, bes De tilkalle en lege for å gi meg en glucagon innspröytning, eller hurtigst mulig få meg brakt på sykehus."

Schwedisch

„Jag är sockersjuk och blir behandlad med insulin. Skulle jag bli illamående, uppföra mig onormalt eller svimma, bedes Ni ge mig socker eller en mycket söt dryck. Om jag inte kan svälja eller om jag inte snabbt kommer till medventade, bedes Ni tillkalla läkare för att ge mig en glucagoninsprutning eller snabbast möjligt få in mig på sjukhus."

Tschechisch

„Isem diabetik dostávám insulin. Kdyby mi nebylo dobre, kydbych se neobvykle choval, kdybych ztrácel vedomi, dejte mi preslazeny nápoj, nekolik kostek cukru/mám je u sebe/, nebo alespou housku nebo chleba. Kdybych uz nemohl polykat nebo se neprobiral k vedomi, dopravte mne rychle do nejblizsi nemocnice nebo k lékari. Mám u sebe glukagon k injekci do svalu."

Portugiesisch

„Eu sou diabético e trato-me com insulina. Em caso de mau estar, comportamento anormal ou desmaio, dêmme açucar ou uma bebida muito açucarada. Se eu nào poder engolir ou se nào recuperar ràpidamente, agradecia que me dessem uma injecçào de glucagon. Para isso informem a minha familia, chamem um médico ou transportem-me de urgência a um hospital."

Italienisch

„Sono diabetico e sono curato con l'insulina. In caso di malore, di comportamento anormale o di svenimento fatemi prendere zucchero o una bevanda assai zuccherata. Se non sono in grado di inghiottire o se non riprendo rapidamente i sensi è il caso di farmi immediatemante una puntura di glucagon. A tale scopo avvertite mia familia, o un medico, o fatemi trasportare all'ospedale."

Serbisch

„Ja sam diabéticar i lecen sam insulinom. U slucaju mucnine, nenormalnog stanja ili gubitka svesti, dajte mi nekoliko kocki secera ili neko vrlo zasladeno pice. Ako ne mogu da gutam ili ne dolazim brzo svesti potrebno je, bez ikakvog odlaganja, dati mi injekciju glukagona. Radi toga, obavestite odmah moju porodicu ili lekara, ili me hitno odnesite u bolnicu."

Türkisch

„Ben şeker hastasıyım ve ensulin ile tedavi görüyorum. Kendimi iyi hissetmezsem, anormal hareketler edersem veya şuurumu kaybedersem, bana bir kaç tane kesme şeker, şekerleme, ekmek veya cok tatlı içecek veriniz. Şayet yutamazsam veya çabuk kendıme gelemezsem bana derhal glukagon iĝnesi yapılmalıdır. Buna ekli olarak lütfen aileme haber veriniz, bir ḍoktoru çagırınız veya hemen hastaneye kaldırınız."

Holländisch

„Ik ben suikerpatient en wordt met insuline behandeld. Als ik onwel wordt, me abnormaal gedraag of flauw val, geef me dan suiker of een sterk gesuikerde drank. Al ik niet kan inslikken of niet snel bijkom, moet men meteen mij een glucagon injectie geven. In dit geval, waarschuw mijn familie, een geneesheer of vervoer mij onmiddelijk naar een ziekenhuis."

Ungarisch

„Cukorbajos vagyor es insulinnal kezelnek. Rosszullèt abnormàlis viselkedès vagy àjulàs esetèn, etessenek velem cukrot vagy erösen cukrozott italt. Ha nem tudnèk nyelni, vagy nem tèrnèk magamhoz hamarosan, azonnali glucagon injekciora van szüksègem. Ez esetben kèrem ezt azonnal vagy a csalàdomnak jelezni, vagy egy orvoskan, vagy vigyenek be azonnal korhàzba."

Literatur

Ärztliche Praxis: Wie Diabetes die Muskulatur beeinflußt. Ärztliche Praxis 37, 46 (1985), 2151

Ausschuss Insulin der Deutschen Diabetesgesellschaft: Stellungnahme zur ARD-Sendung über Humaninsulin. Deutsches Ärzteblatt 89, Heft 4, 24. Januar 1992, 160

Althoff, P., C. Rosak: Diabetes – Selbstkontrolle. Bayer Diagnostik GmbH, München 1984

Bachmann, K. (Hrsg.): Diabetes mellitus im Kindes- und Jugendalter, Stuttgart – New York 1980

Badenhoop, K., K.-H. Usadel: Klassifikation und Genetik. In: Diabetologie in Klinik und Praxis, 4. Aufl., S. 32–39. *Mehnert, H., E. Standl, K.-H-Usadel* (Hrsg.). Thieme, Stuttgart – New York 1999

Bar-Or, O.: Pediatric sports medicine for the practitioner. Springer, New York – Berlin – Heidelberg – Tokyo 1983

Barret-Connor, E., D. Wingard: Sex differential in ischemic heart disease mortality in diabetics: a prospective population-based study. Am. J. Epidem. 118 (1983), 489–496

Berg, A.: Sport und Diabetes – Grundlagen und Anleitung zur Durchführung und Organisation der Sporttherapie sowie des individuellen Freizeitsports bei Patienten mit Diabetes mellitus. Deutsche Zeitschrift für Sportmedizin 11/12, 45, (1994), 473–482

Berg, K: The insulin-dependent diabetic runner. The physician and sportsmedicin, Minneapolis (Minnesota), 7, 11 (1979), 71–79

Berger, M.: Neue Erkenntnisse zur Bioverfügbarkeit des Insulins. In: Diabetes mellitus, S. 49 f. *Gries, F.* (Hrsg.). Programmed-Medizinisch-Pharmazeutische Verl.-GmbH Frankfurt am Main 1982 (Medidact hospital, Jhg. 2, Bd. 2)

Berger, M.: Diabetiker treibt Sport – was der Experte empfiehlt. Medical Tribune 32 (1984), 24–26 (Kongreßbericht)

Berger, M.: Diabetes im Bild, Bd. 21: Muskelarbeit bei Typ-I-Diabetes. Reihe: Diabetes im Bild der Firma Hoechst AG, Frankfurt/Main 1985

Berger, M: Typ-I-Diabetes und Sport. Dt. Z. Sportmed. 7 (1988), 272–281

Berger, M., P. Berchthold: Diabetes mellitus und Muskelarbeit. Pharmakotherapie 2, 3 (1980), 91–96

Berger, M., P. Berchthold, H. Cüppers, H. Dorst, H. Kley, W. Müller, W. Wiegelmann, H. Zimmermann-Telschow, F. Gries, H. Krüskemper, H. Zimmermann: Metabolic and hormonals effects of muscular exercise in juvenile type diabetics. Diabetologia 13 (1977), 355–365

Berger, M., P. Berchthold, F. Gries, H. Zimmermann: Die Bedeutung von Muskelarbeit und -training für die Therapie des Diabetes mellitus. Dt. med. Wschr. 111, 103 (1978), 439–443

Berger, M., P. Christacopoulos, J. Wahren: Diabetes and exercise. Huber, Bern-Stuttgart-Vienna 1982

Berger, M., F. Gries, N. Rudermann: Einfluß der Muskelarbeit auf den Glucosestoffwechsel (in vitro). In: Muskelstoffwechsel, körperliche Leistungsfähigkeit und Diabetes mellitus: Theorie und Praxis, S. 99–108. *Jahnke, K., H. Mehnert, H. Reis,* (Hrsg.) Schattauer, Stuttgart – New York 1977

Berger, M., V. Jörgens: Praxis der Insulintherapie. Springer, Berlin – Heidelberg – New York – Tokio 1983

Berger, W., B. Althaus: Umstellung auf Humaninsulin kann gefährlich sein. Medical Tribune 40 (1986), 14

Bergis, K. (Hrsg.): Die „maßgeschneiderte" Insulintherapie. Herbstkolloquium 1984. Schriftenreihe der Diabetes Akademie Bad Mergentheim e. V. (Bd. 6). Harro Boerner, Frankfurt 1984

Bergis, K.: Intensivierte conventionelle Insulintherapie (ICT) – der besondere Auftrag der Fachklinik. In: Die „maßgeschneiderte Insulintherapie". Herbstkolloquium 1984. Schriftenreihe der Diabetes Akademie Bad Mergentheim e. V. (Bd. 6), S. 37–48. *Bergis, K.* Harro Boerner, Frankfurt 1984

Bieger, W.: Diabetes mellitus. In: Krankheit und Sport, Ratschläge und Empfehlungen für die Praxis, S. 114–120, *Gossner, E.* (Hrsg.). Thieme, 1983

Biegerl, H., K. Jung: Untersuchungen an insulinpflichtigen jugendlichen Diabetikern vor und nach einem einjährigen Trainingsprogramm. In: Sportmedizin: Aufgaben und Bedeutung für den Menschen unserer Zeit. 26. Dt. Sportärzte-Kongreß Bad Nauheim, S. 335–337. *Nowacki, P., D. Böhmer* (Hrsg.). Thieme, Stuttgart – New York 1978

Binkowski, H.: Sportpädagogische Überlegungen zum Sport des juvenilen Diabetikers. Sport und Gesundheit (Offizielles Organ des Deutschen Sporttherapeutenbundes e. V.) 2, 1 (1984), S. 33–35

Bischoff, A.; Neurologische Erkrankungen. In: Diabetologie in Klinik und Praxis, S. 470–489. *Mehnert, H., K. Schöffling* (Hrsg.). Thieme, Stuttgart – New York 1984

Björntorp, P., et al.: The effect of physical training on insulin production in obesity. Metabolism 19 (1970), 631–638

Borghouts, L. B., H. A. Keizer: Exercise and insulin sensitivity: a review. Int. J. of Sports Med. (2000), 1, 1–12

Bretzel, R. G.: Inselzelltransplantation. In: Diabetologie in Klinik und Praxis, 4. Aufl., S. 232–239. *Mehnert, H., E. Standl, K.-H- Usadel* (Hrsg.). Thieme, Stutgart – New York 1999

Buddecke, E.: Grundriß der Biochemie. de Gruyter, Berlin – New York 1984

Bühr, P.: Über den Einfluß länger dauernder körperlicher Inaktivität auf die Blutzucker-Kurve nach oraler Glukosebelastung. Helvetika 1963

Constam, G.: Diabetes mellitus – Die Grundlagen der Bewegungstherapie. Ärztl. Prax. 3 (1975), 87–90

Costill, D., P. Cleary, W. Fink, C. Foster, J. Iry, F. Witzmann: Training adaptation in skeletal muscle of juvenile diabetics. Diabetes 28 (1979), 818–822

Costill, D., J. Miller, W. Fink: Energy metabolism in diabetic distance runners. Phys. Sports Med., Minneapolis (Minnesota) 8, 10 (1980), 63–71

Dahl-Jorgensen, K., J. Stanghelle, A. Sommernes Äbyholm, J. Bergstad, R. Hagen, S. Nilsson, O. Aagenaes: The effect of intensive physical training in young insulin dependent diabetic patients. In: Diabetes and exercise, 178. *Berger, M., P. Christacopoulos, J. Wahren* (eds.). Huber, Bern – Stuttgart – Vienna 1982

Daikeler, R., G. Manzl: Basis/Bolus – Insulinkonzept bei sportlicher Aktivität. Diabetes Sprechstunde 3 (1987), 8–9

DeRose, E., S. Romanowsky, R. Rost: Die Auswirkungen unterschiedlicher Betarezeptorenblocker unter Ausdauerbelastungen bei Gesunden und Diabetikern. In: Sport: Leistung und Gesundheit, Kongreßbd. Dtsch. Sportärztekongreß, S. 385–389. *Heck, H., W. Hollmann, H. Liesen, R. Rost* (Hrsg.). Deutscher Ärzte-Verlag, Köln 1982

Dietze, G., E. Standl, M. Wicklmayr: Körperliche Aktivität und Sport bei Diabetes mellitus. Physiologie, Biochemie und Klinik. Zuckschwerdt, München 1981

Dietze, G., E. Standl, M. Wicklmayr: Muskelarbeit und Sport. In: Diabetologie in Klinik und Praxis, 2. Aufl., S. 287–306. *Mehnert, H., K. Schöffling* (Hrsg.). Thieme, Stuttgart – New York 1984

Ditschuneit, H.: In der Sauna sinkt der Zucker. Diabetiker Ratgeber 2 (1985), 24 f.

Divekar, M.: Yoga therapy as an exercise in diabetes mellitus. In: Diabetes and exercise, pp. 179 f. *Berger, M., P. Christacopoulos, J. Wahren.* Huber, Bern – Stuttgart – Vienna 1982

Drost, H., G. Habermann, H. Philippi, K. Jahnke: Effect of physical training on metabolic and spiroergometric parameters in insulin dependent diabetics. In: Diabetes and exercise, p. 181. *Berger, M., P. Christacopoulos, J. Wahren* (eds.). Huber, Bern – Stuttgart – Vienna 1982

Dufaux, B., U. Order, R. Gola, A. Hoederath, W. Hollmann: Serum-Lipoproteine, Insulin und Glukagon während der ersten Tage nach einem 3-Stundenlauf. In: Sportmedizin für Breiten- und Leistungssport, S. 43–48. *Kindermann, W., W. Hort* (Hrsg.). Gräfelfing 1980

Ehlenz, H., M. Grosser, E. Zimmermann: Krafttraining: Grundlagen – Methoden – Übungen. BLV-Verlagsgesellschaft, München – Wien – Zürich 1983

Ellenberger, M., H. Rifkin (Pub.): Diabetes mellitus, theory and practice. Medical Examination Publishing Co. Inc. New York 1983

Eriksson, K. F., F. Lindgarde: Prevention of type 2 (non-insulin-dependent) diabetes mellitus by diet and physical exercise: The 6-year Malmö feasibility study. Diabetologia 34 (1991), 891–898

Eschwege, E., et al.: Coronary heart disease mortality in relation with diabetes, blood glucose and plasma insulin levels. The Paris Prospective Study – Ten years later. Horm. Metabol. Res., Suppl. 15 (1985), 41–46

Frank, M.: Sport im Urlaub, Diabetes Sprechstunde 3 (1987), 10 f.

Fuller, J.: Causes of death in diabetes mellitus. Horm. Metabol. Res., Suppl. 15 (1985)

Fuller, J., et al.: Mortality from coronary heart disease and stroke in relation to degree of glycemia: the Whitehall Study. Br. med. J. 287 (1983), 867–870

GERO: Das Ende der Insulinabhängigkeit. Internationaler Medizin-Report 10 (2000), 73–75

Goldstein, M., et al.: Action of muscular work on transfer of sugars across cell barriers: Comparison with action of insulin. Am. J. Physiol. 173 (1953), 212

Gries, F., (Hrsg.): Diabetes mellitus, programmed Med.-pharmaz. Verl. GmbH, Frankfurt/Main 1982

Grigorescu, F., A. Gancel, T. Pham, J. Selam, H. Lapinski, A. Orsetti, J. Mirouze: The metabolic and hormonal response to repeated moderate exercise in diabetic man. In: Diabetes and exercise, p. 95. *Berger, M., P. Christacopoulos, J. Wahren* (eds.). Huber, Bern – Stuttgart – Vienna 1982

Groop, C., A. Koivisto: Die prognostische Bedeutung des körperlichen Trainings bei juvenilen Diabetikern. Dt. Z. Sportmed. 8, 32 (1981), 203–206

Gürtler, H., K. P. Ratzmann, H. Reinnagel: Sporttherapie beim insulinabhängigen (Typ-I-)Diabetes mellitus. Medizin und Sport 1 (1989), 28–30

Harris, M. J.: Undiagnosed NIDDM: clinical and public health issues. Diabetes Care 4, 16 (1993), 642–652

Hasche, H.: Neue Aspekte des Diabetes mellitus. In: Eisenbach, *J., Weis, H. J.* (Hrsg.): Operative Medizin und Diabetes mellitus. 5. Medizinische Gespräche in Bamberg. perimed Fachbuch-Verlagsgesellschaft mbH, Erlangen 1990, 12 und 15

Heck, H., W. Hollmann, H. Liesen, R. Rost (Hrsg.): Sport: Leistung und Gesundheit. Kongreßbd. Dtsch. Sportärztekongreß. Deutscher Ärzte-Verlag Köln 1982

Henrichs, H.: Einfluß körperlicher Aktivität auf Stoffwechsel und hormonale Regulation bei Diabetes mellitus. Sportarzt und Sportmedizin 9, 28 (1977), 255–260

Henrichs, H. (a.): Muskeltraining für Diabetiker, praktische Erfahrungen. In: Muskelstoffwechsel, körperliche Leistungsfähigkeit und Diabetes mellitus: Theorie und Praxis, S. 317–332. *Jahnke, K., H. Mehnert, H. Reis* (Hrsg.). Schattauer, Stuttgart – New York 1977

Henrichs, H.: Körperliches Training für Altersdiabetiker. Diabetes Journal 1 (1978), 16–19

Henrichs, H.: Diabetes-Spätschäden – Wie der Hausarzt sie in Grenzen hält. Medical Tribune 48 (1986), 14–15 (Symposiumsbericht)

Henrichs, H. R.: Sport und Diabetes – Diabetes und Sport. TW Sport + Medizin 4, (1992), 366–372

Hepp, K.: Einführung in die Biochemie und Pathophysiologie des Stoffwechsels. In: Diabetologie in Klinik und Praxis, 2. Aufl., S. 1–32. *Mehnert, H., K. Schöffling* (Hrsg.). Thieme, Stuttgart – New York 1984

Herold, G.: Innere Medizin – Unter Berücksichtigung des Gegenstandskataloges für die ärztliche Prüfung. Köln 2000

Heyden, S.: Diabetes mellitus, Hypercholesterinämie, Übergewicht. In: Risikofaktoren für das Herz, Bd. 2. Boehringer, Mannheim 1975

Hilsted, J., H. Galbo: Haemodynamics during graded exercise in juvenile diabetics with and without autonomic neuropathy. In: Diabetes and exercise, p. 93. *Berger, M., P. Christacopoulos, J. Wahren* (eds.). Huber, Bern-Stuttgart-Vienna 1982

Hoffmann-La Roche AG: Roche Lexikon Medizin, Hrsg. von d. Hoffmann – La Roche AG und Urban + Schwarzenberg. Urban und Schwarzenberg, München – Wien – Baltimore 1984

Hollmann, W. (Hrsg.): Zentrale Themen der Sportmedizin. Springer, Berlin – Heidelberg – New York – Tokio 1986

Hollmann, W.: Training und Sport als Mittel der Präventivmedizin in der Kardiologie. In: Zentrale Themen der Sportmedizin, S. 1–23. *Hollmann, W.* (Hrsg.). Springer, Berlin – Heidelberg – New York – Tokyo 1986

Hollmann, W., T. Hettinger: Sportmedizin, Arbeits- und Trainingsgrundlagen, 2. Aufl. Schattauer, Stuttgart – New York 1980

Hollmann, W., T. Hettinger: Sportmedizin: Grundlagen für Arbeit, Training und Präventivmedizin. 4. Aufl., Schattauer, Stuttgart – New York 2000

Holloszy, O.: Enzymatic adaptations of skeletal musele to endurance exercise. In: Diabetes and exercise, pp. 118–121. *Berger, M., P. Christacopoulos, J. Wahren* (eds.). Huber, Bern – Stuttgart – Vienna 1982

Horton, E.: Clinical implications and limitations of physical training in diabetes: A panel discussion. In: Diabetes and exercise, pp. 189–193. *Berger, M., P. Christacopoulos, J. Wahren* (eds.). Huber, Bern – Stuttgart – Vienna 1982

Hottenrott, K.: Aufbautraining im Triathlon. Leistungssport 3 (1988), 28–31

Hürter, P.: Diabetes bei Kindern und Jugendlichen. 2. Aufl. Springer, Berlin – Heidelberg – New York 1982

Jahnke, K.: Grundlagen der Ernährung und Diätempfehlung für Diabetiker – Stellungnahme der Deutschen Diabetes-Gesellschaft. Aktuelle Ernährungsmedizin 1 (1990), 27–38

Jahnke, K., H. Mehnert, H. Reis (Hrsg.): Muskelstoffwechsel, körperliche Leistungsfähigkeit und Diabetes mellitus: Theorie und Praxis. Schattauer, Stuttgart – New York 1977

Jakober, B., R. Schmülling, M. Eggstein: Carbohydrate and lipid metabolism in typ-I-diabetics during exhaustiv exercise. Int. Sports Med. 4 (1983), 104–108

Jakober, B., R. Schmülling, U. Reinhard, P. Müller, D. Overkampf, K. Schmid, M. Eggstein: Lipid metabolism in insulin deficient juvenile diabetics under maximal work load. In: Diabetes and exercise, p. 87. *Berger, M., P. Christacopoulos, J. Wahren* (eds.). Huber, Bern – Stuttgart – Vienna 1982

Jakober, B., R. Schmülling, G. Overkampf, M. Eggstein: Katecholaminsekretion und metabolische Veränderungen bei Typ-I-Diabetikern während körperlicher Belastung. In: Stellenwert der Sportmedizin in Medizin und Sportwissenschaft, S. 165–168. *Jeschke, D.* (Hrsg.). Springer, Berlin – Heidelberg – New York – Tokyo 1984

Janka, H., E. Haupt, E. Standl: Gefäßkrankheiten bei Diabetes mellitus. In: Diabetologie in Klinik und Praxis, 2. Aufl., S. 405–429. *Mehnert, H., K. Schöffling* (Hrsg.). Thieme, Stuttgart – New York 1984

Jaursch-Hanke, C.: Typ-1-Diabetes mellitus: Differentialdiagnostik und Therapie. Die Medizinische Welt 7–8, 51, 2000, 204–207

Jeschke, D. (Hrsg.): Stellenwert der Sportmedizin in Medizin und Sportwissenschaft. Springer, Berlin – Heidelberg 1 – New York – Tokio 1984

Joch, W. (Hrsg.): Ausdauerleistungsfähigkeit im Kindes- und Jugendalter. Bartels & Wernitz, München – Frankfurt 1983

Jörgens, V.: Mein Buch über den Diabetes mellitus: Ausg. für Diabetiker, die Insulin spritzen. Kirchheim, Mainz 1983

Jörgens, V., G. Gösseringer, K. Heininger-Wasser, A. Maiwald, M. Berger: Behandlung des Diabetes mellitus: Lehrinhalte und Methoden der Diabetikerschulung. In: Diabetes mellitus, S. 11–16. *Gries, F.* (Hrsg.). programmed-Medizinische-Pharmazeutische Verl. GmbH, Frankfurt am Main 1982 (Medidact hospital, Jhg. 1, Bd. 2)

Johansen, K., M. Granlien, J. Holst, H. Didge-Petersen, J. Sandahl-Christiansen, C. Binder, F. Damgaard-Pedersen, J. Holm Jorgensen, E. Ostrup: Effects of physical training on glucosetolerance and glucagon response in maturity – onset diabetics. In: Diabetes and exercise, p. 171. *Berger, M., P. Christacopoulos, J. Wahren* (eds.). Huber, Bern – Stuttgart – Vienna 1982

Jung, K.: Bewegungstherapie bei Übergewicht und Stoffwechselkrankheiten. Ärztezeitschrift für Naturheilverfahren 2, 23 (1982), 72–80

Jung, K.: Sportlicher Laufen – Der erfolgreiche Weg zur Gesundheit. Idea, Puchheim 1984

Kaminsky, N.: Fuel metabolism in long distance runner. In: Sports medicine: Fitness – training – injuries, pp. 99–113. *Appenzeller, O., R. Atkinson* (eds.). Urban + Schwarzenberg, Blatimore-München (1983)

Karamanos, B., P. Christacopoulos, A. Andriotis, C. Tountas, Z. Komninos: Metabolic and cardiac effects of mild exercise in non-insulin dependent diabetics. In: Diabetes and exercise, pp. 147–154. *Berger, M., P. Christacopoulos, J. Wahren* (eds.). Huber, Bern – Stuttgart – Vienna 1982

Kellerer, M., H. U. Häring: Epidemiologie, Ätiologie und Pathogenese des Typ-2-Diabetes. In: Diabetologie in Klinik und Praxis, 4. Aufl., S. 53–70. *Mehnert, H., E. Standl, K.-H. Usadel* (Hrsg.). Thieme, Stuttgart – New York 1999

Kelly, T. M., G. E. Sanborn, P. J. Haug et al.: Effect of insulin infusion pump use on diabetic retinopathy. Arch. Ophthal. 102 (1984), 1156–1159

Kemmer, E. W.: Körperliche Aktivität und Sport, keine Säule der Diabetesbehandlung. Diabetes und Stoffwechsel, 5 (1996), 170–175

Kemmer, F.: Diabetiker – Sport treiben wie Gesunde? Medical Tribune 24 (1985), 22–23 (Tagungsbericht)

Kemmer, F.: Diabetes und Sport ohne Probleme: praktische Hinweise für diabetische Kinder und Jugendliche sowie deren Eltern. Kirchheim, Mainz 1986

Kemmer, F., M. Berger (a): Der Diabetiker beim Sport: Hinweise und Richtlinien für die tägliche Praxis. Ther. Umsch., Revue thér, 40, 10 (1983), 875–882

Kemmer, F., M. Berger (b): Exercise and diabetes melitus: Physical activity as a part of daily life and its role in the treatment of diabetic patients. Int. J. Sport Med. 4 (1983), 77–88

Keul, J., A. Berg: Energiestoffwechsel und körperliche Leistung. In: Zentrale Themen der Sportmedizin, 3. Aufl., S. 196–244. *Hollmann, W.* (Hrsg.). Springer, Berlin – Heidelberg – New York – Tokio 1986

Kindermann, W., W. Hort (Hrsg.): Sportmedizin für Breiten- und Leistungssport. Demeter, Gräfelfing 1980

Klimt, F. (Hrsg.): Leistungsmedizin im Kindes- und Jugendalter, Dokumentation 1978–1978, Band V. Universität Marburg 1980

Klimt, F.: Schulsportfreistellung. In: Stellenwert der Sportmedizin in Medizin und Sportwissenschaft, S. 222–228. *Jeschke, D.* (Hrsg.). Springer, Berlin – Heidelberg – New York – Tokio 1984

Klimt, F. (a): Diabetes mellitus und Sport. Der Kinderarzt 4, 16 (1985), 531–541

Klimt, F. (b): Dürfen kindliche und jugendliche Diabetiker Sport treiben? (Teil I). Diabetes J. 12 (1985) 506–511

Klimt, F.: Dürfen kindliche und jugendliche Diabetiker Sport treiben? (Teil II). Diabetes J. 2 (1986), 74–78

Köbberling, J.: Diabetes – Vererbungsrisiko bei Typ II 10mal höher als bei Typ I. Medical Tribune 24 (1986), 42–43 (Seminarbericht)

Koepp, P.: Sport bei Diabetes mellitus juvenilis: Aufgaben, Möglichkeiten, Grenzen. Mschr. Kinderheilk. 125 (1977), 809–811

Koepp, P.: Das diabetische Schulkind. Diabetes J. 10 (1985), 405–413

Koivisto, V., R. De Fronzo, R. Hendler, P. Felig: The difference in insulin sensitivity and metabolic response to acute exercise in trained and sedentary subjects. In: Diabetes and exercise, pp. 122–132. *Berger, M., P. Christacopoulos, J. Wahren* (eds.). Huber, Bern – Stuttgart – Vienna 1982

Koivisto, V., R. Sherwin: Exercise and diabetes. Postgraduate Medicine, Minneapolis 66, 5 (1979), 87–96

Kuhlmann, H.: Nierenkrankheiten. In: Diabetologie in Klinik und Praxis, 2. Aufl., S. 430–450. *Mehnert, H., K. Schöffling* (Hrsg.). Thieme, Stuttgart – New York 1984

Lampe, L.: Mit Diabetes leben. Herz, Sport und Gesundheit 8 (1988), 29–30

Landgraf, R., W. Land: Pankreastransplantation. In: Diabetologie in Klinik und Praxis, 4. Aufl., S. 226–231. *Mehnert, H., E. Standl, K.-H- Usadel* (Hrsg.). Thieme, Stuttgart – New York 1999

Laube, H.: Diabetiker-Diät: Die tut auch Gesunden gut. Medical Tribune 41 (1986), 33 (Tagungsbericht)

Laube, H.: Diabetiker – Haben sie die Spätkomplikationen im Griff? Medical Tribune 7 (1987), 8 (Tagungsbericht)

Lueg, A., M. Nauck, B. Willms: Die größte Studie. Diabetiker Dialog 2 (1999), 3–11

Lübs, E. (Hrsg.): Chronische Erkrankungen und Sport. perimed Fachbuch-Verlagsgesellschaft, Erlangen 1983

Maehlum, S.: Glycogen metabolism and exercise in diabetics. In: Diabetes and exercise, pp. 184–188. *Berger, M., P. Christacopoulos, J. Wahren* (eds.). Huber, Bern – Stuttgart – Vienna – 1982

Maidorn, K.: Möglichkeiten und Grenzen für Ausdauerbelastungen bei diabetischen Kindern. In: Ausdauerleistungsfähigkeit im Kindes- und Jugendalter, S. 82–95. *Joch, W.* (Hrsg.). Bartels und Wernitz, München – Frankfurt 1983

Marees, H. de: Sportphysiologie. In: Medizin von heute 10, Schriftenreihe den jungen Ärzten und Studierenden der Medizin gewidmet von den Troponwerken, 3. Aufl. Köln – Mühlheim 1981

Mathiesen, E. R., B. Oxen, K. Johansen et al.: Incipient nephropathy in type I (insulin-dependent) diabetes. Diabetologia 26 (1984), 406–410

Mehnert, H.: Ärztlicher Rat für Diabetiker, 2. Aufl. Thieme Stuttgart 1979

Mehnert, H. (a): Diätische Behandlung. In: Diabetologie in Klinik und Praxis, 2. Aufl., S. 165–219. *Mehnert, H., K. Schöffling* (Hrsg.). Thieme, Stuttgart – New York 1984

Mehnert, H. (b): Behandlung mit Biguaniden. In: Diabetologie in Klinik und Praxis, 2. Aufl., S. 239–250. *Mehnert, H., K. Schöffling* (Hrsg.). Thieme, Stuttgart – New York 1984

Mehnert, H., K. Schöffling (Hrsg.): Diabetologie in Klinik und Praxis. Thieme, Stuttgart – New York 1984

Neubauer, M., R. Petzold, K. Schöffling: Besonderheiten im Kindes- und Jugendalter. In: Diabetologie in Klinik und Praxis, 2. Aufl., S. 307–329. *Mehnert, H., K. Schöffling* (Hrsg.). Thieme, Stuttgart – New York 1984

Neumann, G.: Stoffwechselprobleme beim Ausdauerlauf. Medizin und Sport 2, 24 (1984), 49–56

Nowacki, P., D. Böhmer (Hrsg.): Sportmedizin: Aufgaben und Bedeutung für den Menschen unserer Zeit, Dt. Sportärzte Kongreß Bad Nauheim. Thieme, Stuttgart – New York 1978

Palitzsch, K.-D., J. Nusser, H. Arndt, I. Enger, B. Zietz, A. Luk: Die Prävalenz des Diabetes mellitus wird in Deutschland deutlich unterschätzt – eine bundesweite epidemiologische Studie auf der Basis einer HbA1c-Analyse. Diabetes und Stoffwechsel 8 (1999), 189–200

Penzlin, H.: Lehrbuch der Tierphysiologie, 3. Aufl. Fischer, Stuttgart – New York 1981

Petrides, P., L. Weiss, G. Löffler; O. Wieland: Die Zuckerkrankheit, Sonderdruck aus: Klinik der Gegenwart, Bd. 11. *Bock, H., W. Gerok, F. Hartmann* (Hrsg.). Urban und Schwarzenberg, München – Wien – Baltimore 1983

Pfeiffer, E.: Juveniler Diabetes – Welche Rolle spielt das Immunsystem? Medical Tribune 21 (1987), 61 (Kongreßbericht)

Pfeiffer, E., H. Laube: Zusammenfassende Empfehlung des Komitees der Deutschen Diabetes-Gesellschaft zum Studium eines „Trainingsprogramms für Diabetiker". In: Muskelstoffwechsel, körperliche Leistungsfähigkeit und Diabetes mellitus: Theorie und Praxis, S. 333–336. *Jahnke, K., H. Mehnert, H. Reis* (Hrsg.). Schattauer, Stuttgart – New York 1977

Regling, B.: Mit Spritze und Teststreifen auf der Piste. Diabetes 2 (1986), 54–58

Ritthalter, F., M. Hausen, W. Herzog, M. Weiß, U. Winkler, H. Weicker: Einfluß von Feld- und Ausdauerbelastung auf die metabolische und hormonelle Anpassung trainierter insulinpflichtiger Diabetiker. In: Sportmedizin: Aufgaben und Bedeutung für den Menschen unserer Zeit, 26. Dt. Sportärztekongreß Bad Nauheim, S. 328–331. *Nowacki, P., D. Böhmer* (Hrsg.). Thieme, Stuttgart – New York 1978

Robbers, H., H. Sauer, B. Willms (Hrsg.): Praktische Diabetologie: Grundlagen – Therapeutische Praxis – Betreuung des Diabetikers. Werk-Verlag Dr. E. Banaschewski, München – Gräfelfing 1981

Röthig, P.: Sportwissenschaftliches Lexikon. Hoffmann, Schorndorf 1983

Rose, M., T. Schirop, B. F. Klapp: Lebensqualität von Diabeteskranken unter intensivierter Insulintherapie. Versicherungsmedizin 1, 49 (1997), 9–13

Rost, R.: Herz und Sport, 2. Aufl. perimed Fachbuch-Verlagsgesellschaft, Erlangen 1990

Sachse, G.: Metabolisches Syndrom und Typ-2-Diabetes-mellitus. Die Medizinische Welt 7–8, 51, 2000, 198–203

Sailer D.: Moderne Insulintherapie, Vortrag vom 26.7.1989

Sauer, H.: Insulintherapie. In: Praktische Diabetologie: Grundlagen – Therapeutische Praxis – Betreuung des Diabetikers, 2. Aufl. S. 92–118. *Robbers, H., H. Sauer, B. Willms* (Hrsg.). Werk-Verlag Dr. E. Banaschewski, München – Gräfelfing 1981

Sauer, H.: Diabetestherapie, Springer, Berlin – Heidelberg – New York – Tokyo 1984

Scherbaum, W. A., K. W. Lauterbach, R. Renner (Hrsg.): Epidemiologie und Verlauf des Diabetes mellitus in Deutschland – Evidenzbasierte Diabetes-Leitlinie DDG, Band 1, 2000

Scherbaum, W. A., K. W. Lauterbach, R. Renner (Hrsg.): Management der Hypertonie beim Patienten mit Diabetes mellitus – Evidenzbasierte Diabetes-Leitlinie DDG, Band 2, 2000

Schleppinghoff, B., F. W. Kemmer: Schulsport – Wie riskant für Kinder mit Diabetes? Medical Tribune 25 (1986), 53

Schmülling, R.: Zuckerkranke – Was sie beim Sport beachten müssen. Medical Tribune 46 a (1987), 4 (Seminarbericht)

Schmülling, R., B. Jakober, P. Müller, U. Reinhard, D. Overkamp, K. Schmid, M. Eggstein: Graded maximal work load reduces free fatty acids and ketonbodies in pancreatectomized patients in the postabsorptive insulin deprived state. In: Diabetes and exercise, p. 100. *Berger M., P. Christacopoulos, J. Wahren* (eds.) Huber, Bern – Stuttgart – Vienna 1982

Schöffling, K.: Klassifikation, Ätiologie, Pathogenese, Epidemiologie, Verlauf und Prognose. In: Diabetologie in Klinik und Praxis, 2. Aufl. S. 33–65. *Mehnert, H., K. Schöffling* (Hrsg.). Thieme, Stuttgart – New York 1984

Schreiber-Popovic, U.: Mit Sport und Co. gegen Blutzucker. Medizin heute 8, 36 (1985), 8–12

Schulz, F., K. Schöffling: Behandlung mit Insulin. In: Diabetologie in Klinik und Praxis, 2. Aufl., S. 251–277. *Mehnert H., K. Schöffling* (Hrsg.). Thieme, Stuttgart – New York 1984

Schwartzkopff, W., A. Hartmann: Ergometrie und Beta-rezeptorenblockade mit Propranolol bzw. Mepindolol. Therapiewoche 35 (1985), 4397–4411

Shapiro, A. M. J.: Inselzelltransplantation bei Typ-1-Diabetes mellitus auch ohne Glucocorticoide erfolgreich. Deutsches Ärzteblatt 47, 97 (2000), 2691

Siede, W., H. Förster: Laboratoriumsuntersuchungen. In: Diabetologie in Klinik und Praxis, 2. Aufl., S. 66–99. *Mehnert H., K. Schöffling* (Hrsg.). Thieme, Stuttgart – New York 1984

Stahl, M.: Orientierungshilfe für Lehrpersonen über das diabetische Kind. Hoechst 1984

Standl, E.: Intensivierte Insulintherapie – Zielsetzung, Indikation und Durchführung. In: Die „maßgeschneiderte" Insulintherapie, Herbstkolloquium 1984, Schriftenreihe der Diabetes Akademie Bad Mergentheim e. V. (Bd. 6) S. 31–48. *Bergis, K.* (Red.) Harro Boerner, Frankfurt 1984

Standl, E.: Makroangiopathie bei Diabetes. Herz + Gefäße 6 (1986), 534–541

Standl, E.: Pro und Contra Insulin – Fördert es beim Diabetiker den Herztod? Medical Tribune 33 (1988), 17

Standl, E., H. Mehnert, K. H. Usadel: Die UKPDS-Ergebnisse. In: Diabetologie in Klinik und Praxis, 4. Aufl., S. IV-V. *Mehnert, H., E. Standl, K.-H- Usadel* (Hrsg.). Thieme, Stuttgart – New York 1999

Standl, E., H. U. Janka, T. Lander, H. Stiegler: Diabetische Mikroangiopathie: Risikofaktoren und Möglichkeiten der Prävention durch gute Diabeteseinstellung. Akt. End. Stoffw. 6 (1985), 121–128

Standl, E., K. H. Usadel, H. Mehnert: Grundlagen des Diabetesmanagements. In: Diabetologie in Klinik und Praxis, 4. Aufl., S. 103–119. *Mehnert, H., E. Standl, K.-H.-Usadel* (Hrsg.). Thieme, Stuttgart – New York 1999

Standl, E., M. Wicklmayr: Muskelarbeit und Sport. In: Diabetologie in Klinik und Praxis, 4. Aufl., S. 274–284. *Mehnert, H., E. Standl, K.-H- Usadel* (Hrsg.). Thieme, Stuttgart – New York 1999

Standl, E., H. Stiegler, H. U. Janka, B. Hillebrand: Das diabetische Fußsyndrom. In: Diabetologie in Klinik und Praxis, 4. Aufl., S. 481–505. *Mehnert, H., E. Standl, K.-H.-Usadel* (Hrsg.). Thieme, Stuttgart – New York 1999

Strauzenberg, S.: Grundbedingungen für die Belastungsgestaltung zur gerichteten Beeinflussung der Herz-Kreislauf- und Stoffwechselfunktion bei Erwachsenen durch Freizeit- und Erholungssport. Medizin und Sport 1/2 (1979), 36–41

Struwe, E.: Prognose des juvenilen Insulinmangeldiabetes. In: Diabetes mellitus im Kindes- und Jugendalter S. 89–97. *Bachmann K.* (Hrsg.). Thieme, Stuttgart – New York 1980

Thefeld, W.: Prävalenz des Diabetes mellitus in der erwachsenen Bevölkerung Deutschlands. Gesundheitswesen 61, Spec No (2000), 85–89

Usadel, K.H., U. Schwedes: Versuche mit neuen Behandlungsmethoden: Pankreastransplantation, Inselzellimplantation. In: Diabetologie in Klinik und Praxis, 2. Aufl., S. 278–286. *Mehnert, H., K. Schöffling* (Hrsg.). Thieme, Stuttgart – New York 1984

Usadel, K.H.: Diabetes mellitus – Tendenzen in der Forschung. Klinikarzt 15, 14 (1986), 1051–1052

Vetter, C.: Dreizehn „innovative" Wirkstoffe in einem Jahr zugelassen. Deutsches Ärzteblatt 5, 98 (2001), 195–196

Vranic, M., M. Berger: Exercise and diabetes mellitus, Diabetes 28 (1979), 147–167

Vranic, M., F. Kemmer, P. Berchtold, M. Berger: Hormonal interaction in control of metabolism during exercise in physiology and diabetics. In: Diabetes mellitus, theory and practice, 3rd ed. pp. 567–590. *Ellenberger M., H. Rifkin* (eds.). Medical Examination Publishing Co. Inc., New York 1983

Wahl, P.: Stoffwechsel, In: Innere Medizin, S. 929–982. Baenkler, H. W. (Hrsg.). Hippokrates-Verl. im Thieme-Verl., Stuttgart 1999

Wahren, J.: Wann Sport für Diabetiker? (Kongreßbericht). Medical Tribune 12 (1978), 1257

Wahren, J.: Substrate metabolism during exercise in normal and diabetic man. In: diabetes and exercise, pp. 57–68. *Berger, M., P. Christacopoulos, J. Wahren* (eds.). Huber, Bern – Stuttgart – Vienna 1982

Wahren, J., P. Felig, L. Hagenfeldt: Physical exercise and fuel homeostasis in diabetes mellitus. Diabetologia 14 (1978), 213–222

Waldhäusl, W.: Zum heutigen Stand der Insulinbehandlung. Diabetes 12 (1987), 587–591

Wallberg-Henriksson, H., R. Gunnarsson, J. Henriksson, J. Östmann, J. Wahren: Influence of physical training on formation of muscle capillaries in typ-I-diabetes. Diabetes 33 (1984), 851–857

Wallberg-Henriksson, H., R. Gunnarsson, S. Rössner, J. Wahren: Long-term physical training in female Typ 1 (insulin-dependent) diabetic patients: Absence of significant effect on glycaemic control and lipoprotein levels. Diabetologia 29 (1986), 53–57

Weicker, H.: Erfahrungen mit einem Trainingsprogramm bei insulinpflichtigen Diabetikern. In: Sportmedizin im sportwissenschaftlichen Studium (Texte, Quellen, Dokumente zur Sportwissenschaft, Bd. 13, S. 120–126). *Weicker H., M. Schubnell* (Hrsg.). Hofmann, Schorndorf 1979

Weicker, H.: Metabolische Anpassungsreaktionen auf verschiedene Belastungsformen. In: Sport: Leistung und Gesundheit, Kongreßbd. Dtsch. Sportärztekongreß, S. 177–192. *Heck, H., W. Hollmann, H. Liesen, R. Rost* (Hrsg.). Deutscher Ärzte-Verlag, Köln 1982

Weicker, H.: Chronische Stoffwechselerkrankungen und Sport. In: Chronische Erkrankungen und Sport, S. 86–95. *Lübs, E.* (Hrsg.). perimed Fachbuch-Verlagsgesellschaft, Erlangen 1983

Weicker, H., D. Barwich, G. Klett, F. Ritthaler: Die hormonelle Regulation bei körperlicher Belastung, Sportwissenschaft 11 (1981), 386–405

Weicker, H., M. Schubnell (Hrsg.): Sportmedizin im sportwissenschaftlichen Studium (Texte, Quellen, Dokumente zur Sportwissenschaft, Bd. 13). Hofmann, Schorndorf 1979

Weicker, H., A. Wirth, M. Spiel: Einfluß motorischer Aktivierung auf Stoffwechselregulation und körperliche Leistungsfähigkeit bei Diabetes mellitus. Innere Medizin 3 (1976), 423–430

Weineck, J.: Optimales Training: Leistungsphysiol. Trainingslehre unter besonderer Berücks. d. Kinder- und Jugendtrainings, 10. Aufl. Spitta Verlag, Balingen 1997

Weineck, J.: Sportbiologie, 7. Aufl., Spitta Verlag, Balingen 2000

Wicklmayr, M., G. Dietze, H. Mehnert: Der Ruhestoffwechsel der Skelettmuskulatur bei juvenilen Diabetikern. In: Muskelstoffwechsel, körperliche Leistungsfähigkeit und Diabetes mellitus: Theorie und Praxis, S. 183–193. *Jahnke, K., H. Mehnert, H. Reis* (Hrsg.). Schattauer, Stuttgart – New York 1977

Willms, B.: Ätiologie und Pathogenese. In: Praktische Diabetologie: Grundlagen – Therapeutische Praxis – Betreuung des Diabetikers, 2. Aufl., S. 6–19. *Robbers, H., H. Sauer, B. Willms* (Hrsg.). Werk-Verlag Dr. E. Banaschewski, München – Gräfelfing 1981

Winkler, G., R. Proetzsch, E. Heinze: Praktische Gesichtspunkte zum Sport beim Insulinmangeldiabetes. In: Sportmedizin, Aufgaben und Bedeutung für den Menschen unserer Zeit, 26. Dt. Sportärztekongreß Bad Nauheim, S. 331–335. *Nowacki, P., D. Böhmer* (Hrsg.). Thieme, Stuttgart – New York 1978

Ziegler, A. G., W. A. Scherbaum: Epidemiologie, Ätiologie und Pathogenese des Typ-1-Diabetes. In: Diabetologie in Klinik und Praxis, 4. Aufl., S. 40–52. *Mehnert, H., E. Standl, K.-H-Usadel* (Hrsg.). Thieme, Stuttgart – New York 1999

Zinman, B., E. Marliss, M. Vranic: Peripheral insulinaemia and the glucoregulatory response to exereise in diabetic man. In: Diabetes mellitus and exercise, pp. 45–56. *Berger, M., P. Christacopoulos, J. Wahren* (eds.). Huber, Bern – Stuttgart – Vienna 1982

Glossar

Acetyl-Co A: „aktivierte Essigsäure", die beim Abbau von Brenztraubensäure und Fettsäuren entsteht

aerober Abbau: mit Sauerstoff ablaufende Energiegewinnung

Affinität: „Verwandtschaft", Bindungsfähigkeit

Alanin: eine Aminosäure

Alanin-Uptake: Alanin-Aufnahme

Aminosäure: kleinster Eiweißstrukturbaustein

anabol: zum Aufbaustoffwechsel gehörig

anaerober Abbau: ohne Sauerstoff ablaufende Energiegewinnung

androide Fettverteilung: = körperstammbetonte Fettablagerung, Bauchfettsucht

Angiopathien: Gefäßleiden

antagonistisch: in entgegengesetzter Richtung wirkend

Antikörper: Träger des Infektionsschutzes; sie entstehen als Reaktionsprodukte der Körperzellen auf den Reiz von Antigenen (z. B. körperfremder, krankmachender Eiweißstoffe)

arbeitsinduziert: durch die Arbeit in Gang gebracht, ausgelöst

Arteriosklerose: Arterienverkalkung

Ätiologie: Lehre von den Krankheitsursachen

ätiologische Faktoren: ursächliche Faktoren

ATP: Adenosin-Tri-Phosphat: unmittelbar verfügbarer Energieträger

ATPasen: ATP umsetzende Enzyme

ATP-Resynthese: Wiederaufbau von ATP

Autoantikörper: vom Körper selbst gebildete Antikörper gegen körpereigene Zellen

Autoimmunmechanismus: Abwehr-(Anti-)Körperbildung gegen körpereigene Strukturen

BE: Broteinheit (1 BE = 12 g Kohlenhydrate)

C-3-, C-4-, C-5-Metaboliten: (C) Kohlenstoff-Stoffwechselzwischenprodukte

Carrier-Mechanismus: Trägermechanismus

Circulus vitiosus: Zirkelschluss, Teufelskreis

Dekompensation: Entgleisung

Desaminierung: Abspaltung der Aminogruppe -NH_2 beim Abbau von Aminosäuren

Diurese: Wasserausscheidung

Diabetologie: Lehre von der Zuckerkrankheit

Dysregulation: Fehlregulation (kardiovaskulär: die Herzgefäße betreffend)

endogen: von innen kommend; hier: körpereigene

Enzyme: Fermente = Biokatalysatoren, die die Aktivierungsenergie chemischer Reaktionen verringern

Epidemiologie: Lehre vom Krankheitsgeschehen

Extrazellulär: außerhalb der Zelle befindlich

Fettsäurenmetabolisierung: Verstoffwechslung von Fettsäuren

FFS: freie Fettsäuren

Gangrän: durch Minderdurchblutung oder mechanische oder thermische Schädigung hervorgerufener Gewebeuntergang mit Gewebserweichung, Schrumpfung, Vertrocknung und Schwarzfärbung

Genetik: Erblehre

Genom: Gesamtheit der Gene eines Individuums

GH: Growth Hormon = Wachstumshormon

GIP: Gastric inhibitory polypeptide: Gewebshormon aus dem oberen Dünndarm, das die Absonderung der Magensäure und des Pepsins sowie die Magenperistaltik hemmt und die – durch Glukose angeregte – Insulinsekretion verstärkt

Glukagon: regt die Zuckerfreisetzung in der Leber (nicht im Muskel) an und erhöht damit regulativ den Blutzucker

Glukoneogenese: Kohlenhydrat- (Zucker-) neubildung aus Nichtzuckerstoffen

Glukose: Traubenzucker

Glukoseefflux: Glukoseausstrom

Glukosehomöostase: Stabilität, Konstanz des Blutzuckerspiegels

Glukoseprecursor: Glukosevorläufer

Glukosetoleranz: die Fähigkeit des Körpers zur Verwertung einer bestimmten Glukosemenge innerhalb einer bestimmten Zeit

Glukoseutillisation: Glukosenutzung, -verwertung

Glukosurie: Auftreten von Glukose (Zucker) im Harn

Glutamatdecarboxylase Antikörper: Antikörper, die an das Enzym Glutamatdecarboxylase binden, welches in den B-Zellen vorkommt

Glykogenolyse: Glukosefreisetzung aus seiner Speicherform (= Glykogen)

glykolytische Enzyme: Enzyme der Glykolyse, d. h. der anaeroben (ohne Sauerstoff) Energiegewinnung

Glykosilierung: Glukoseanbindung

Glyzerin: der den Fetten zu Grunde liegende Alkohol, der mit den Fettsäuren am Fettaufbau beteiligt ist

hepatisch: die Leber betreffend

Histokompatibilität: Begriff aus der Transplantationsforschung, der die genetisch bestimmte Beziehung (Verträglichkeit) zwischen den Gewebs-Antigenmustern von Spender und Empfänger bestimmt

Hypercholesterinämie: erhöhte Cholesterinwerte im Blut

Hyperglykämie: erhöhter Blutzuckerspiegel: „Überzucker"

Hyperinsulinämie: erhöhter Insulingehalt im Blut

Hypertonie: Bluthochdruck

Hypertriglyzeridämie: erhöhte Neutralfettwerte im Blut

Hyperventilation: übermäßige Steigerung der Atmung

Hypoglykämie: erniedrigter Blutzuckerspiegel: „Unterzucker"

hypokalorisch: unterkalorisch

ICT: intensivierte konventionelle Therapie

Induktor: „Ingangsetzer" einer chemischen Reaktion

Insulinämie: Insulinspiegel im Blut

Insulinrezeptoren: Aufnahmeapparate bzw. -organe zur Insulinbindung

intravenös geben: über die Vene (mittels Spritze) geben

intrazellulär: innerhalb der Zelle befindlich

Inzidenz: Anzahl der Neuerkrankungen

Inzidenzrate: Anzahl der Personen mit Neuerkrankungen pro 100 000 Personen der Bevölkerung pro Jahr

Kapillare: Haargefäße

kardiopulmonal: Herz und Lunge betreffend

katabol: zum Abbaustoffwechsel gehörig

Katecholamine: Adrenalin, Noradrenalin: wichtige stoffwechsel-, blutdruckregulierende Stresshormone

Ketogenese: Bildung von Ketonkörpern (Zwischenprodukte v. a. aus dem Fettstoffwechsel)

Ketonkörper: Stoffwechselzwischenprodukte, vor allem aus der Fettverbrennung

Kinine: Sammelbezeichnung für eine Gruppe biologisch aktiver Eiweißkörper

Koagulabilität: die Gerinnung betreffend, Gerinnbarkeit

Kontraindikation: Gegenanzeige

Kontrainsuline Hormone: gegen die Ausschüttung von Insulin arbeitende Hormone, dem Insulin entgegenwirkende Hormone

Koronarsklerose: Herzkranzgefäßverkalkung

Laktatazidose: Übersäuerung des Blutes aufgrund erhöhter Milchsäureprodukte

Lipidstoffwechsel: Fettstoffwechsel

Lipogenese: Fettbildung

Lipolyse: Fettspaltung

MAF: muskulärer Aktivitätsfaktor

Makroangiopathie: Erkrankung der großen bzw. größeren Gefäße

Manifestation: Äußerung, Offenbarwerden

metabolische Azidose: stoffwechselbedingte Übersäuerung im Blut

Mikroangiopathie: Erkrankung der kleinen Endstrombahn-Gefäße

Mitochondrien: Zellstrukturen, in denen die aerobe Energiegewinnung stattfindet

Monosaccharide: Einfachzucker, wie z. B. Glukose

Morbidität: Erkrankungsrate; Verhältnis der Erkrankungen zur Gesamtbevölkerung in einem bestimmten Zeitraum

morphologisch: die äußere Gestalt betreffend

Nephropathie: Nierenleiden (-erkrankung)

Neuropathie: Nervenleiden

Normoglykämie: normale Blutzuckerspiegel

NSILA: nichtunterdrückbarer insulinähnlicher Aktivitätsfaktor

oral: durch den Mund

Oxydation: Verbrennung unter Sauerstoffverbrauch

pathogenetische Faktoren: für die Krankheitsentstehung verantwortliche Faktoren

PDH: Pyruvatdehydrogenase

Peptide: Eiweißkörper

permissiver Effekt: „zulassende Wirkung": die Glukoseaufnahme in die Zelle begünstigende Wirkung

postprandial: nach der Mahlzeit

Prädisposition: vorbestehende Veranlagung, Krankheitsbereitschaft

Prävalenz: Häufigkeit erkrankter Personen in einer Gesamtgesellschaft

Prävention: Vorkehrungen zur Verhinderung von Krankheiten. Man unterscheidet:
– **Primärprävention** = Vermeidung und Ausschaltung von Krankheitsursachen; Gesundheitsförderung
– **Sekundärprävention** = Krankheitsfrüherkennung; geht davon aus, dass Frühsymptome erkennbar sind und dass durch Intervention (z. B. therapeutische Maßnahmen) das Krankheitsgeschehen positiv beeinflusst werden kann
– **Tertiärprävention** = Rehabilitation mit der Aufgabe ein Fortschreiten einer Erkrankung zu verhüten

präventiv: vorbeugend, die Prävention betreffend

proliferativ: mit Gewebswucherung einhergehend

Proteinurie: Auftreten von Eiweiß im Urin

Remission: das vorübergehende Nachlassen chronischer Krankheitszeichen, jedoch ohne Erreichen der Genesung

Retinopathie: Erkrankung der Netzhaut

Sekretin: Gewebshormon der Zwölffingerdarmschleimhaut, das bei Übertritt sauren Speisebreis aus dem Magen ausgeschüttet wird und die Insulinsekretion anregt.

Sekretion: Ausscheidung, Abgabe

Somatostatin: Hormon, das im Hypothalamus und in den D-Zellen der Langerhans'-schen Inseln gebildet wird

Splanchnikussystem: Eingeweidesystem

STH: Somatotropes Hormon: Wachstumshormon

subkutan: unter der Haut befindlich

Syndrom: Symptomenkomplex

synergistisch: in gleicher Richtung wirkend

Triglyzeride: Verbindung des Alkohols Glyzerin mit drei Fettsäuren

Tyrosinphosphatase-Antikörper: Antikörper, die an Proteine mit der Bezeichnung IA_2, das in endokrinen Zellen und Nervenzellen vorkommt, und mit der Bezeichnung IA_2beta, das vorwiegend in B-Zellen vorkommt, binden

T-Zellen: Kurzbezeichnung für T-Lymphozyten; eine bestimmte Gruppe von Abwehrzellen, die für die spezifische zelluläre Immunabwehr verantwortlich sind

Ulcus (Ulkus): Geschwür

Vesikel: Bläschen

VO_2 max: maximale Sauerstoffaufnahme; sie gilt als Bruttokriterium der Ausdauerleistungsfähigkeit

Zellpermeabilität: Durchlässigkeit durch die Zellwand

zerebral: das Gehirn betreffend

Zerebralsklerose: Gehirngefäßverkalkung

zerebrovaskulär: die Gehirngefäße betreffend

Zitratzyklus: Zyklus, in den der Kohlenhydrat-, Eiweiß- und Fettstoffwechsel in Form der aktivierten Essigsäure (Acetyl-Co A) einmünden

Sachregister